T0350177

Risikomanagement in der prähospitalen Notfallmedizin

Agnes Neumayr
Michael Baubin
Adolf Schinnerl
(Hrsg.)

Risikomanagement in der prähospitalen Notfallmedizin

Werkzeuge, Maßnahmen, Methoden

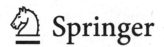 Springer

Herausgeber
Dr. Agnes Neumayr
Klinik für Anästhesie und Intensivmedizin
Tirol Kliniken GmbH
Innsbruck

Dr. Adolf Schinnerl
Ärztlicher Leiter Rettungsdienst des
Landes Tirol
Tirol Kliniken GmbH
Innsbruck

Univ. Prof. Dr. MSc Michael Baubin
Klinik für Anästhesie und Intensivmedizin
Tirol Kliniken GmbH
Innsbruck

ISBN 978-3-662-48070-0   ISBN 978-3-662-48071-7 (eBook)
DOI 10.1007/978-3-662-48071-7

Die Deutsche Nationalbibliothek verzeichnet diese Publikation in der Deutschen Nationalbibliografie;
detaillierte bibliografische Daten sind im Internet über ▶ http://dnb.d-nb.de abrufbar.

Umschlaggestaltung: deblik Berlin
Fotonachweis Umschlag: © Agnes Neumayr
Satz: Crest Premedia Solutions (P) Ltd., Pune, India

Gedruckt auf säurefreiem und chlorfrei gebleichtem Papier

Springer-Verlag ist Teil der Fachverlagsgruppe Springer Science+Business Media
www.springer.com

Geleitwort

Technologischer Fortschritt und auch die Entwicklung neuer Methoden bringen immer mehr zu beachtende Komponenten in den Bereich der Medizin und nicht zuletzt in die hochtechnisierte Notfallmedizin mit ein. Ein Großteil der unerwünschten Ereignisse wird jedoch nach wie vor von humanen Faktoren bestimmt, die es gilt so weit wie möglich durch entsprechende Maßnahmen in Schach zu halten. Eine dieser Maßnahmen ist der konstruktive Umgang mit aufgetretenen Fehlern und Ereignissen. Die Entwicklung einer professionellen Fehlerkultur stellt die Voraussetzung für die Ableitung von Maßnahmen und der ständigen Weiterentwicklung von Sicherheitsbarrieren dar, die den oft rasch geforderten Prozessen in der Notfallmedizin nicht hinderlich sein dürfen, sondern mehr Sicherheit sowohl für Patientinnen und Patienten als auch für das am Notfallprozess beteiligte Personal mit sich bringen. So gilt der Weg in eine Sicherheitskultur als unumgänglich, um gerade in der Notfallmedizin die dafür notwendigen Voraussetzungen zu bieten.

Präventive Maßnahmen aus Beinahefehler-Ereignissen abzuleiten und mit offenen Augen Sicherheitslücken und Risiken zu isolieren, stellen immer mehr eine Herausforderung an die im Bereich der Notfallmedizin tätigen Personen dar. Sicherheit durch Checklisten und Memocards, aber auch die Einhaltung von festgesetzten und trainierten Algorithmen unterstützen ein gelebtes Risikomanagement im täglichen Alltag. Patientensicherheit kann nur durch die Sicherheit im Tun erhöht werden. Die Prozesspartner selber müssen in den dafür notwendigen Schritten gefestigt und sicher sein. Das lässt sich durch die entsprechenden Rahmenbedingungen und retrospektive Analysen unterstützen, um das viel zitierte »Schweizer Käsemodell« als metaphorische Abbildung der Verkettung von unglücklichen Umständen bis hin zur Realisierung eines Schadens nicht Realität werden zu lassen. Auch die medizinrechtlichen und ethischen Aspekte spielen im Zusammenhang mit dem Risikomanagement eine wesentliche Rolle, weshalb ihnen auch in diesem Buch ein eigenes Kapitel gewidmet wird. Wo liegt die Grenze zwischen dem Umstand alles »Medizin-Mögliche« zu tun und dem Verzicht auf intervenierende Maßnahmen? Eine tagtägliche Entscheidung, vor welche die Notfallmedizin laufend gestellt wird.

Das vorliegende Buch spannt den Bogen von der Entwicklung der Fehlerkultur in Richtung Sicherheitskultur und gibt praxisnahe Werkzeuge für die Umsetzung eines Risikomanagements mit dem Fokus auf den Bereich der prähospitalen Notfallmedizin. Nicht nur die unterschiedlichen Methoden des Risikomanagements, die sich in diesem Bereich bewährt haben finden ihre Abbildung, sondern auch medizinrechtliche und ethische Aspekte bekommen, neben der näheren Betrachtung von einzelnen Prozesspartnern, ihren Platz in diesem Fachbuch und ermöglichen einen Transfer in den praktischen Alltag.

Dr. Alexandra Kofler, MSc
Ärztliche Direktorin, Tirol Kliniken GmbH, Innsbruck

Vorwort

»Von der Praxis zur Theorie und retour«: Das vorliegende Buch »Risikomanagement in der prähospitalen Notfallmedizin« – zeichnet sich in allen Kapiteln durch sein Motto: »Das Denken in geschlossenen Kreisläufen« (Closed Loop) aus. Risikomanagement (RM) verlangt Praxisnähe, genauso wie die Rückführung entsprechender Maßnahmen zur Risikominimierung in die Aus- und Fortbildung, d. h. die Bewusstseinsbildung der Mitarbeiter. Sicherheitskultur entsteht nicht ohne entsprechende Reflexion in Theorie und Praxis, nicht ohne Kommunikation und Teambildungsmaßnahmen und nicht ohne Kontrolle der Wirksamkeit gesetzter Maßnahmen. Jedes implementierte RM-System bleibt à la longue gesehen nur dann lebendig, d. h. sinnvoll, wenn alle Mitarbeiter entsprechende »Risiko- bzw. Sicherheitskompetenzen« entwickeln und diese von der Führungsebene vorgelebt, gefördert, prämiert und wertgeschätzt werden. Patienten- und Mitarbeitersicherheit, als Kultur betrachtet, entsteht nur durch alltäglichen Einsatz, ständige Reflexion, persönliches Zutun und durch ein hohes Engagement jedes Einzelnen.

Risikomanagement ist ohne den Faktor Mensch undenkbar. Das genuin »Menschliche« ist ja nicht nur, dass Menschen Fehler machen, sondern vielmehr, dass Menschen die Fähigkeit besitzen, Fehler als Chance zu betrachten, sie zu reflektieren, aus ihnen zu lernen, zu handeln und damit kreativ Neues zu schaffen.

Werkzeuge dazu sind die RM-Methoden. Wege also (methodos = gr. Weg, ein Ziel zu erreichen), die uns zeigen, wie wir mit potenziellen Risiken umgehen lernen, um sie zu minimieren, zu eliminieren aber auch, in manchen Fällen, zu akzeptieren.

Steht der Faktor Mensch im Mittelpunkt, wird RM interdisziplinär und interprofessionell, es ist nicht ohne Beziehung zur Welt und zu den anderen, den Teammitgliedern, den Patienten und Angehörigen, den beteiligten Professionen im Notfallprozess zu denken: Dies betrifft die Notaufnahmen genauso, wie die Flugrettung oder die Leitstellen.

Das Arbeiten im Grenzbereich wirft Fragen auf, nach ethischen Entscheidungen am Lebensende, nach Haftungen bei Schadensfällen, nach dem Umgang der Medien bzgl. der menschlichen Bedürfnisse nach Informationsvermittlung im Verhältnis zur voyeuristischen Sensationsgier. Der Faktor Mensch lässt sich dabei nicht auf Systeme, Organisationsstrukturen, Prozesse, Rechtsgrundlagen oder Technik reduzieren, obgleich er nicht ohne diese auskommt.

Das Gefühl der Sicherheit oder die sich im Zusammenleben der Menschen konstituierende Sicherheitskultur baut auf Wertschätzung, Gewissen, Verantwortung, Vertrauen, Teamgeist, Kommunikation und dem Wissen aus Erfahrung auf, im Notfall nicht allein zu sein, sondern professionelle Hilfe zu erhalten.

Dr. Agnes Neumayr, Qualitätsmanagement-Referentin, ÄLRD-Team Tirol
Tirol, im Juni 2015

Aus Gründen der besseren Lesbarkeit wurde in den Textpassagen auf die geschlechtsspezifische Differenzierung, wie beispielsweise Patient/Patientin, verzichtet. Entsprechende Begriffe gelten im Sinne der Gleichbehandlung beider Geschlechter.

Abkürzungsverzeichnis

ABGB	Allgemeines bürgerliches Gesetzbuch
ACRM	Anaesthesia Crisis Resource Management
ACRM®	Aeromedical Crew Resource Management Training
ACS	Akutes Koronarsyndrom
AG	Arbeitsgruppe
ÄLRD	Ärztlicher Leiter Rettungsdienst
AP	Arbeitspaket
APS	Aktionsbündnis Patientensicherheit
ASA	Difficult Airway Algorithm
ASchG	Arbeitnehmerschutzgesetz
BAR	Bezirksausbildungsreferent
BGA	Blutgasanalyse
CCT	Craniale Computertomographie
CIRS	Critical Incident Reporting System; Beinahefehler-Meldesysteme
CISM	Critical Incident Stress Management
CO	Kohlenmonoxid
CO$_2$	Kohlenstoffdioxid
CPR	Kardiopulmonale Wiederbelebung (Cardio-Pulmonary Resuscitation)
CRM	Crew Resource Management
DAS	Difficult Airway Society
DIVI	Deutschen Interdisziplinären Vereinigung für Intensiv- und Notfallmedizin e.V.
DNAR	Keine Reanimation (Do Not Attempt Resuscitation)
EASA	European Aviation Safety Agency
EHAC	European HEMS & Air Ambulance Committee
EHEST	European Helicopter Safety Team
EKG	Elektrokardiogramm
EN	Europäische Norm(en)
FAQs	Häufig gestellte Fragen
FMEA	Failure Mode and Effect Analysis (Fehlermöglichkeits- und Einflussanalyse)
FRMS	Fatigue Risk Management Systeme
G-BA	Gemeinsamer Bundesausschuss
GCS	Glasgow Coma-Scale
GNSS	Global Navigation Satellite System
GRB	Gesellschaft für Risiko-Beratung mbH
HDF	Helicopter Departure in Fog
HLW	Herz-Lungen-Wiederbelebung

HRO	High Reliability Organization
HyB	Hygiene-Beauftragte
ICAO	International Civil Aviation Organisation
ICB	Intracerebrale Blutung
IKS	Internes Kontrollsystem
ILS	Instrumentenlandesysteme
IMC	Instrument Meteorological Conditions
ISO	International Standards Organisation
kRM	klinisches Risikomanagement
KVP	Kontinuierlicher Verbesserungsprozess
LFN	Low Flight Network
LOC	Loss-Of-Control
M und M	Morbiditäts- und Mortalitätskonferenzen
MANV	Massenanfall von Verletzten
MP	Medizinprodukt
MPG	Medizinproduktegesetz
MTS	Manchester Triage System
NACA	National Advisory Committee for Aeronautics
NASA	National Aeronautics and Space Aviation
NEF	Notarzteinsatzfahrzeug
NFS	Notfallsanitäter
NKA	Notfallkompetenz Arzneimittel
NKV	Notfallkompetenz Venenzugang
N-VFR	Nachteinsätze unter Sichtflugbedingungen
N-VIS	Nachteinsätze ohne Nachtsichtgerät
OECD	Organisation für wirtschaftliche Zusammenarbeit und Entwicklung
OEI	One Engine Inoperative
ÖGARI	Österreichische Gesellschaft für Anästhesiologie, Reanimation und Intensivmedizin
ÖGERN	Österreichische Gesellschaft für Ethik und Recht in der Notfall- und Katastrophenmedizin
OM	Operations Manual
ÖNK	Österreichische Gesellschaft für Notfall- und Katastrophenmedizin
ONR	Regelwerk des Österreichischen Normungsinstituts
ÖRK	Österreichisches Rotes Kreuz
PädNFL	Pädiatrischen Notfalllineal

PatVG	Patientenverfügungs-Gesetz
P-D-C-A	Plan-Do-Check-Act (Deming-Zyklus zur kontinuierlichen Verbesserung)
PinS	Point-in-Space-Verfahren
PSA	Persönliche Sicherheitsausrüstung
PT	Polytrauma
QM	Qualitätsmanagement
RCA	Root Cause Analysis
RD GmbH	Rotes Kreuz Tirol gem. Rettungsdienst GmbH
RD	Rettungsdienst
RdM	Recht der Medizin
RK	Rotes Kreuz
RKiSH	Rettungsdienstkooperation in Schleswig Holstein
RM	Rettungsmaßnahmen
RM	Risikomanagement
ROSC	Wiedereintreten eines Spontankreislaufes (Return Of Spontaneous Circulation)
RPZ	Risikopotenzzahl
RPZ	Risiko-Prioritätszahl
RSI	Rapid Sequence Induction
RTH	Rettungstransporthubschrauber
RTW	Rettungstransportwagen
SanG	Sanitätergesetz
SBL	Simulationsbasiertes Lernen
SHT	Schädelhirntrauma
SMS	Safety Management System
SMS	Short Message Service
SOP	Standard Operating Procedure (standardisierte Handlungsanweisung)
SPA.HEMS	Special Approval Helicopter Emergency Medical Services
StGB	Strafgesetzbuch
StVO	Straßenverkehrsordnung
T-RTW	Trainings-Rettungswagen
UbG	Unterbringungsgesetz
UwE	Unerwünschte Ereignisse
VFR	Visual Flight Rules
VMC	Visual Meteorological Conditions
WHO	Weltgesundheitsorganisation

Inhaltsverzeichnis

**V   Risikomanagement bei den Prozesspartnern im
      prähospitalen Notfallprozess**

**VI   Medizinrechtliche und ethische Aspekte und
      Patientensicherheit**

VII Theoretische Grundlagen im Risikomanagement

Serviceteil

Mitarbeiterverzeichnis

Neumayr, Agnes, Dr.
Klinik für Anästhesie und Intensivmedizin
Tirol Kliniken GmbH
Anichstraße 35
6020 Innsbruck
Österreich
Email: agnes.neumayr@tirol-kliniken.at

Baubin, Michael, Univ. Prof. Dr. MSc
Klinik für Anästhesie und Intensivmedizin
Tirol Kliniken GmbH
Anichstraße 35
6020 Innsbruck
Österreich
Email: michael.baubin@tirol-kliniken.at

Schinnerl, Adolf, Dr.
Ärztlicher Leiter Rettungsdienst des Landes Tirol
Tirol Kliniken GmbH
Anichstraße 35
6020 Innsbruck
Österreich
Email: aelrd@tirol.gv.at

Albrecht, Roland, Dr.
Schweizerische Rettungsflugwacht Rega
Rega-Center
Postfach 1414
8058 Zürich-Flughafen
Schweiz
Email: Roland.albrecht@rega.ch

Becker, Stefan, Dr.
Schweizerische Rettungsflugwacht Rega,
Rega-Center
Postfach 1414
8058 Zürich-Flughafen
Schweiz
Email: stefan.becker@rega.ch

Brühwiler, Bruno, Prof. Dr.
Euro Risk AG
Talstraße 82
8001 Zürich
Schweiz
Email: bruno.bruehwiler@eurorisk.ch

Drabauer, Lukas, Dr. MBA
Medsimlinz
Industriezeile 36/7
4020 Linz
Österreich
Email: drabauer@medsimlinz.com

Eller, Fritz, Mag.
Rotes Kreuz Tirol gem. Rettungsdienst GmbH
Steinbockallee 13
6063 Rum
Österreich
Email: fritz.eller@rettungsdienst-tirol.at

Fleischmann, Thomas, Dr. EBCEM FESEM FRCEM MHBA
Abteilung für interdisziplinäre Notfallmedizin
Westküstenklinikum Heide
Esmarchstraße 50
25746 Heide
Deutschland
Email: TFleischmann@wkk-hei.de

Fluckinger, Thomas, Dr.
Rotes Kreuz Tirol gemeinnützige Rettungsdienst GmbH
Steinbockallee 13
6063 Rum
Österreich
Email: thomas.fluckinger@dr-fluckinger.at

Gausmann, Peter, Dr.
GRB Gesellschaft für Risiko-Beratung Detmold
Klingenbergstraße 4
32758 Detmold
Deutschland
Email: peter.gausmann@grb.de

Michael Halmich, Dr. PLL.M
Österreichische Gesellschaft für Ethik und Recht in
der Notfall- und Katastrophenmedizin Aegidigasse
7-11/2/43
1060 Wien
Österreich
Email: medrecht@halmich.at

Henninger, Michael
Pädagogische Hochschule Weingarten
Am Kirchplatz 2
88250 Weingarten
Deutschland
Email: henninger@email.de

Hohenstein, Christian, Dr.
Zentrale Notaufnahme
Universitätsklinikum Jena
Erlanger Allee 101
07747 Jena
Deutschland
Email: christian.hohenstein@med.uni-jena.de

Kahla-Witzsch, Heike A., Dr.
Euro Risk AG
Max-Baginski-Strasse 52
65812 Bad Soden
Deutschland
Email: heike.kahla-witzsch@eurorisk.ch

Kainz, Johann, Dr. Msc MBA
Abteilung für Anästhesiologie und Intensivmedizin
LKH Hochsteiermark
Tragösser Straße 1
8600 Bruck an der Mur
Österreich
Email: johann.kainz@kages.at

Karl, Andreas, MSc
Rotes Kreuz Tirol gemeinnützige Rettungsdienst
GmbH
Steinbockallee 13
6063 Rum
Österreich
Email: andreas.karl@rettungsdienst-tirol.at

Koppenberg, Joachim, Dr.
Abteilung für Anästhesiologie, Schmerztherapie
und Rettungsmedizin
Ospidal – Gesundheitszentrum Unterengadin
7550 Scuol
Schweiz
Email: joachim.koppenberg@cseb.ch

Lederer, Wolfgang, Univ. Prof. Dr.
Medizinische Universität Innsbruck
Anichstraße 35
6020 Innsbruck
Österreich
Email: wolfgang.lederer@i-med.ac.at

Langewand, Sascha, MSc
Rettungsdienst Akademie der Rettungsdienst Ko-
operation in Schleswig Holstein
gGmbH (RKiSH gGmbH)
Esmarchstraße 50
25746 Heide
Deutschland
Email: S.Langewand@rkish.de

Lehmann, Daniela, Mag.
Medsimlinz
Industriezeile 36/7
4020 Linz
Österreich
Email: lehmann@medsimlinz.com

Lüthy, Marc, Dr.
Departement Anästhesiologie, Operative Intensiv-
medizin, Präklinische Notfallmedizin
und Schmerztherapie
Universitätsspital Basel
Spitalstrasse 21
4031 Basel
Schweiz
Email: marc.luethy@usb.ch

Mayr, Barbara, Mag. MA
Leitstelle Tirol GmbH
Hunoldstraße 17a
6020 Innsbruck
Österreich
Email: barbara.mayr@leitstelle-tirol.at

Meilwes, Martin, BHC, MSc
Gesellschaft für Risiko-Beratung mbH
Klingenbergstraße 4
32758 Detmold
Deutschland
Email: martin.meilwes@grb.de

Müller, Heiko
Cybernetic Consulting & Coaching UG (haftungs-
beschränkt)
Goethestraße 6
63526 Erlensee
Deutschland
Email: hm@cycon.pro

Pock, Markus, Dr.
Medizinische Universität Graz
Universitätsklinik für Anästhesiologie und Inten-
sivmedizin
Auenbruggerplatz 29
8036 Graz
Österreich

Prause, Gerhard, Dr.
Medizinische Universität Graz
Universitätsklinik für Anästhesiologie und Inten-
sivmedizin
Auenbruggerplatz 29
8036 Graz
Österreich

Rall, Marcus, Dr.
INPASS, Institut für Patientensicherheit & Teamtrai-
ning GmbH
Friedrich-Naumann-Straße 13
72762 Reutlingen
Deutschland
Email: marcus.rall@inpass.de

Schmid, Katharina, Dr.
Zentrale Notaufnahme Zollernalb Klinikum gGmbH
Balingen
Tübinger Straße 30
72336 Balingen
Deutschland
Email: katharina.schmid@zollernalb-klinikum.de

Sick, Christina, MA
Pädagogische Hochschule Weingarten
Am Kirchplatz 2
88250 Weingarten
Deutschland
Email: sick@ph-weingarten.de

Strametz, Reinhard, Prof. Dr. Dipl.-Kfm.
Hochschule RheinMain, Wiesbaden Business School
Bleichstraße 44
65183 Wiesbaden
Deutschland
Email: reinhard.strametz@hs-rm.de

Ummenhofer, Wolfgang, Prof. Dr.
Departement Anästhesiologie, Operative Intensiv-
medizin, Präklinische Notfallmedizin und Schmerz-
therapie
Universitätsspital Basel
Spitalstrasse 21
4031 Basel
Schweiz
Email: wolfgang.ummenhofer@usb.ch

Vergeiner, Gernot, Ing.
NTI-Austria - Training & Beratung
Markstein 34e
6234 Brandenberg
Österreich
Email: gernot.vergeiner@nti-austria.at

Voelckel, Wolfgang, Univ. Prof. Dr.
Institut für Anästhesiologie und Intensivmedizin
Unfallkrankenhaus Salzburg und ÖAMTC Flugrettung
Dr. Franz-Rehrl-Platz 5
5010 Salzburg
Österreich
Email: wolfgang.voelckel@auva.at

»Wegweiser« für die Lektüre

Agnes Neumayr, Adolf Schinnerl, Michael Baubin

A. Neumayr et al. (Hrsg.), *Risikomanagement in der prähospitalen Notfallmedizin*,
DOI 10.1007/978-3-662-48071-7_1, © Springer-Verlag Berlin Heidelberg 2016

1

Dieses Buch gliedert sich in sieben Sektionen. Jede Sektion beinhaltet drei bis fünf Kapitel.

■ Sektion I: Von der Fehlerkultur zur Sicherheitskultur

Sektion I stellt den **Faktor Mensch** in den Mittelpunkt. 70–80% aller Fehler entstehen im Bereich der sogenannten *Human Factors*. In *Hochzuverlässigkeitsorganisationen*, wie es die präklinische Notfallmedizin darstellt, so **Marcus Rall**, muss daher das Prinzip gelten, dass Menschen Fehler machen. Das Sicherheitssystem muss dabei so aufgebaut werden, dass trotz Fehler kein Schaden entsteht.

Joachim Koppenberg fordert folglich die unabdingbare Schulung der Human Factors, der sogenannten Soft Skills, entsprechende Curricula für die Ausbildung aller (notfall-)medizinischen Berufsgruppen, sowie die standardisierte Einführung von *Crew Ressource Management und Simulationstrainings* im Rettungs- und Notarztwesen.

Sascha Langewand zeigt am Beispiel der Rettungsdienst-Akademie der Rettungsdienstkooperation in Schleswig Holstein (RKiSH), dass dies möglich und zielführend ist. 30% der dreijährigen Ausbildungszeit zum Notfallsanitäter werden für *Crew Ressource Management* (Human Factors, Kommunikation, Simulation etc.) verwendet. Die Entwicklung eines eigenen *Simulations-Trainings-Rettungswagens* (T-RTW) ermöglicht Szenariobasierte Simulationstrainings, in denen »nicht der Teilnehmer zum Training, sondern das Training zum Mitarbeiter« kommt, und dies flächendeckend für alle Mitarbeiter im ganzen Land.

■ Sektion II: Risikomanagement-Werkzeuge für die Praxis

Im Kapitel von **Lukas Drabauer** und **Daniela Lehmann** steht *Simulationsbasiertes Lernen (SBL)* als Werkzeug von Risikomanagement zur Diskussion. Erklärt wird der standardisierte Ablauf von Simulationstrainings, vom *Briefing* über die eigentliche *Szenario-Übung* bis zum *Debriefing* sowie die Lerninhalte, Ziele und Effekte der jeweiligen Trainingseinheiten. Dabei werden die Evakuierung eines Mehrparteienhauses oder die präklinische Geburt genauso geübt, wie beispielsweise eine alltägliche Patienten-Übergabe-Situation im Krankenhaus.

Der Frage, ob reine *Kommunikationstrainings* ein wirksames Werkzeug zur Risikominimierung in der Notfallmedizin sind, stellen sich **Michael Henninger** und **Christina Sick**. Nachhaltigkeit erreichen diese nur dann, so ihr Argument, wenn nicht ausschließlich Gesprächstechniken geübt werden, sondern vielmehr Augenmerk auf latente Einstellungen von Mitarbeiterinnen und Mitarbeitern gelegt wird. Stereotype Haltungen können Kommunikationsfehler verstärken und sind nicht professionell.

Standardisierte *Fallbesprechungen oder Fallvorstellungen*, automatisierte *Feedbackschleifen* sowie *Team-Time-Outs* (Shared Mental Model) sind ausgezeichnete Risikomanagement-Werkzeuge, jedoch immer noch nicht durchgehend in der präklinischen Notfallmedizin implementiert. **Marc Lüthy** und **Wolfgang Ummenhofer** fordern daher, diese Werkzeuge standardisiert einzuführen. Beim Herzstillstand tragen z. B. audiovisuelle Feedback-Systeme in Spitälern zur Evaluation durchgeführter Reanimationsmaßnahmen bei. Die Ergebnisse dienen zur Weiterentwicklung internationaler Guidelines.

■ Sektion III: Beispiele umgesetzter Risikomanagement-Maßnahmen

Beinahefehler-Meldesysteme oder Critical Incident Reporting Systems (CIRS) verweisen nicht nur auf kritische Situationen in der präklinischen Notfallmedizin, sie bieten zudem die Möglichkeit, durch entsprechende Maßnahmen Risiken zu minimieren oder gänzlich zu eliminieren. **Christian Hohenstein** und **Thomas Fleischmann** zeigen solche Maßnahmen auf, um zugleich anzumerken, dass der Effekt lokal getroffener Maßnahmen noch viel zu wenig wissenschaftlich evaluiert wurde. Würde man dies tun, so ihr Argument, könnten positive Auswirkungen z. B. Eingang in die Weiterentwicklung internationaler Guidelines finden und damit die Patientensicherheit deutlich erhöhen.

Dass dies bereits in Teilbereichen geschieht, zeigt der Artikel von **Agnes Neumayr, Andreas Karl** und **Adolf Schinnerl**. So empfiehlt die Kommission für Arzneimittelsicherheit der Deutschen Interdisziplinären Vereinigung für Intensiv- und Notfallmedizin e. V. (DIVI) die Verwendung standardisierter Spritzenetiketten in der (prähospitalen) Notfallmedizin, eine Entwicklung, die durch die Eingabe von Fallbeispielen in Beinahefehler-Meldesysteme initiiert wurde.

Wolfgang Ummenhofer und **Marc Lüthy** stellen fest, dass die Einführung von »Standard Operating Procedures (SOPs)«, Algorithmen, Checklisten und Memocards auch in der prähospitalen Notfallmedizin wichtige Struktur- und Prozesshilfen darstellen. Allerdings verbessern solche RM-Maßnahmen nur dann die Behandlungsqualität, so ihr Argument, wenn ihre Implementierung intensiv trainiert und laufend re-evaluiert wird.

- **Sektion IV: Risikomanagement-Methoden nach ONR 49000:2014**

Das *London Protokoll* (auch Schadensanalyse) bietet eine systematische Struktur zur Analyse und Bewältigung schwerer Zwischenfälle. Aufgrund der Detailtiefe der Untersuchung vermag diese Methode, so **Reinhard Strametz, Heiko Müller** und **Bruno Brühwiler**, tief in der Organisation verwurzelte systematische Fehlerquellen zu identifizieren. Da die Anonymität der Beteiligten aufgehoben wird, darf die Schadensanalyse nur nach ausdrücklichem Auftrag der Führungsebene und durch ein Expertenteam erfolgen.

Auch die *Szenarioanalyse* wird Top-Down, also von der Geschäftsführung angeordnet, allerdings geschieht dies präventiv, also noch bevor ein Schaden geschieht. Beurteilt werden die 10–15 wichtigsten Risiken einer Organisation oder eines Dienstleistungsprozesses. **Agnes Neumayr, Andreas Karl** und **Michael Baubin** stellen in ihrem Beitrag 10 Risiken im prähospitalen Notfallprozess dar. Ziel ist es, durch Vorbeugemaßnahmen die Häufigkeit und damit das Schadensausmaß zentraler Risiken einer Organisation zu reduzieren.

Laut ONR 49000:2014 ist das *Critical Incident Reporting System* (CIRS) die dritte wichtige Methode im Risikomanagement. Als Experten dieser Methode gelten **Christian Hohenstein** und **Thomas Fleischmann**. Ihr Beitrag beleuchtet die Vor- und Nachteile von CIRS und verweist zugleich auf folgende Erfolgsfaktoren: Die Einrichtung und Pflege eines CIRS benötigt Ressourcen, die von Führungsebene freigegeben werden müssen. Nur wenn die Bereitschaft besteht, aus den eingehenden Meldungen Änderungen abzuleiten, diese an die Mitarbeiter zu kommunizieren und

die Wirkung zu evaluieren, ist langfristiger Erfolg gesichert.

Johann Kainz, Markus Pock und **Gerhard Prause** stellen die »*Failure Mode and Effects Analysis*« (FMEA) vor, eine systematische Vorgehensweise in der Identifikation möglicher Schwachstellen z. B. im Notfallprozess. Auftreten, Bedeutung und Wahrscheinlichkeit des Entdeckens von Fehlern sind die drei Säulen der FMEA und das Produkt der drei Säulen ergibt die sogenannte Risikopotenzzahl (RPZ), deren Wert darüber entscheidet wie mit Risiken umgegangen werden soll.

Risikoassessments stellen in Organisationen die Grundlage für eine systematische und gesteuerte sicherheitsorientierte Organisationsentwicklung dar, so **Martin Meilwes**. Sie benötigen eine mit allen Beteiligten abgestimmte Vorbereitung (risikoadjustierter Assessmentkatalog) und eine offene Kommunikation über die Ziele. Grundlagen sind Schadensfallanalysen, spezifisches Fachwissen, die einschlägigen gesetzlichen Vorgaben und viel Praxiserfahrung.

- **Sektion V: Risikomanagement bei den Prozesspartnern im Notfallprozess**

RM verlangt ein interdisziplinäres und interprofessionelles Denken und Handeln. Dies wird besonders bei den drei Kapiteln zum RM in der Luftrettung, der Leitstelle und in Notaufnahmen offensichtlich. Schnitt- bzw. Nahtstellenmanagement ist hier unabdingbarer Bestandteil von Risikomanagement. **Gernot Vergeiner** hebt die Notwendigkeit von Human Factor Trainings im Leitstellenbereich hervor. Leitstellenmitarbeiter zählen zu den sogenannten »High Responsibility Teams«. Parallel zur hohen technischen Entwicklung in Leitstellen muss folglich die Professionalität der Mitarbeiter konsequent gefördert werden.

In der Luftfahrt hat RM eine lange Tradition und damit einen hohen Stellenwert. Neben der originär medizinischen Versorgung liegt der Hauptfokus, so **Joachim Koppenberg, Wolfgang Voelckel, Roland Albrecht** und **Stefan Becker,** in der sicheren fliegerisch wie auch medizinisch unfallfreien Abwicklung des Rettungseinsatzes für den Patienten aber auch für die gesamte Crew.

Die Interdisziplinäre Notaufnahme ist aufgrund ihrer Komplexität, Interdisziplinarität und

Multiprofessionalität ebenso ein Hochrisikobereich. Die Einführung eines RM-Systems ist für **Katharina Schmid** unabdingbar. Sie illustriert dies am Beispiel des Zollernalb Klinikums Balingen. Neben dem klar formulierten Auftrag der Geschäftsführung benötigt es vor allem Führungskompetenz. Führen heißt für sie, Menschen Orientierung geben, Sinn vermitteln und sie auf einem Weg begleiten, den sie noch nicht kennen.

- **Sektion VI: Medizinrechtliche und ethische Aspekte und Patientensicherheit**

Das menschliche Verhalten, Fühlen und Denken ist maßgeblich von Mediennutzung und Medienkommunikation geprägt. **Fritz Eller** und **Barbara Mayr** verdeutlichen, wie wichtig es ist, Medien eine professionelle und reflektierte Auskunft zu geben, ohne dabei ethische (Persönlichkeitsrechte) und rechtliche Aspekte (Datenschutz) von Patientinnen und Patienten zu verletzen. Sie empfehlen eine proaktive und gemeinsame Medienarbeit aller in der prähospitalen Notfallmedizin beteiligten Organisationen.

Die Beschäftigung mit den geltenden Rechtsvorschriften dient der Patienten- und Mitarbeitersicherheit sowie der Risikominimierung konstatiert **Michael Halmich**. Er stellt die wichtigsten Rechtsgrundlagen im Einsatz vor, von der Herstellung der Einsatzbereitschaft, der Alarmierung und Anfahrt bis zu Rechtsfragen der Patientenversorgung, der Transportentscheidung und der Übergabe in der Klinik und diskutiert Haftungsfragen in »heiklen« Einsatzsituationen wie z. B. in Gewaltsituationen.

Im Einsatzgeschehen ist die rechtsgültige Ablehnung von kardiopulmonalen Wiederbelebungs-(CPR)-Maßnahmen nur durch rechtswirksame Vorsorgevollmacht oder durch eine verbindliche Patientenverfügung möglich, streicht **Wolfgang Lederer** hervor. Die Ablehnung bedeutet dabei nicht, dass auf medizinischen Beistand zur Linderung von Ängsten, Schmerzen oder Atemnot verzichtet werden darf. Ob Reanimationsmaßnahmen und die Einweisung in ein Krankenhaus vom Patienten erwünscht sind, kann auch über einen palliativen Behandlungsplan oder einen Palliativausweis festgelegt werden.

- **Sektion VII: Theoretische Grundlagen im Risikomanagement**

Ohne theoretische Grundlagen, ohne die Einführung von Risikomanagement in die Curricula der Auszubildenden im Gesundheitswesen und ohne die Implementierung von RM-Systemen in Gesundheitsorganisationen werden alle guten Grundsätze bezüglich Risikomanagement auf Dauer nicht fruchtbar sein, so das Argument aller Autorinnen und Autoren der drei letzten Kapitel dieses Buches. **Bruno Brühwiler** und **Heike A. Kahla-Witzsch** untermauern dies, indem sie aufzeigen, dass auch präklinisches Risikomanagement gesetzlichen Mindestanforderungen durch international gültige Normen (ISO 31000, ONR 49000-Serie) entsprechen muss.

Peter Gausmann und **Agnes Neumayr** erörtern die nationalen und internationalen Bestrebungen zur Einführung von RM in die Aus- und Fortbildung von medizinischem Fachpersonal. Neben der vielfach bereits durchgeführten Implementierung von RM-Methoden in Gesundheitsorganisationen (z. B. CIRS) und einem entsprechenden Sicherheitsmarketing fordern sie als dritte Säule die notwendige Entwicklung verbindlicher Curricula in allen Gesundheitsprofessionen.

Agnes Neumayr, Thomas Fluckinger und **Andreas Karl** beschreiben die Einführung eines Risikomanagement-(RM)-Systems im Rettungsdienst Tirol nach dem internationalen Standard der ISO 31000:2009 und der Österreichischen Norm ONR 49000:2014. Vorgestellt werden u. a. Grundsätze, Ziele und Umsetzung der RM-Politik und Strategie 2015-2018 in den Bereichen (I) präklinisches Risikomanagement, (II) Aus- und Fortbildung und (III) wirtschaftliches Risikomanagement.

Von der Fehlerkultur zur Sicherheitskultur

Sicherheit trotz Fehler: Von der Schuldkultur zur proaktiven Sicherheitskultur

Marcus Rall

A. Neumayr et al. (Hrsg.), *Risikomanagement in der prähospitalen Notfallmedizin*,
DOI 10.1007/978-3-662-48071-7_2, © Springer-Verlag Berlin Heidelberg 2016

Eine große Anzahl von Patientenschäden entsteht durch Fehler. Man geht davon aus, dass »Fehler in der Medizin« zu den 10 häufigsten Todesursachen zählen. Andere Industrien haben seit fast 50 Jahren systematisch und mit großem Erfolg an der Erhöhung der Handlungssicherheit ihrer Teams gearbeitet. Diese Industrien werden als Hochzuverlässigkeitsorganisationen bezeichnet (High Reliability Organizations HRO). Eine der wichtigsten Grundvoraussetzungen für HROs ist die Erkenntnis, dass Fehler nicht das Problem von einzelnen sind, und auch nicht die Schuld von wenigen, sondern dass Zwischenfälle ihre Ursachen in zahlreichen Faktoren finden, welche oft schon lange vor dem Unfall vorhanden waren (latente Schwächen im System). Dieser Systemansatz von Sicherheit führt dann zur Notwendigkeit einer positiven, proaktiven Sicherheitskultur, in der Sicherheit die höchste, allgemein anerkannte Priorität besitzt: »Wir können über alles verhandeln, aber nicht über die Einschränkung von Sicherheit oder die bewusste Inkaufnahme bekannter Risiken.«

2.1   Das Prinzip der Hochsicherheitsorganisationen (HRO)

Der neueste Ansatz für Hochsicherheit von Erik Hollnagel bezieht die bewusste Ausnutzung von positiven, guten Ereignissen als Lernquelle mit ein, denn jeden Tag machen viele von uns vieles gut und richtig – daraus müssen wir lernen – das ist dann der Übergang von »Safety 1« zu »Safety 2«! Willkommen in der Zukunft der Patientensicherheit!

■ **Interessenskonflikt**
Der Autor ist Gründer und Geschäftsführer der InPASS GmbH. Er führt Simulationstrainings, Instruktorenkurse und Beratung zu Simulationszentren, CIRS und allgemein zur Erhöhung der Patientensicherheit in Klinik und Präklinik durch.

■ **Einleitung**
Die einzige Möglichkeit, höchste Sicherheit zu erreichen, besteht in der Erkenntnis, dass Sicherheit nur trotz Fehler erreicht werden kann. (Reason 2000, Rall et al. 2001, Rall und Gaba 2009, Rall 2012, Rall 2013)

Trotz Fehler sicher zu sein, bedeutet, nicht zu ignorieren, dass Menschen Fehler machen, jeder Zeit, jeder und überall. Der Ansatz, Sicherheit zu erzielen, in dem keine Fehler mehr gemacht werden (Null-Fehler-Theorie), ist unrealistisch, unerreichbar und führt auf Seiten der Sicherheitskultur zu negativen Auswüchsen (Reason 1990): Wenn keine Fehler mehr gemacht werden dürfen, aber natürlich trotzdem welche vorkommen, bleibt nur noch das Verschweigen und unter den Teppich kehren. Das erfolgreiche Prinzip moderner Hochzuverlässigkeitsorganisationen (High Reliability Organizations, HRO) ist das durchgehende Prinzip, immer davon auszugehen, dass Menschen Fehler machen, und das Sicherheitssystem so aufzubauen, dass trotz Fehler ein Schaden vermieden wird. (Roberts 1990) Es muss also immer die Frage gestellt werden, was passiert, wenn an einer bestimmten Stelle im Prozess einer unserer Teammitglieder einen Fehler macht? Könnte es zu einem Patientenschaden kommen? Wie muss der Prozess verändert werden, damit es Erkennungsmechanismen und Reaktionsmöglichkeiten gibt, die die Auswirkungen des Fehlers abmildern? Man muss also permanent »durch die Fehler durchdenken«, also diese nicht ignorieren, vermeiden oder ausblenden. Für Teams in einer HRO gilt die Grundannahme »Ich mache Fehler« – »Du machst Fehler« – »Wir machen Fehler«. Deshalb »passen wir aufeinander auf«, damit wir gemeinsam unsere Fehler erkennen und entsprechend darauf reagieren können.

■ **Die Prinzipien der Hochzuverlässigkeitsorganisationen (HRO)**
Hochzuverlässigkeitsorganisationen bauen ihre unerreichte Sicherheit auf vier wesentlichen Säulen auf (◘ Abb. 2.1). (Weick et al. 1999, Rall und Gaba 2009)

Wie in ◘ Abb. 2.1 erkennbar, sind alle vier Säulen unverzichtbar für den Erfolg der Hochzuverlässigkeitsorganisationen. Als wichtigste Grundvoraussetzung gilt die **Sicherheitskultur**. Ohne eine verlässliche Fokussierung auf Sicherheit und entsprechende Priorisierung bei allen Entscheidungen der Geschäftsleitung führen alle anderen Aktivitäten ins Leere oder zu unklaren Prioritätensetzungen. Sicherheitskultur bedeutet auch ein klares Vorleben, ein mit gutem Beispiel Vorangehen

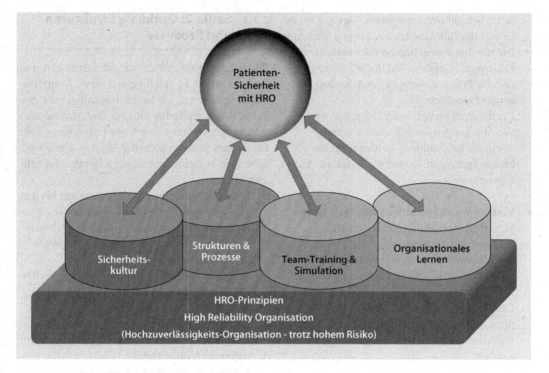

Abb. 2.1 Die vier Säulen der High Reliability Organizations

der oberen und mittleren Führungskräfte. Sicherheit, welche nur durch die Mitarbeiter ausgeführt werden soll, kann nicht funktionieren. Sichere **Strukturen** und **Prozesse** bilden den Motor von Hochzuverlässigkeit, denn »gut meinen und sicher sein wollen« nützt dann nichts, wenn zugleich nicht die entsprechenden Strukturen und Prozesse auf Sicherheit optimiert werden. Intensives Teamtraining und Simulation kritischer Ereignisse gilt in Hochzuverlässigkeitsorganisationen als selbstverständlich und unverzichtbar. Beides sichert letztendlich innerhalb der klar priorisierten Sicherheitskultur die Einhaltung und Optimierung von sicheren Strukturen und Prozessen. Die Grundannahme von Sicherungsorganisationen (HRO) ist, dass es immer Fehler geben wird und dass kein Prozess von vorneherein optimal gestaltet werden kann. Deshalb gehört permanentes **organisationales Lernen** als wichtiges, ständiges Adaptionsmittel zu den vier Säulen der HRO. Diese vier Säulen werden im Folgenden näher erläutert.

2.1.1 Säule 1: Sicherheitskultur

Die Sicherheitskultur besteht aus drei wesentlichen Elementen:
- Werte: Was ist der Führungsebene wichtig?
- Vorstellungen (Ziele): Wie sollten z. B. Arbeitsabläufe richtig laufen?
- Normen: Wie laufen die »Dinge« in einer »reifen« Sicherheitskultur?

Die Sicherheitskultur muss innerhalb der ganzen Organisation unterstützt und fortwährend von Führungspersonen auf mittlerer und oberster Ebene gelebt werden. Beides ist gleichermaßen wichtig und darf nicht durch Regeln erzwungen werden.

- **Werte: Was ist der Führungsebene wichtig?**
- Elemente einer modernen Sicherheitskultur, wie in diesem Abschnitt beschrieben, sind im Leitbild der Organisation verankert und werden von der Führungsebene gelebt.

— Sicherheit gilt nicht nur als wichtigstes Ziel, sie ist wichtiger als Arbeitsvolumen und Effizienz.

— Die ständige Beschäftigung mit möglichen Fehlern und Gefahren hat in der Führungsebene hohe Priorität, weniger das Ausruhen auf bereits Erreichtem.

— Für das Erzielen optimaler Sicherheit werden alle Anregungen der Mitarbeiter ernst genommen. Belohnungen werden nicht nur für herausragend gute Arbeitsergebnisse zur Verfügung gestellt.

▪ **Vorstellungen: Wie sollten die Dinge laufen?**

— Sicherheit muss aktiv erreicht werden.

— Prozesse und Routineverfahren müssen für die Sicherheit genauso wichtig sein, wie die individuelle Motivation, das Können und die Anstrengung.

— Offenheit gegenüber Fehlern und Sicherheit muss essentiell sein, es muss ausführlich von normalen und negativen Ereignissen gelernt werden.

▪ **Normen: Wie laufen die Dinge in einer »reifen« Sicherheitskultur?**

— Alle Mitarbeiter können unabhängig von Hierarchien Sicherheitsbedingungen äußern und Vorgehensweisen in Frage stellen. Die Mitarbeiter tun dies regelmäßig.

— Das Anfordern von Hilfe wird unterstützt und regelmäßig praktiziert, auch von erfahrenen Mitarbeitern.

— Explizite Kommunikation ist verbreitet und Kommunikations- und Informationsmedien werden von allen Mitarbeitern konsequent genutzt.

— Die Hierarchie ist flach, Erfahrene hören auch Unerfahrenen zu. Unerfahrene trauen sich, Probleme anzusprechen und konstruktive Kritik zu äußern. Das Anfordern von Hilfe findet routinemäßig statt, unabhängig von Rang und Hierarchie. Wenn Mitarbeiter Maßnahmen für die Erhöhung der Sicherheit setzen, werden sie belohnt, auch wenn es sich hinterher herausstellt, dass diese nicht notwendig gewesen wären.

2.1.2 Säule 2: Optimale Strukturen und Prozesse

HROs legen großen Wert darauf, Strukturen und Prozesse sicher zu gestalten und deren Komplexität zu reduzieren. Sie bauen Kontrollpunkte ein, damit Fehler frühzeitig erkannt und Maßnahmen durchgeführt werden, welche die Entwicklung vom Fehler zum Schaden aufhalten können. Diese Vorgabe wird insbesondere durch folgende Maßnahmen erreicht:

— Die Entscheidungsfindung liegt immer bei den Personen mit dem größten Wissen oder der größten Erfahrung in Bezug auf die vorliegende Problemstellung, unabhängig von Berufsgruppe oder Hierarchie.

— Es finden regelmäßig multidisziplinäre Treffen und Besprechungen statt, sodass Informationsdefizite, zum Beispiel zwischen Ärzten und Rettungsassistenten vermieden werden. Teamwork und Robustheit gegenüber Fehlern stehen im Vordergrund.

— Es gibt standardisierte Prozeduren, um die Informationsvermittlung an alle Teammitglieder vor einem Einsatz oder einer Maßnahme sicherzustellen (regelmäßige Briefings, Team-Time-Outs, Anwendung des 10 Sek. für 10 Min. Prinzips etc.). (Rall et al. 2008)

— Die Schichtzeiten sind so angelegt, dass es zu keiner übertriebenen Müdigkeit kommen kann. Mitarbeiter, welche extrem hohem Stress ausgesetzt waren, werden unterstützt oder bei Bedarf abgelöst.

— Standardisierte Prozeduren, Techniken und Ausrüstungsgegenstände werden wann immer möglich eingesetzt, damit Aufgaben und Maßnahmen möglichst unabhängig von vorhandenen Personen immer gleichartig durchgeführt werden. Das Team ist angehalten, wenn nötig flexibel auf ungewöhnliche Situationen zu reagieren und dabei bewusst von Routinestandards abzuweichen.

— Die Anwendung von vorher ausgearbeiteten Algorithmen, Checklisten und Merkhilfen wird aktiv unterstützt.

— Der einfache und jederzeitige Zugang zu wichtigen Informationssystemen wird ermöglicht.

2.1.3 Säule 3: Teamtraining und Simulation

HROs legen großen Wert auf initiale und regelmäßige Teamtrainings und die Simulation von kritischen Nicht-Routine-Situationen mit aktuellen Teams und in der gewohnten Arbeitsumgebung (zum Beispiel im Rettungswagen oder im Schockraum) (Rall und Gaba 2009, Rall 2010, Rall 2013). Dabei sind folgende Kriterien zu beachten:

— Alle Szenarien werden nach jedem Fall besprochen (Debriefing).
— Das Lernen findet in nichtbestrafender Atmosphäre statt. Es geht um inhaltliches Feedback und die Analyse von erkannten Defiziten, nicht um die Verurteilung Einzelner. Das Lernen für die Zukunft steht im Mittelpunkt. Prinzipien des Erwachsenenlernens werden konsequent umgesetzt.
— Simulationsteamtrainings werden für die initiale Ausbildung und die wiederholte Schulung einzelner Fachgruppen, aber auch multidisziplinär in realen Teams mit einem Focus auf Crew Resource Management (CRM) durchgeführt. (Weiner et al. 1993, Rall und Lackner 2010, Rall 2013)
— Die aktuellen Teams führen regelmäßig Simulationen von kritischen Ereignissen in den jeweiligen Umgebungen durch. Dabei geht es nicht nur um Teamtrainings, sondern auch um die Überprüfung und Verbesserung der vorhandenen Strukturen und Prozesse.
— Auszubildende folgen einem gut geplanten Curriculum mit entsprechenden Trainingszielen und bekommen nur solche Aufgaben zugeteilt, die ihrem jeweiligen Ausbildungsstand entsprechen.

2.1.4 Säule 4: Organisationales Lernen

HROs verfügen über einen permanenten Willen, normale und kritische Ereignisse zu analysieren und daraus zu lernen (z. B. auch mit CIRS). (Rall 2010, Rall und Oberfrank 2013, Rall 2013) Dabei findet das Lernen aus kritischen, nicht optimal verlaufenden Ereignissen statt, aber auch aus Ereignissen, die besonders gut verlaufen sind. Gerade das

Lernen aus besonders gut gelaufenen Ereignissen und das Herausarbeiten von zugrunde liegenden Mechanismen, mit der Möglichkeit, diese auch in anderen Teams anzuwenden, sind noch weitgehend ungenutzt (siehe Safety-2-Prinzip unten). Dabei ist wichtig:

— Ereignisse werden sowohl prospektiv im Sinne einer Fehlermöglichkeits- und Einflussanalyse (FMEA) bearbeitet und antizipiert, als auch retrospektiv (strukturierte Analyse von kritischen Ereignissen) bei allen Schäden und Problemen im Sinne einer Root Cause Analysis (RCA) durchgeführt.
— Problemsituationen werden mit dem Fokus analysiert, was in der Zukunft verbessert werden kann und nicht mit dem Fokus, herauszufinden, wer schuld war. Änderungen werden sorgfältig mit allen Betroffenen abgestimmt und im Sinne eines Change Managements schrittweise umgesetzt.

2.2 Die Normalisierung von Fehlverhalten (Normalization of Deviance)

Die von Charles Perrow beschriebene »Normalization of Deviance« (1999), also die langsame, graduelle, und deshalb auch kaum bemerkte Angewöhnung von zunehmend nicht richtigem Fehlverhalten ist eine heimtückische Gefahr für die Sicherheit in allen Organisationen. Mit dem Phänomen der Normalisierung von Fehlverhalten ist folgender Prozess gemeint:

— Zunächst weicht ein Mitarbeiter, aus welchen Gründen auch immer, von eigentlich festgeschriebenen, sicherheitsrelevanten Standards ab.
— Ein anderer Mitarbeiter nimmt diese Abweichung wahr, gleichzeitig registriert er aber auch einen Mangel an Kontrolle und ein Fehlen von negativen Konsequenzen für das Fehlverhalten.
— Bei nächster Gelegenheit weicht der zweite Mitarbeiter ebenso von dem festgeschriebenen Standard ab, eventuell geht er sogar einen Schritt weiter und weicht stärker vom sicheren Verfahren ab.

- So entwickelt sich in der Organisation eine schleichende, aufgrund der geringen Einzelabweichungen heimtückische unbemerkte »Normalisierung« von eigentlich nicht richtigem, die Sicherheit gefährdendem Verhalten.
- Da in Hochsicherheitsorganisationen negative Konsequenzen bei kritischen Ereignissen insgesamt selten sind, kann oft relativ lange von etablierten Sicherheitsstandards im Sinne der Normalisierung von Fehlverhalten abgewichen werden, ohne dass es zu bemerkbaren Schäden kommt (Problem der relativen Sicherheit von Verfahren für das Erkennen von unsicheren Prozessen in Hochsicherheitsorganisationen). Dadurch kann ein normalisiertes Fehlverhalten relativ lange bestehen und sich weit von etablierten Sicherheitsstandards entfernen.
- Kommt es nun nach längerer Zeit und stärkeren Abweichungen vom richtigen Standardverfahren zu einem Schadensfall, »erschrickt« die Organisation und stellt plötzlich und »erstaunt« fest, dass Mitarbeiter ja schwerwiegend von eigentlich doch klar etablierten Sicherheitsstandards abgewichen sind.
- Eine sorgfältige Analyse nach dem Schadensfall zeigt dann oft die Normalization of Deviance, das heißt, die schon seit langem bestehende, aber tolerierte Abweichung von geltenden Standards, sprich die Normalisierung von Fehlverhalten.

Die Normalisierung von Fehlverhalten ist eine große Gefahr für alle Hochsicherheitsprozesse in Organisationen. Je größer die Komplexität in einer Organisation, umso größer die Gefahr für unbemerkte Normalisierungen. Ebenso steigt die Gefahr durch geringe Kontrolle, geringes Feedback und geringe Analyse von kritischen Ereignissen. Insgesamt besteht in der Akutmedizin eine hohe Gefahr für die Gefährdung der Patientensicherheit durch Normalisierung von Fehlverhalten.

Beispiele für die Normalisierung von Fehlverhalten in der Akutmedizin:

- Mangelnde Sorgfalt und Sicherheit bei der Medikamentenapplikation
- Mangelnde Sorgfalt und Konsequenz bei der Händedesinfektion

- Insgesamt »cooles« Verhalten im Zusammenhang mit wichtigen und potenziell gefährlichen Maßnahmen (zum Beispiel die Ansage: »Gib mal noch 'nen bisschen Propofol«, oder »Gib mal noch mal Adrenalin«)
- Nichtanwendung von Checklisten, zum Beispiel bei der Anamneseerhebung oder Übergabe von Patienten
- Nichtanwendung von Dosierungstabellen oder anderen Hilfsmitteln bei der Dosierung von Medikamenten im Kindesalter

2.3   Fehler haben Gründe – nichts geschieht ohne Ursache!

Die Analyse von Fehlern und Zwischenfällen zeigt regelmäßig, dass in den meisten Fällen die betroffene Person oder das betroffene Team nicht dumm waren oder unfähig oder unmotiviert, sondern dass das Team das Richtige für den Patienten tun wollte, grundsätzlich über das Wissen und Können verfügte, aber dieses Wissen den Patienten nicht erreicht hat. In über 70 % der Fälle liegen die Ursachen für die Fehler im Bereich der Human Factors, also nicht an mangelndem Fachwissen. Unabhängig davon gibt es also immer Gründe, warum »das Falsche richtig aussah«, warum das Team in der aktuellen Situation angenommen hat, das Richtige zu tun, obwohl es falsch war.

Fehler und Zwischenfälle, die allen von uns passieren, hätten genauso gut jedem von uns passieren können. Untersuchungen aus der Luftfahrt haben ergeben, dass 85 % aller Piloten die gleichen Fehler gemacht hätten, wie die Piloten, die mit einer Passagiermaschine abgestürzt sind. (Dismukes et al. 2007) Diese Erkenntnis gilt es unbedingt in der Ausbildung, in der Sicherheitskultur und in der Trainingsplanung zu berücksichtigen.

2.4   Fazit für die Praxis

Wir müssen erkennen, dass alle Fehler und Zwischenfälle Ursachen haben, die im System und der Art und Weise unserer Arbeit liegen. Diese Ursachen müssen wir systematisch erkennen und ihnen mit entsprechenden Maßnahmen aus dem

Bereich der Hochzuverlässigkeitsorganisationen entgegentreten. Wir müssen unsere Systeme nicht fehlerfrei, sondern robust gegenüber Fehlerfolgen machen, das heißt, die Patienten sollten trotz Fehler im Team von den Folgen dieser Fehler verschont bleiben. Das ist das Prinzip der Hochzuverlässigkeitsorganisationen. HROs können allerdings nur auf dem Boden einer ausgeprägten Sicherheitskultur gedeihen, welche erfordert, dass die Sicherheit wieder die höchste Priorität hat. Ein Aspekt, der eigentlich, gerade in der Notfallmedizin, selbstverständlich sein sollte. Die Notfallmedizin zu einer Hochzuverlässigkeitsorganisation umzubauen, ist eine große, aber wichtige und dringliche Aufgabe, für die wir Pioniere brauchen. Machen Sie mit!

> **Didaktische Anregungen**
> - Fehler sind nicht die Schuld von einzelnen! Was Deinem Kollegen passiert ist, hätte Dir (und den anderen) genauso passieren können! Die Frage ist: »Warum sah das Falsche richtig aus?«
> - Benutze die 4 Säulen der HRO, wenn es um die Analyse von kritischen Ereignissen geht: Was hätte wann wie wo anders sein können, damit es nicht so passiert wäre? Was kann man wo ändern, damit es das nächste Mal nicht mehr so passieren kann? »Besser aufpassen« ist keine wirksame Strategie für Systemsicherheit!
> - Das neue Safety-2-Prinzip (Hollnagel 2014): Lerne aus positiven Ereignissen/Fällen! Analysiere besonders gute Fälle, so als ob sie schlecht gewesen wären. Das fällt am Anfang schwer, weil ungewohnt, bringt aber regelmäßig gute Erkenntnisse zu Tage. Ausprobieren!

> **Leitgedanken**
> - Die einzige Möglichkeit, höchste Sicherheit zu erreichen, besteht in der Erkenntnis, dass Sicherheit nur trotz Fehlern erreicht werden kann.

> - Für Teams in einer HRO gilt die Grundannahme »Ich mache Fehler« – »Du machst Fehler« – »Wir machen Fehler«. Deshalb »passen wir aufeinander auf«, damit wir gemeinsam unsere Fehler erkennen und entsprechend darauf reagieren können.
> - Die 4 Säulen der HRO müssen umgesetzt werden: Sicherheitskultur als Priorität 1. Optimierte Strukturen und Prozesse (Komplexitätsreduktion), intensives Training und realitätsnahe Simulation und andauerndes Lernen (jeder Tag ist ein Lerntag!).
> - Es ist Zeit, die guten Ereignisse zu analysieren: Warum waren wir heute gut? Warum gab es KEIN Missständnis? Warum wussten alle, um was es geht? Warum hat sich jeder »getraut«, wichtige Dinge einzubringen? Hier steckt die nächste Stufe der Sicherheit – von Safety-1 (Fehler analysieren) zu Safety-2 (aus guten Ereignissen lernen)!

Literatur

Dismukes K, Berman BA, Loukopoulos L (2007) The Limits of Expertise - Rethinking Pilot Error and the Cause of Airline Accidents. Aldershot Hampshire, Ashgate

Hollnagel E (2014) Safety-1 and Safety-2: The Past and Future of Safety Management, Ashgate Publishing Group

Perrow C (1999) Normal Accidents. Princeton, Princeton University Press

Rall M (2010) Notfallsimulation für die Praxis. Notfallmedizin Up2date(5):1–24

Rall M (2012) Patientensicherheit - Daten zum Thema und Wege aus der Krise [Patient safety : Data on the topic and ways out of the crisis]. Urologe Der 51(11):1523–1532

Rall M (2013) Human Factors und CRM: Eine Einführung. Simulation in der Medizin - Grundlegende Konzepte - Klinische Anwendung. In: St.Pierre M, Breuer G (Hrsg.) Berlin Heidelberg, Springer:135–153

Rall M (2013) Mobile "in-situ"-Simulation - "Train where you work". Simulation in der Medizin. In: St. Pierre M, Breuer G (Hrsg.) Berlin Heidelberg, Springer:193–209

Rall M & Gaba DM (2009) Human performance and patient safety. Miller's Anesthesia. R. D. Miller. Philadelphia, PA, Elsevier, Churchhill Livingstone:93–150

Rall M & Gaba DM (2009) Patient Simulation. Miller's Anesthesia 7th Ed. R. D. Miller. Philadelphia, PA, Elsevier, Churchhill Livingstone:151–192

2

Rall M, Glavin R, Flin R (2008) The '10-seconds-for-10-minutes principle' - Why things go wrong and stopping them getting worse. Bulletin of The Royal College of Anaesthetists - Special human factors issue (51):2614–2616

Rall M & Lackner CK (2010) Crisis Resource Management (CRM - Der Faktor Mensch in der Akutmedizin (Leitthema). Notfall & Rettungsmed (13):249–256

Rall M, Manser T, Guggenberger H, Gaba DM, Unertl K (2001) Patientensicherheit und Fehler in der Medizin. Entstehung, Prävention und Analyse von Zwischenfällen. Anästhesiologie, Intensivmedizin, Notfallmedizin und Schmerztherapie 36:321–330

Rall M & Oberfrank S (2013) Critical incident reporting systems. Zeitschrift für Herz-, Thorax- und Gefäßchirurgie:1–7

Rall M & TuPASS"; (2010) Lernen aus kritischen Ereignissen auf der Intensivstation. Intensivmedizin up2date:85–104

Reason JT (1990) Human Error. Cambridge, Cambridge University Press

Reason JT (2000) Human error: models and management. British Medical Journal 320:768–770

Roberts KH (1990) Managing high reliability organizations. California Management Review 32(4):101–114

Weick KE, Sutcliffe KM, Obstfeld D (1999) Organizing for high reliability: Processes of collective mindfulness. Research in Organizational Behavior 21:81–123

Wiener EL, Kanki BG, Helmreich RL (1993) Cockpit Resource Management. San Diego, Academic Press

Der Faktor Mensch – Human Factors

Joachim Koppenberg

A. Neumayr et al. (Hrsg.), *Risikomanagement in der prähospitalen Notfallmedizin*,
DOI 10.1007/978-3-662-48071-7_3, © Springer-Verlag Berlin Heidelberg 2016

3

Im Kontext von Risikomanagement und Patientensicherheit wird regelmäßig auf die große Bedeutung des Faktors Mensch hingewiesen. Immerhin werden 70–80 % aller Zwischenfälle dem Faktor Mensch bzw. den Human Factors zugeschrieben. Dies ist deshalb von großem Interesse, da wiederum bis zu 80 % dieser Zwischenfälle als potenziell vermeidbar eingestuft werden. Des Weiteren gilt es heute als unumstritten, dass die Kompetenzen in diesem Bereich für die betreuten Patienten Outcome-relevant sind – im negativen wie im positiven Sinn. Im Rahmen dieses Artikels wird der Faktor Mensch näher beleuchtet und erläutert, so dass die Begrifflichkeit und Bedeutung richtig eingeordnet werden kann. Leider wird in der (Notfall-)Medizin, anders als in anderen High Reliability Organizations, der großen Bedeutung der Human Factors noch zu wenig Rechnung getragen. Bis zu einer curricularen und regelmäßigen Schulung aller (notfall-)medizinischen Berufsgruppen ist es noch ein weiter Weg. Jedoch stellt sich längst nicht mehr die Frage ob, sondern nur noch wie dies umgesetzt werden kann.

3.1   Einleitung

Sobald man sich mit Fehler- oder besser der Sicherheitskultur beschäftigt, stößt man praktisch früher oder später immer auf den »Faktor Mensch«. Dabei wird stets betont, welch große Bedeutung der »Faktor Mensch« in diesem Zusammenhang hat (Rall et al. 2013, Rall und Lackner 2010, St. Pierre und Hofinger 2014). So wird praktisch in allen Hochrisikobereichen (»High Reliability Organizations«, ▶ Kap. 2) der Anteil aller Zwischenfälle, welche dem »Faktor Mensch« zugerechnet werden können, konstant mit 70–80 % angegeben – in der Luft- und Raumfahrt ebenso wie in der Medizin. Dabei lässt sich auch ziemlich konstant nachweisen, dass wiederum bis zu 80 % dieser Fehler potenziell vermeidbar wären (Cooper und Gaba 2002). Somit ist die Rolle des vermeintlichen Hauptverursachers von medizinischen Zwischenfällen schnell identifiziert und rückt in den Focus: es ist also der »Faktor Mensch«!

Spätestens jetzt stellt sich die Frage – um was konkret handelt es sich eigentlich beim »Faktor

Mensch«? Denn nur, wenn man diese Frage geklärt hat, kann man sich damit beschäftigen, ob und wenn ja, wie man diesen Faktor beeinflussen könnte, um eine Reduktion der Zwischenfälle zu erreichen. Der nachfolgende Artikel möchte den Begriff »Faktor Mensch« erläutern und die Bedeutung für die Notfallmedizin herausarbeiten.

3.2   Der Faktor Mensch: Human Factors

Häufig werden die beiden Begriffe »Faktor Mensch« und »Human Factors« identisch verwendet und man subsummiert darunter die ganze Bandbreite von Eigenschaften und Fähigkeiten, welche die Sicherheit und Leistungsfähigkeit von Menschen in komplexen Situationen beeinflusst (Rall et al. 2013). Gemäß St. Pierre und Hofinger (2014, S. 8) sind Human Factors »physische, kognitive und soziale Eigenschaften von Menschen, welche die Interaktion mit der Umgebung und mit sozialen bzw. technischen Systemen beeinflussen«. Sie unterteilen die Human Factors in verschiedene Ebenen, welche in Wechselwirkung zueinander stehen (◘ Abb. 3.1): die kognitive, psychische, physische und soziale Ebene.

Zunächst ist festzuhalten, dass Human Factors bei jedem Individuum unabhängig von einem Fachgebiet (Luftfahrt, Kernkraftindustrie, Medizin u. a.) vorhanden sind und dass jeder Mitarbeiter über solche verfügt bzw. diese zur Anwendung bringt – meist eher unbewusst als bewusst und der eine besser als der andere mit entsprechendem Einfluss auf das Endergebnis.

3.3   Non-technicals skills versus technical skills

Zur Abgrenzung der Human Factors werden häufig technische Faktoren gegenübergestellt bzw. non-technical skills (oder soft skills) versus technical skills. Unter den technical skills versteht man die eigentliche medizinische Kompetenz, also einerseits medizinisches Fachwissen aber auch die manuelle Geschicklichkeit wie z. B. das Procedere der Intubation. Diese Abgrenzung ist aber letztlich nur bedingt anwendbar, denn Human Factors

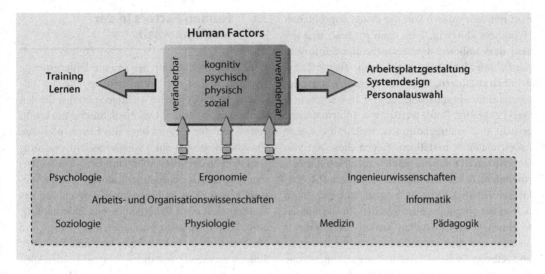

Human Factors

Training
Lernen

veränderbar

kognitiv
psychisch
physisch
sozial

unveränderbar

Arbeitsplatzgestaltung
Systemdesign
Personalauswahl

Psychologie   Ergonomie   Ingenieurwissenschaften

Arbeits- und Organisationswissenschaften   Informatik

Soziologie   Physiologie   Medizin   Pädagogik

◻ **Abb. 3.1**   Die Ebenen der Human Factors (mit freundlicher Genehmigung des Springer Verlags)

beschäftigen sich auch mit der Interaktion bzw. Interface zwischen Mensch und Maschine, wie z. B. die einfache und sichere Bedingung eines Notfallbeatmungsgeräts unter schwierigen Einsatzbedingungen. Dieser spezielle Themenbereich wird Human Factors Engineering bezeichnet und beschäftigt sich schwerpunktmäßig mit der Mensch-Maschine-Interaktion. Ziel des Human Factors Engineering ist die Anpassung von Systemdesign an menschliche Stärken und Schwächen, die sowohl physischer als auch psychischer Natur sein können (Wachter 2010). Somit kann ein gut konzipiertes Instrument auch direkt die technical skills beeinflussen, wie z. B. eine erhöhte korrekte Intubationsrate durch den Einsatz der Videolaryngoskopie. Zudem sind echte technische »hardware«-Fehler letztlich meist auch wiederum durch Menschen geprägt (Konstruktionsfehler eines Defibrillators etc.). Die häufig nach einem Flugzeugabsturz in der Zeitung zu lesende Begründung »menschliches Versagen« – gemeint ist ein Anwendungsfehler durch den Piloten – ist somit nicht ganz korrekt, da ein »technisches Versagen« des Flugzeugs letztlich auf einen Ingenieursfehler bei der Konstruktion oder einen Technikerfehler bei der Wartung hinweist.

Betrachtet man die Human Factors eingehender, so lassen sich diese grob in zwei Gruppen einteilen (Rall und Lackner 2010). Erstens in die **individuellen, personenspezifischen Human Fac-**

tors wie Alter, Gesundheitszustand, Konzentrationsfähigkeit, Reaktionsvermögen, Vigilanzgrad, Situationsbewusstsein, Fähigkeit zu Multitasking oder Gewohnheiten. Diese Faktoren unterliegen individuellen Schwankungen und sind nicht statisch (»Tagesform«). Eine besondere Bedeutung für die Entscheidungsfindung von Individuen hat die Heuristik. Heuristik ist die Kunst, mit begrenztem Wissen und wenig Zeit zu Lösungen zu kommen, es handelt sich also um »kognitive Abkürzungen« (Koppenberg 2012). Basierend auf Erfahrungswerten und mittels informeller bzw. unscharfer Regeln (»Bauchgefühl«) können so im Alltag aber auch in stressigen und komplexen Situationen schnell Entscheidungen getroffen werden. Leider führen diese eigentlich hilfreichen Mechanismen aber nicht immer und automatisch zu den richtigen Schlussfolgerungen und Ergebnissen. Dabei gibt es eine große Palette von »Fallstricken«, welche uns die Heuristik stellen kann. Beginnen wir z. B. mit dem »Verfügbarkeitsfehler« (»availability bias«), welcher die Tendenz beschreibt, die kognitiv »verfügbarste« Möglichkeit – also einfach das Offensichtlichste oder das was wir kennen – anzunehmen (»Was häufig ist – ist häufig!«). Der »Ankereffekt« (»anchoring bias«), einem der weit verbreitetesten kognitiven Fallstricke, besagt, dass der erste gewonnene Eindruck einen übergroßen Einfluss auf den weiteren Denkprozess hat und man nur sehr ungern von der ersten angebotenen Hypothese abweicht. Dies kann sogar so weit gehen, dass unbewusst widersprüchliche Informationen unterdrückt werden. Um die eigene These dennoch zu stützen, kommt im Gegenteil sogar der sogenannte »Bestätigungsfehler« (»confirmation bias«) zum Zug: Dabei werden v. a. Informationen gesucht und wahrgenommen, welche die eigene Arbeitsdiagnose bestätigen. Gegen diese Art von Heuristiken ist niemand gefeit – auch Notfallmediziner nicht. Allerdings können heuristische Mechanismen bewusst gemacht werden und man kann sich so vor voreiligen oder falschen Rückschlüssen wappnen. Letztlich hat diese kritische Selbstreflexion etwas mit einer gesunden, selbstreflektierenden und selbstkritischen Geisteshaltung zu tun, welche die anvertrauten Patienten vor falschen Gedankenschlüssen bewahren soll. In einem Satz zusammengefasst könnte man auch sagen: »Glaube nicht alles, was Du denkst!«

Ein weiteres wichtiges Thema aus der Stressforschung, welches bei der Betrachtung von Human Factors in der Medizin zunehmend an Bedeutung gewinnt, ist die sogenannte Resilienz. Dabei geht es um die Widerstandsfähigkeit von Menschen, negative Stresssituationen Mithilfe von innerer Ruhe und Gelassenheit positiv zu beeinflussen.

Zweitens – und teilweise direkt abhängig von der ersten Gruppe – sind die **interagierenden und kooperativen Faktoren** in einem Team, wie z. B. die Kommunikation, die Führungsfähigkeiten oder gemeinsame Ziel- und Wertevorstellungen. Dabei geht es darum, wie das Individuum in einem (Notfall-)Team interagiert und sich einbringen kann. Nüchtern betrachtet vereinigt ein Team als Summe der Individuen immer größere Ressourcen in sich als eine Einzelperson. Daher müsste ein Team eigentlich effektiver und effizienter sein als ein Individuum. Dies trifft jedoch nur zu, wenn es gelingt, die individuellen Ressourcen und Potenziale der Teammitglieder optimal zu nutzen und zu koordinieren. Hier setzt das sogenannte Crew Resource Management an, auf welches in ▶ Kap. 4 detailliert eingegangen wird.

3.4 Human Factors in der Notfallmedizin

Die Notfallmedizin ist per se eine fehlergeneigte Disziplin. So ist der Notfallmediziner in den seltensten Fällen genau der richtige Spezialist für den konkreten Patienten: Das medizinische Spektrum reicht von der Geburt über die Innere Medizin, Traumatologie bis zur Palliativmedizin und umfasst vom Neugeborenen bis zum Greis alle Patientengruppen. Als ob dies nicht schon Herausforderung genug wäre, ist bei genauer Betrachtung das System selbst ohne Patienten bereits fehleranfällig: Notfälle müssen nicht planbar zu jeder Tages- und Nachtzeit, bei jeder Witterung und zum Teil unter äußerst widrigen Umständen versorgt werden können. Dabei müssen bei reduzierten Diagnostikmöglichkeiten (z. B. kein Labor oder CT) oftmals maximale und selten durchgeführte Therapieentscheidungen (Intubation, Thoraxdrainage etc.) getroffen werden (Koppenberg und v. Hintzenstern 2014, Koppenberg und Moecke 2011). Des Weiteren arbeitet man praktisch immer mit zusammengewürfelten Teams zusammen, sogenannte »Action Teams« (Sundstrom et al. 1990). Dieser Umstand ist aus Sicherheitsperspektive nicht unbedingt ein Nachteil, da »eingespielte« und »routinierte« Teams auch aufgrund vermeintlicher Vertrautheit zur gefährlichen Routine gelangen können (Koppenberg et al. 2011). Deshalb werden z. B. in der Luftfahrt die Crews regelmäßig und gezielt neu zusammengesetzt. Entscheidend zum reibungslosen und erfolgreichen Zusammenarbeiten solcher Teams sind neben klaren medizinischen Handlungsanweisungen (z. B. Polytrauma-Versorgung) geteilte Gedankenmodelle sowie klare Regeln für die Teamorganisation und die Kommunikationsstrukturen.

Die bisherigen Ausführungen zeigen, dass aufgrund der großen Unwägbarkeiten in der Notfallmedizin die Human Factors zum Gelingen eines Einsatzes noch viel wichtiger sind als in anderen Disziplinen. Die Beachtung und Schulung der Human Factors und die mögliche positive Beeinflussung über CRM-Trainings ist daher in der heutigen Zeit längst kein »nice to have« mehr, sondern ein absolutes »must have« (Koppenberg und Moecke

2011). Einen weiteren positiven Einfluss auf die Human Factors in der Notfallmedizin haben folgende Maßnahmen: klare Einführungskonzepte für neue Mitarbeitende, Einführung und Schulung von Prozessstandards, Anwendung von Checklisten, regelmäßige Teamtrainings oder die Anschaffung von einheitlichen und sicherheitsdesignten Materialien.

Die Auseinandersetzung mit Human Factors ist in jeglicher Hinsicht hilfreich – im negativen wie aber auch im positiven Sinne. Da der Faktor Mensch meist im Zusammenhang mit der Fehlerentstehung diskutiert wird und Menschen als »Hauptschuldige« identifiziert werden, ist hervorzuheben, dass die Human Factors auch dafür verantwortlich sind, dass es in den allermeisten Fällen gut und manchmal sogar sehr gut geht. So sollte man künftig auch mehr darauf achten, warum Dinge gut gelingen und diese verstärken. In der Literatur wird dies auch als der Wechsel von »Safety I« zu »Safety II« bezeichnet (Staender und Kaufmann 2015).

Der Titel des 2009 veröffentlichen Berichts von Kohn et al. des amerikanischen Instituts of Medicine »To err is Human: Building a Safer Health Care System« geht ursprünglich auf das Hieronymus zugesprochene Zitat »Errare humanum est« zurück und impliziert bereits die große Bedeutung des menschlichen Faktors. Das vollständige Zitat ist aber im Rahmen des Risikomanagements und der Patientensicherheit noch treffender: »Errare humanum est, sed in errare perseverare diabolicum« – was so viel bedeutet wie: »Irren ist menschlich – aber auf Irrtümern zu bestehen ist teuflisch«! (Koppenberg 2012).

3.5   Fazit für die Praxis

Es gilt heute als unbestritten, dass die Human Factors auch in der Medizin einen enorm großen Einfluss auf das Gesamtergebnis der Patientenversorgung haben und somit die Auseinandersetzung mit dem Themenbereich kein »nice to have« sondern ein absolutes Muss darstellt. Wenngleich es heute zahlreiche Kurse und Trainingsmöglichkeiten für diesen Bereich gibt (z. B. CRM-Kurse), muss leider festgestellt werden, dass wir noch weit von einer strukturierten und umfassenden Implementierung

in der Medizin entfernt sind und es noch vieler Anstrengungen bedarf, dass die Human Factors in der Medizin und im Speziellen der Notfallmedizin ähnliche Bedeutung erlangen wie in der Fliegerei oder andern High Reliability Organizations (Koppenberg et al. 2014). Ein Medizinstudent im 1. Semester läuft heute noch Gefahr, im Rahmen seiner curricularen Ausbildung zu keinem Zeitpunkt etwas zu den im Artikel erläuterten Themen zu erfahren – trotz der enormen Bedeutung für das Patient-Outcome. Die Notfallmedizin im Speziellen ist sich dieser Problematik sehr wohl bewusst und steht dem Thema insgesamt offener gegenüber – aber leider fehlt es oft an ausreichend finanziellen Ressourcen zur Umsetzung. Ziel muss es sein, künftig alle Mitarbeitenden im Rettungswesen konsequent und regelmäßig in diesen Bereichen zu schulen.

> **Didaktische Anregungen**
> — Der »Faktor Mensch« bzw. die »Human Factors« spielen in allen High Reliability Organizations eine große Rolle. 70–80 % aller Fehler entstehen im Bereich der Human Factors. Davon sind bis zu 80 % potenziell vermeidbar.
> — Human Factors werden als »soft skills« in der Notfallmedizin noch nicht regelmäßig unterrichtet und geschult. Es benötigt entsprechende Curricula sowie regelmäßige Schulungen aller (notfall-)medizinischen Berufsgruppen.
> — Human Factors beziehen sich sowohl auf das Individuum als auch auf ganze Teams. Die standardisierte Einführung von Crew Resource Management im Rettungs- und Notarztwesen ist daher unumgänglich notwendig.

> **Leitgedanken**
> — Der Begriff »Faktor Mensch« oder »Human Factors« inkludiert »physische, kognitive und soziale Eigenschaften von Menschen, d. h. die ganze Bandbreite von Eigenschaften und Fähigkeiten, welche die Sicherheit

3

und Leistungsfähigkeit von Menschen in komplexen Situationen beeinflussen« (St. Pierre und Hofinger 2014, S. 8).

- Resilienz bezeichnet die Widerstandsfähigkeit von Menschen, negative Stresssituationen Mithilfe von innerer Ruhe und Gelassenheit positiv zu beeinflussen. Resilienz kann durch gezieltes Teamtraining und durch die Schulung der Human Factors gestärkt werden.
- Human Factors haben, neben Fachwissen und Können, nachweislich direkten Einfluss auf das Patienten-Outcome und damit auf die Patientensicherheit. Die Schulung der Human Factors ist daher in der heutigen Zeit kein »nice to have«, sondern ein absolutes Muss.

Literatur

Cooper JB, Gaba D (2002) No myth: anaesthesia is a model for adressing patient safety. Anaesthesiology 97:1335–1337

Kohn I, Corrigan J, Donaldson M et al (2009) To err is Human: Building a Safer Health Care System. Washington DC: Commitee on Quality Health Care in America, Institute of Medicine. National Press Academy Press

Koppenberg J, Henninger M, Gausmann P, Bucher M (2014) Simulationsbasierte Trainings zur Verbesserung der Patientensicherheit. Notfall und Rettungsmed 17:373–378

Koppenberg J, v. Hintzenstern U (2014) Risikomanagement im Notarztdienst. In: Notarztleitfaden, Hrsg: v. Hintzenstern, 7. Auflage, Urban & Fischer Verlag

Koppenberg J (2012) Patientensicherheit – Definition und Epidemiologie von unerwünschten Ereignissen, Fehlern und Schäden. Therapeutische Umschau 69(6):335–340

Koppenberg J, Henninger M, Gausmann P, Rall M (2011) Patientensicherheit im Rettungsdienst: Welchen Beitrag können CRM und Teamarbeit leisten? Notarzt 27:249–254

Koppenberg J, Moecke HP (2011) Strukturiertes klinisches Risikomanagement in einer Akutklinik. Notfall und Rettungsmed 15:16–24

Rall M, Koppenberg J, Hellmann L et al (2013) Crew Resource Management (CRM) und Human Factors. In: Moecke HP, Marung H, Oppermann S. (Hrsg.) Praxishandbuch Qualitäts- und Risikomanagement im Rettungsdienst. Medizinisch Wissenschaftliche Verlagsgesellschaft, Berlin

Rall M, Lackner CK (2010) Crisis Resource Management (CRM). Notfall und Rettungsmed 13:349–356

Staender S, Kaufmann M (2015) Sicherheitsmanagement: von »Safety I« zu »Safety II«. Schweizerische Ärztezeitung 96(5):154–157

St. Pierre M, Hofinger G (2014) Human Factors und Patientensicherheit in der Akutmedizin. 3. Auflage, Springer Verlag, Berlin

Sundstrom E, De Meuse KP, Futrell D (1990) Work Teams: Applications and effectivness. Am Psychol 45:120–133

Wachter RM (2010) Liste der 28 »Never events« des National Quality Forum (Anhang VI). In: Koppenberg J, Gausmann P, Henniger M (Hrsg.) Fokus Patientensicherheit. 1. Auflage. ABW Wissenschaftsverlagsgesellschaft Berlin, S. 219–220

Für bessere und sicherere Zusammenarbeit: Crew Resource Management (CRM) im Rettungsdienst

Marcus Rall, Sascha Langewand

A. Neumayr et al. (Hrsg.), *Risikomanagement in der prähospitalen Notfallmedizin*,
DOI 10.1007/978-3-662-48071-7_4, © Springer-Verlag Berlin Heidelberg 2016

Der Patient wird nicht richtig behandelt, obwohl das Team eigentlich gewusst hätte, was zu tun ist und es auch gekonnt hätte: Das sind typische Kennzeichen für ca. 70 % aller Zwischenfälle und unerwünschter Patientenschäden in der Medizin. Ursache sind die »menschlichen Faktoren« (Human Factors)! Das sogenannte Crew Resource Management (CRM) kann solche Fehler erwiesenermaßen deutlich reduzieren. Bis heute werden Human Factors und CRM leider immer noch kaum systematisch gelehrt und trainiert. Die meisten Teams haben somit geringe Kenntnisse über 70 % der Fehlerursachen. Das muss sich ändern und kann sich ändern. Dies zeigen die ersten systematischen Projekte, zum Beispiel bei der RKISH: Seit über vier Jahren werden dort systematisch die 15 CRM-Leitsätze nach Rall und Gaba (2009) in regelmäßig stattfindenden Simulationsteamtrainings gelehrt. Die Effekte sind überzeugend, nicht nur für die Erhöhung der Handlungssicherheit, sondern auch was die Zufriedenheit der Mitarbeiter im Team betrifft.

CRM muss initialer und regelmäßiger Bestandteil innerhalb der Aus- und Fortbildung von Teammitgliedern im Rettungsdienst werden. Die 15 CRM-Leitsätze, wie zum Beispiel die Anwendung der »10-Sekunden-für-10-Minuten-Regel«, können so in Fleisch und Blut übergehen, wie das bestimmen des Blutzuckers beim bewusstlosen Patienten. CRM muss gelebt werden!

4.1   Einleitung

Ein Fallbeispiel: »Ein präklinisches Notfallteam versorgt einen schwerkranken Patienten und im Nachhinein wird festgestellt, dass folgenschwere Fehler oder Unterlassungen stattgefunden haben. Bei der Analyse des Schadens stellt das Team fest, dass es vom Wissen und den Fähigkeiten her durchaus in der Lage gewesen wäre, den Schaden vom Patienten abzuwenden. Es wird erkannt, dass es Teammitglieder gab, welche die unerkannte Gefahr gesehen haben, aber – aus welchen Gründen auch immer – nicht darauf hingewiesen haben. Weiter wird klar, dass der Teamleader in der Annahme war, dass alle Teammitglieder wichtige sicherheitsrelevante Informationen nennen wür-

den. Wegen des hohen subjektiven Zeitdrucks entstand andererseits beim Teamleader das Gefühl, sehr überzeugt und konsequent auftreten zu müssen.«

Solche Beispiele sind keine Einzelfälle, sondern im Gegenteil stellt sich heraus, dass in 60–70 % aller Zwischenfälle nicht mangelndes medizinisches Fachwissen der Grund war, sondern Probleme im Bereich der Human Factors, also Mängel in der Anwendung von Crew Resource Management (CRM). (Reason 1990, Rall et al. 2001, Rall und Gaba 2009, Rall und Lackner 2010, Rall 2013)

CRM wurde als Cockpit Resource Management in der Luftfahrt entwickelt (Wiener et al. 1993) und später als Crisis Resource Management von Professor Gaba in Stanford in die Medizin eingeführt (Gaba et al. 1994). Crew Resource Management hat das Ziel, die Fehler und Gefahren im Bereich der menschlichen Faktoren zu reduzieren und die Teamarbeit zu optimieren. Dabei hilft CRM nicht nur dem Team, sondern auch dem Individuum, also jedem einzelnen Teammitglied, die Rate an Zwischenfällen zu reduzieren (präventiver Ansatz), aber auch insbesondere beim Management von kritischen Situationen und Zwischenfällen (reaktiver Ansatz) effektiver und fehlerfreier handeln zu können.

Wie von Sascha Langewand in diesem Kapitel am Beispiel des CRM-Trainings für die Rettungsdienst-Kooperation in Schleswig Holstein dargestellt, ist das Ziel von CRM nicht nur die Fehlervermeidung, sondern auch die Erhöhung der Effizienz im Team. Es geht also auch um das Management von Fehlern, d. h. das Auffangen von trotzdem immer entstehenden Fehlern und der Abwendung von Gefahren für den Patienten. Wichtig ist, zu erkennen, dass CRM nicht nur auf Teamaspekte abzielt, sondern auch zahlreiche individuell-kognitive Aspekte berücksichtigt.

4.2   Human Factors und das CRM-Molekül

CRM deckt alle wesentlichen Aspekte der nicht technischen Fähigkeiten, also der Human Factors, im Team ab (◘ Abb. 4.1). Hierzu gehören Situationsaufmerksamkeit, Teamwork als solches, die

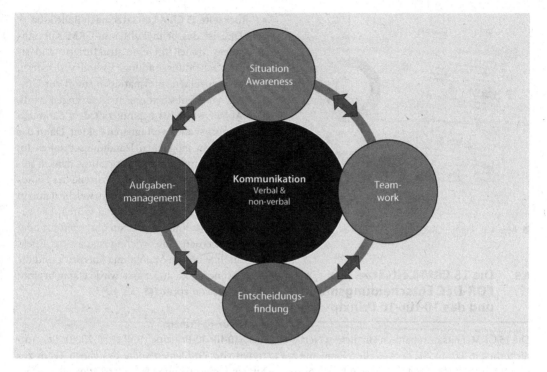

◘ Abb. 4.1 Das CRM-Molekül

◘ Tab. 4.1 CRM ist mehr als Teammanagement und Kommunikation – Komponenten von CRM (nach Rall/Gaba)

Kognitive, auf das Individuum bezogene Aspekte	Team und Kommunikationsaspekte
Situation awareness Bewusstes Lenken der Aufmerksamkeit Nutzen von Merkhilfen und Checklisten Wissen um geringe Multitaskingfähigkeiten	Effektive Kommunikation Geschlossene Kommunikationsschleifen Feedback
Dynamic Decision Making Setzen von Prioritäten Führungsrolle übernehmen (FOR-DEC)	Teamwork (Führungs- und Mitgliederrolle) Beharrlichkeit
Fixierungsfehler kennen und vermeiden	Besprechung vor und nach Fällen (Briefing, Debriefing)
Arbeitsumgebung kennen Entwicklungen antizipieren	Arbeitsbelastung verteilen Sehen was nötig ist
Anfordern von Hilfe	Optimales Nutzen von Hilfe

Entscheidungsfindung und das Aufgabenmanagement, aber insbesondere auch die Kommunikation, die als Bindeglied für alle anderen Faktoren gesehen werden kann.

Kommunikation ist der »Klebstoff« zwischen den anderen Komponenten der Human Factors im Kontext von Handlungssicherheit in komplexen Situationen (◘ Tab. 4.1). Jedes einzelne »Atom« des »CRM-Moleküls« ist notwendig, aber alleine nicht wirksam. Und ohne suffiziente Kommunikation fällt das Molekül in seine Einzelelemente auseinander.

▣ **Abb. 4.2** InPASS CRM-Karte

4.3 Die 15 CRM-Leitsätze, das FOR-DEC Entscheidungsmodell und das 10-für-10 Prinzip

Die 15 CRM-Leitsätze spannen ein dichtes Netz der Sicherheit in Teams. Sie decken alle 5 Elemente des CRM-Moleküls (▣ Abb. 4.1) ab. Sie sollen nicht auswendig gelernt, sondern im Training sukzessive in das normale Handeln eingebaut werden, bis CRM im Team gelebt wird (▣ Abb. 4.2).

■ **Vorderseite 15 CRM-Leitsätze nach Rall/Gaba**
Diese CRM-Karte wird von den Autoren und deren Teams jedem Kursteilnehmer übergeben. Die Instruktoren verwenden die Karte bei der Planung von Szenarien zur Fokussierung auf entsprechende CRM-Lernziele, zur Gedankenstütze aber auch im Kontrollraum während den Szenarien, um immer wieder an die CRM-Leitsätze erinnert zu werde. Während des Debriefings hängen die CRM-Leitsätze an der Wand des Debriefing-Raums. Beim Debriefing zu einem CRM-Thema kann man die Karte hochhalten und auf den entsprechenden Merksatz verweisen. Die Teilnehmer sind immer wieder positiv angetan, dass am Anfang des Kurses vorgestellte CRM-Leitsätze sich später in ihren eigenen Szenarien tatsächlich im Positiven oder Negativen realisieren; es kommt auf diese Weise zur internen Validierung der CRM-Relevanz durch die Teilnehmer.

■ **Rückseite 15 CRM-Leitsätze nach Rall/Gaba**
FOR-DEC ist das beim Lufthansa-CRM-Kurs angewendete Modell für eine strukturierte und sichere Entscheidungsfindung. Es soll verhindern, dass von einzelnen Informationen sofort zur Umsetzung von Entscheidungen gesprungen wird. Der Ablauf ist so: Es beginnt mit dem Sammeln von möglichst allen verfügbaren Fakten. Dann das Abwägen von möglichen Handlungsoptionen im Sinne eines sinnvollen Brainstormings, danach sollen die jeweiligen Risiken und Vorteile der Handlungsoptionen abgewogen werden, welche dann im Gesamtkontext zur Entscheidung führen. Die getroffene Maßnahme muss dann durchgeführt oder delegiert werden. Ganz wichtig ist, dass der Effekt der durchgeführten Maßnahme überprüft und die Maßnahme ggfls. angepasst wird. Dann beginnt der Zyklus von vorne (▣ Tab. 4.2).

■ **10-für-10-Prinzip**
Das »10-für-10-Prinzip« (Rall et al. 2008): Bei Auftreten von Problemen sollte das ganze Team zur kurzen Unterbrechung fast aller Tätigkeiten aufgefordert werden; alle hören kurz zu, alle Informationen werden zusammengetragen, Ideen vorgebracht und etwaige Bedenken geäußert. Dann wird ein Plan aufgestellt und die Ressourcen verteilt. Danach geht es (symbolisch nach 10 Sekunden) mit dem Handeln weiter (damit laufen dann »symbolisch« die nächsten 10 Minuten besser und koordinierter ab). Ziel: Jeder hat sich eingebracht und weiß, warum er wie zur Erhöhung der Patientensicherheit beiträgt (▣ Abb. 4.3).

■ **Die 15 CRM-Leitsätze nach Rall/Gaba**
Die folgende Erklärung und Kommentierung der CRM-Leitsätze wurde in Varianten schon mehrfach, auch international in Zusammenarbeit mit Peter Dieckmann, DIMS, Kopenhagen und David Gaba, Stanford, USA, publiziert. Die hier vorliegende Version wurde insbesondere mit Peter Dieckmann bearbeitet. (Rall und Dieckmann 2005, Rall und Gaba 2009, Rall 2013)
1. »Kenne Deine Arbeitsumgebung«

Idealerweise beginnt das Management von Zwischenfällen vor dem Zwischenfall. Ein Schlüssel

■ **Tab. 4.2** Entscheidungsmodell »FOR-DEC«

	Frage/Aussage Bedeutung	
Facts	Was ist das Problem?	Der Entscheidungsbedarf wird erkannt. Es erfolgt eine Situationsanalyse und eine Sammlung von Fakten. Die Dringlichkeit wird bewertet: Wie viel Zeit steht zur Verfügung?
Options	Welche Möglichkeiten haben wir?	Realistische Handlungsmöglichkeiten werden von den Teammitgliedern zusammengetragen.
Risks/Benefits	Was spricht für welche Handlung? Jeweilige Vor- und Nachteile (Risiken und Vorteile)	Die Erfolgsaussichten der Handlungsmöglichkeiten und die Risiken der Handlungsmöglichkeiten und die Unsicherheitsfaktoren werden abgeschätzt.
Decision	Was tun wir also?	Es wird die Option mit den geringsten Risiken und besten Erfolgsaussichten ausgewählt. Zugleich wird ein »Plan B« festgelegt, falls die erste Wahl versagt. Vor der Ausführung erfolgt ein Re-Check: Ist die Situationsanalyse noch gültig?
Execution	Wer macht wann, was und wie?	Die Maßnahme wird konkret geplant und durchgeführt oder delegiert.
Check	Ist alles noch in Ordnung?	Die Handlung wird überprüft. Es erfolgt ein kritischer Vergleich der tatsächlichen und der erwarteten Wirkung. Ggf. kehrt man zurück zum Beginn.

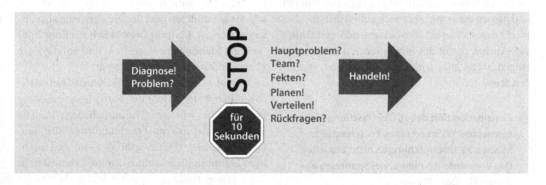

■ **Abb. 4.3** 10-für-10-Prinzip

hierfür ist, seine Ressourcen wie z. B. verfügbares Personal, Geräte, Monitore und Instrumente zu kennen. Sie müssen nicht alles selbst wissen und können, sollten aber immer wissen, wie Sie sich bei Problemen Hilfe organisieren können. In Bezug auf Geräte ist es wichtig zu wissen, was wo verfügbar ist und wie diese Dinge bedient werden – besonders im Notfall. Denken Sie dabei vor allem auch an die Ausrüstung, die Sie selten brauchen und bleiben Sie im Umgang damit vertraut, so dass Sie es im Notfall nicht erst ausprobieren müssen. Den Tourniquet oder die Beckenschlinge nachts beim Notfall das erste Mal zu erkunden, ist ungünstig, erhöht den eigenen Stress vermeidbar und führt unter Umständen zu negativen Ergebnissen.

4

> ❯ Während eines Notfalls kann die Kenntnis der verfügbaren menschlichen, technischen und organisationalen Ressourcen sehr deutlich den Stress reduzieren und damit Ihre kognitive Leistungsfähigkeit und Besonnenheit erhöhen. Bei zeitkritischen Notfällen kann dieses Wissen für den Patienten entscheidend sein

2. »Antizipiere und plane voraus«

Antizipation – die gedankliche Vorwegnahme von Handlungsschritten – ist der Schlüssel für ein zielgerichtetes Handeln. Überlegen Sie vor dem Fall, welche Schwierigkeiten auftreten könnten, und planen Sie, wie Sie im Team gegebenenfalls damit umgehen könnten. Erwarten Sie das Unerwartete! Besprechen Sie Ihr geplantes Vorgehen mit allen Beteiligten. Denken Sie dabei auch an Komplikationen und Ausweichmöglichkeiten. Seien Sie vorbereitet und bleiben Sie Herr/Frau der Lage – agieren Sie aktiv, bevor Sie auf die Situation reagieren müssen. Arbeiten Sie nicht nur am aktuellen Problem, sondern denken Sie voraus. Piloten sagen: »Ein guter Pilot fliegt seinem Flugzeug (mental) immer 10 Meilen voraus«. Erfahrene Kollegen antizipieren und planen meist mehr als nach außen dringt – dies macht unter anderem Ihre besonnene Souveränität aus. Auch z. B. mit der Intubation erst dann anzufangen, wenn alles wirklich griffbereit ist, nimmt den Stress.

> ❯ Antizipation hilft dabei, Überraschungen zu vermeiden. Während eines Zwischenfalles können Sie Überraschungen nicht brauchen. Das Vorausplanen nimmt viel Spannung aus diesen »heißen« Phasen.

3. »Fordere frühzeitig Hilfe an«

Das Kennen der eigenen Grenzen und das frühe Rufen nach Hilfe ist ein Zeichen eines starken Charakters, zeigt Verantwortungsbewusstsein und spricht für eine kompetente Person. Falsch verstandenes Heldentum geht immer auf Kosten der Patientensicherheit. Im Falle eines auch nur vermuteten Notfalles sollten Sie Hilfe anfordern – lieber zu früh als zu spät. Alle zusätzlichen Ressourcen, die Sie anfordern, werden eine bestimmte Vorlaufzeit haben, bevor sie verfügbar sind. Sehr schnell kann es während eines Zwischenfalls zu einer hohen Arbeitsbelastung kommen, die nicht mehr mit den normalen Ressourcen vor Ort bewältigt werden kann. Manchmal vergisst man auch, an Hilfe zu denken, weil man vom Zwischenfall geradezu »absorbiert« wird.

> ❯ Früh Hilfe anzufordern, ist kein Zeichen von Schwäche oder geringem Selbstvertrauen, sondern zeigt Verantwortungsbewusstsein und Respekt für die Patienten. Falsche »Helden« sind in einem auf Sicherheit ausgerichteten Betrieb ebenso deplatziert wie diejenigen, die einem Hilfesuchenden Inkompetenz und Unselbstständigkeit vorwerfen.

4. »Übernimm die Führung oder sei ein gutes Teammitglied«

Ein Team braucht einen Leiter. Jemand muss das Kommando übernehmen, die Aufgaben verteilen und alle Informationen sammeln und integrieren. Führung bedeutet nicht, mehr als alle anderen zu wissen, alles alleine machen zu können, besser zu sein als alle anderen oder andere Personen »herunterzumachen«. Führung bezieht sich auf Koordination und Planung des Vorgehens und auf die klare Kommunikation dieser Planungen.

Es gibt viel mehr Teammitglieder als Teamleiter, daher hängt der Erfolg der Patientenbehandlung insbesondere von den Teammitgliedern ab. Die Bedeutung der aktiven Teammitglieder wird häufig unterschätzt (Führungsbias). Gute und wichtige Teammitglieder folgen ihrem Teamleiter in kooperativer und partizipativer Weise. Achten Sie als Teammitglied darauf, was der Teamleiter sagt, und tun Sie, was nötig ist. Das bedeutet keinesfalls, dass Sie Ihr Gehirn ausschalten können. Bringen Sie sich und Ihr Wissen ein. Setzen Sie durch, dass der Teamleiter Ihre Meinung wahrnimmt, wenn Sie der Meinung sind, dass er oder sie eine falsche Entscheidung trifft. Sie müssen nicht Ihre Meinung durchsetzen, aber Sie müssen sicherstellen, dass Sie in die Überlegungen mit einbezogen werden. Sie sind dafür verantwortlich, dass ein Teamleiter Ihre Bedenken kennt (Beharrlichkeit oder »assertiveness«). Oberstes Ziel ist die Patientensicherheit. Kämpfen Sie dafür. Das ist auch im Sinne des guten Teamleiters.

Gibt es ein grundsätzliches Problem mit der Rollenverteilung, dann diskutieren Sie es – aber nach dem Zwischenfall (»Concentrate on what is right – not who is right«).

> ❯ **Konzentrieren Sie sich darauf, was richtig (für den Patienten) ist und nicht wer Recht hat. Ein Team besteht aus einem Teamleiter und Teammitgliedern, die diesem Leiter folgen. Die Aufgabe des Leiters ist es, zu koordinieren und zu integrieren, aber alle Teammitglieder sind gleichermaßen für das Wohl des Patienten verantwortlich.**

Der Patient sollte nie unter Problemen des Teams leiden müssen!

5. »Verteile die Arbeitsbelastung«

Eine der Hauptaufgaben eines Teamleiters ist das Verteilen der anfallenden Aufgaben. Es braucht jemanden, der festlegt, was zu tun ist, und der sich darum kümmert, dass die definierten Aufgaben erledigt werden. Alles muss zusammenpassen. Gerade das Delegieren von Aufgaben kann helfen, effektiv mit Zwischenfällen umzugehen, weil mehr kognitive Ressourcen für die Koordination verbleiben. Dabei verschafft die Delegation von ganzen Aufgaben mit Aktionsmöglichkeiten und Grenzen mehr Freiraum als nur die Delegation von Einzelmaßnahmen (Nur zu sagen »Schauen Sie nach dem Blutdruck«, ist sicher weniger effektiv, als zu sagen »Halten Sie den Blutdruck mit Volumengabe über 80 mmHg systolisch, wenn das nicht mehr geht oder Sie mehr als 1,5 Liter brauchen, bitte wieder melden«).

Oft wird die Zeit für die Delegation ganzer Aufgaben überschätzt und der Erfolg, die Luft, die man sich dadurch verschaffen könnte, unterschätzt. Teammitglieder sollten offene Augen für Aufgaben haben, die zu erledigen sind. Es ist keine gute Zusammenarbeit, wenn der Teamleiter alle Aufgaben einzeln vergeben muss, bevor sie erledigt werden. Da es im Bereich der Human Factors bekannt ist, dass während anspruchsvoller manueller Tätigkeiten nicht gut überlegt werden kann (und andershe-

rum), sollte man schwierige manuelle Arbeiten und wichtige diagnostische, planerische Tätigkeiten trennen (der Mensch ist nicht gut im Multitasking).

> ❯ **Sie können nicht alles alleine machen und sollten es auch nicht. Besonders als ein Teamleiter sollten Sie Aufgaben und Arbeitsbelastung verteilen und koordinieren. Im Notfall ist eine einzige Minute für die Planung später durch koordiniertere Abläufe leicht wieder mehrfach wettgemacht.**

Als Teammitglied sollten Sie versuchen, dem Leiter Zeit zum Nachdenken und koordinieren zu lassen. Sind Sie proaktiv, machen Sie was Sie können. Bringen Sie sich aktiv für den Patienten ein.

6. »Mobilisiere alle verfügbaren Ressourcen (Personen und Technik)«

Ihr eigenes Wissen, Ihr Können und Ihre Einstellung sind wichtige Ressourcen. Besonders das Wissen um Ihre Schwachpunkte ist sehr wichtig und hilfreich, wenn es um die Sicherheit des Patienten geht. Wie Sir Karl Popper (1996) sagte: »Ich weiß, dass ich nichts weiß (…) und kaum das«. Ressourcen sind da, um genutzt zu werden. Denken Sie an jeden und alles, das Ihnen helfen kann, mit einem akuten Problem umzugehen. Dazu gehören Menschen, genauso wie Technik (Geräte, Monitore) und organisationale Prozesse, die beides miteinander verbinden. Es ist doch fast tragisch, wenn Sie alleine mit einem Zwischenfall kämpfen und dabei eventuell Fehler machen, während andere Kollegen mit dem nötigen Wissen und den entsprechenden Ressourcen verfügbar wären (eigene Kollegen, Leitstelle, Giftnotruf, Kardiologe etc.). Leider kommt es immer wieder zu Komplikationen, die mit den eigentlich verfügbaren, mobilisierbaren Ressourcen hätten verhindert werden können.

> ❯ **Oftmals merkt man erst nach einem Zwischenfall, welch wertvolle Ressourcen man nicht genutzt hat. Dies können Personen, Instrumente oder Geräte (auch Vitalparameter wie End-tidal(Et)-CO_2 sein.**

Diese Ressourcen muss man einerseits kennen (▶ 1. »Kenne Deine Arbeitsumgebung«) und an-

4

☐ **Tab. 4.3**	Sichere Informationsvermittlung mit Hilfe von iSBAR (aus dem Team STEPPS-Program)
i	**Introduction:** Kurze Vorstellung der Person/Funktion des Sprechers
S	**Situation:** Hier soll die aktuelle Situation in kurzen Worten dargestellt werden
B	**Background – also Bisheriges oder Anamnese:** Wichtige Informationen zum Patienten, der Anamnese oder des bisher stattgefundenen Geschehens
A	**Assessment – also die eigene Einschätzung der Lage:** Hier soll dargestellt werden, wie man die Situation momentan einschätzt, wie die Lage ist, welche Gefahren bestehen
R	**Recommendation/Empfehlung oder Wunsch:** Hier soll in klaren Worten gesagt werden, was man sich vom Gesprächspartner wünscht, empfiehlt oder einfordert

dererseits auch aktivieren und optimal ausnutzen (▶ 5. »Verteile die Arbeitsbelastung«).

7. »Kommuniziere sicher und effektiv«

Kommunikation ist eigentlich kein CRM-Prinzip, sondern das Bindeglied für die meisten anderen CRM-Leitsätze (☐ Abb. 4.1). Dennoch gibt es für die Kommunikation einige wichtige Regeln, die sich in Bereichen, wo richtige, sichere Verständigung essentiell ist, bewährt haben. Ebenso gibt es typische Fehler bei der erfolgskritischen Kommunikation, die im Alltag wegen mangelnder Konsequenz häufig falsch »eingeübt« wurden.

Leider führt auch das »cool sein« zu ungünstigen Kommunikationsarten. Gute Kommunikation umzusetzen, ist gar nicht so einfach, weil es für jede Situation unendlich viele Wege gibt, richtig und effektiv zu kommunizieren: Kommunikation ist einer der Schlüssel für das Management kritischer Fälle. Die Verteilung von Aufgaben, das Berichten über den Status ihrer Erledigung, das Einholen einer zweiten Meinung usw. – alles dies hängt davon ab, dass Sie effektiv kommunizieren. Kommunikation ist das Mittel, dass es erlaubt, alle am Geschehen Beteiligten auf dem gleichen Stand zu halten. Jeder muss wissen, was gerade abläuft, um möglichst gut helfen zu können. Kommunikation ist nötig, um zu bestimmen, was noch getan werden muss und festzuhalten, was schon erledigt ist. (☐ Tab. 4.3)

❯ Kommunikation ist sowohl für den Sender, wie für den Empfänger einer Nachricht wichtig. Nur weil der Sender in der Hierarchie höher ist, muss ihn der Empfänger nicht

unbedingt verstehen. Sprechen Sie Personen direkt an und bestätigen Sie, dass Sie etwas gehört und was Sie verstanden haben. So können Missverständnisse vermieden oder schnell aufgedeckt werden.

8. »Beachte und nutze alle vorhandene Informationen«

Medizin ist komplex, weil sie die Integration von ganz unterschiedlichen Informationsquellen erforderlich macht. Außerdem liegen über den Patienten immer nur limitierte und meist indirekte Informationen vor. Unter diesen Bedingungen kann jedes kleine Bausteinchen helfen, die Situation und den Zustand des Patienten besser zu verstehen und die Behandlung richtig auszurichten. Vervollständigen Sie Ihr mentales Modell vom Patienten, indem Sie alle verfügbaren Informationen integrieren und korrelieren. Versuchen Sie bewusst, Ihr mentales Modell mit neuen oder veränderten Informationen zu falsifizieren. Das Verifizieren macht unser Gehirn aus Bequemlichkeit von selbst und leider mit wechselndem Erfolg (z. B. Fixierungsfehler). Wenn Sie ein »komisches« Gefühl haben (Bauchgefühle bei Gigerenzer 2007), wenn Sie einen Befund eigentlich nicht oder anders erwartet hätten, seien Sie besonders sorgfältig. Meist hat das »Gefühl von Profis« einen realen Grund, den man nur gerade nicht nennen kann.

❯ Bei der Diagnose und Behandlung von Patienten ist es wichtig, alle verfügbaren Informationen mit einzubeziehen. Oft werden einzelne Vitalparameter (die man immer wissen sollte) gar nicht berücksichtigt oder vorliegende Befunde nicht mit ins Modell eingebaut.

Sie sollten alle verfügbaren Informationen miteinander korrelieren und Ihr mentales Modell des Patienten ggf. falsifizieren und anpassen.

9. »Verhindere und erkenne Fixierungsfehler«

Alle menschlichen Handlungen beruhen auf mentalen Modellen oder inneren Abbildern von Situationen. (DeKeyser et al. 1988, DeAnda und Gaba 1990, DeKeyser et al. 1990, Rall und Gaba 2009) Wenn Ihr Modell nicht mit der Situation übereinstimmt, werden es Ihre darauf aufbauenden Handlungen auch nicht tun. Fixierungsfehler ergeben sich aus zunächst konsistenten, aber dennoch falschen mentalen Modellen von Situationen. Ein Prinzip des Umgangs mit Fixierungsfehlern besteht darin, sich einen neuen Blick auf die Situation zu ermöglichen. Fixierungsfehler sind hochgradig »kontagiös«. Fragen Sie offen, wie die Person die Situation einschätzt, ohne ihr Ihre eigene Einschätzung mitzuteilen. Wechseln Sie bewusst die Perspektive – mental und körperlich. Suchen Sie besonders nach all den Informationen, die Ihren bisherigen Annahmen widersprechen. Menschen neigen dazu, nur Informationen zu akzeptieren, die unterstützten, was sie sowieso schon meinen zu wissen. Eine andere Möglichkeit: Versuchen Sie sich vorzustellen, wie ein von Ihnen fachlich geschätzter Kollege in dieser Situation vorgehen würde.

> ❯ Mit einem Fixierungsfehler als Ursache, können auch hochintelligente erfahrene Kollegen unglaubliche Fehler machen (weil man denkt, man sei richtig). Fixierungsfehler betreffen Ihr mentales Modell des Patienten und der Situation. Weil man immer froh ist, ein solches gefunden zu haben, sind Fixierungsfehler schwierig zu erkennen und hartnäckig.

Das Wissen um das Problem der Fixierung ist schon ein wichtiger Schritt zur Prävention (Gefahr erkannt …). Schließen Sie immer die schwerwiegendsten Diagnosen aktiv aus. Versuchen Sie sich aktiv zu falsifizieren. Fordern Sie auch Ihr Umfeld

dazu auf. Konstruktives Widersprechen ist nicht frech, sondern erhöht die Patientensicherheit.

10. »Überprüfe sorgfältig und habe Zweifel

»Double check« oder auch »Cross check« meint das sichere, sorgfältige Überprüfen auf mehreren Kanälen von angenommenen, vermuteten oder in Wirklichkeit unsicheren, aber sicher geglaubten Informationen. Unser Erinnerungsvermögen spielt uns manchmal Streiche und versucht, Dinge passend zu machen, die vielleicht gar nicht passend waren oder sind. Das erneute Prüfen von sicher geglaubten Informationen zeigt erstaunlich oft doch noch, dass es anders war, als wir dachten.

Manchmal ist man der Meinung, etwas tatsächlich getan zu haben, was man nur gedacht hat. Oder man erinnert sich daran, dass man etwas gemacht hat, erinnert aber falsch, was es war. Wenn es sich um Geräte handelt (z. B. Beatmungsgeräte, Infusionspumpen) sollte man sie anfassen, um den eingestellten Funktionszustand zu überprüfen. Blicke sind zu schnell für eine sichere Kontrolle!

Auch die Korrelation von Befunden kann helfen, Flüchtigkeitsfehler zu vermeiden. Überprüfen Sie sich selbst und andere, lassen Sie sich gerne von anderen kontrollieren – das hat nichts mit Misstrauen zu tun, sondern mit professioneller Erhöhung der Patientensicherheit. Es gibt in der Medizin immer noch zu viele Gelegenheiten, wo ohne Netz und doppelten Boden gearbeitet wird.

> ❯ Rechnen Sie immer mit Ihren eigenen Fehlern und den Fehlern anderer (irren ist menschlich). Das sorgfältige Prüfen kann helfen, Fehler so rechtzeitig zu entdecken, dass sie noch keinen Schaden anrichten. Achten Sie auf den Monitor, lesen Sie ihn langsam ab und interpretieren Sie die Daten. Ein schneller Blick zum Monitor erfasst oft nur eine Zahl.

Haben Sie Zweifel, verifizieren Sie sorgfältig!

11. »Verwende Merkhilfen und schlage nach«

Gedächtnisstützen aller Art sind eine in der Medizin zu wenig genutzte Ressource. Checklisten führen ein unberechtigtes Schattendasein, weil Mediziner glauben, alles im Kopf zu haben oder haben zu müssen. Wenn es jedoch darum geht, dass bestimmte Handlungen in festgelegten Reihenfolgen durchgeführt werden müssen und dabei keine Auslassungsfehler passieren dürfen, stößt der Mensch an seine Grenzen, denn das kann er nicht gut. Auch Erfahrene werden immer mal wieder einzelne Elemente vergessen. Checklisten, wie sie in vielen anderen Industriezweigen regelmäßig eingesetzt werden, könnten auch in der Medizin helfen, wichtige Dinge zuverlässig nicht zu vergessen.

Aber auch das Nachschlagen von Zusammenhängen, Diagnosen, Dosierungen und Techniken, erhöht die Sicherheit. Man muss nicht alles im Kopf haben und manchmal ist es dann auch noch falsch gespeichert oder falsch abgerufen. Fühlen Sie sich nicht schlecht, wenn Sie etwas nachschlagen – selbst wenn Sie es vorher schon hätten wissen können, müssen oder sollen!

> **Zuverlässigkeit hat mit Überprüfen zu tun. Schreiben Sie sich wichtige Dinge auf, prüfen Sie sich selbst. Errechnen Sie Spritzenpumpendosierungen u. Ä. nicht »mal so« im Kopf. Man hat sich schnell um eine Kommastelle vertan. »Coole« Kollegen, die immer alles spontan wissen, täuschen sich manchmal ganz überzeugt und müssen dann wirklich cool bleiben.**

Seien Sie nicht cool, sondern gut und sicher!

12. »Re-evaluiere immer wieder«

Besonders die Akutmedizin ist sehr dynamisch. Was jetzt gerade richtig ist, ist in der nächsten Minute falsch oder nicht mehr das Wichtigste. Jede Information kann die Situation gänzlich verändern. Andere Parameter ändern sich vielleicht nur so langsam, dass ihre Änderung gar nicht klar wird (langsame Trends werden oft nicht bemerkt). Scheuen Sie sich also nicht, einer dynamischen Situation mit dynamischen Entscheidungen zu folgen. Hängen Sie nicht an einmal getroffenen Entscheidungen (das normalerweise Positive »Ich bleibe meiner Meinung treu« kann in dynamischen Situationen für den Patienten fatal sein.) Überlegen Sie immer wieder mal, ob alles noch gültig ist und ob Sie am Wichtigsten dran sind.

> **Seien Sie sich der dynamischen Charakteristik von akuten Krankheitsbildern bewusst. Ändern Sie Ihre Meinung oder Diagnose gern und jederzeit. Fragen Sie sich immer wieder von neuem: Was ist das Hauptproblem des Patienten und was gefährdet ihn am meisten? Bleiben Sie an diesem Problem dran. Wiederholen Sie diesen Check häufiger.**

13. »Achte auf gutes Teamwork«

Nicht immer ist Teamwork gut – aber auf jeden Fall ist es anspruchsvolle Arbeit. Die Koordination eines Teams beginnt schon, bevor das Team zu arbeiten beginnt. Wenn alle Teammitglieder ihre Aufgaben kennen und wissen, welche Rolle sie im akuten Fall übernehmen sollen, ist die Koordination leichter. Kurze Besprechungen (Briefings) zur Koordination von Gruppen zu Beginn eines Falles, sind in der Luftfahrt etabliert und finden auch zunehmend ihren Weg in die Medizin. Die Zeit, die man dafür braucht, wird später durch effektivere Arbeit meist mehr als aufgeholt (10-für-10-Prinzip, Rall et al. 2008). Während Zwischenfällen herrscht oftmals sehr große Anspannung im Team. Daher sind Nachbesprechungen von kritischen Fällen (Debriefing) ideal geeignet, zu sehen, was gut lief und was beim nächsten Mal anders gemacht werden soll. Teamführung und Teamplayer sind gleichermaßen wichtig. Oft denken die Teammitglieder, sie müssten nur warten und tun, was der Teamleader sagt. Aber auch Teammitglied ist ein proaktiver Job.

Tun Sie, was wichtig ist, sind Sie flexibel, helfen Sie da, wo Sie gerade am meisten gebraucht werden. Wenn andere Fehler machen, gleichen Sie sie aus, vermeiden Sie Schaden. Es geht um den Patienten. Es zählt der Erfolg des Teams (»Teamness«), nicht wer was besser konnte. Probleme sollten nach dem Fall im Debriefing besprochen werden.

> **Ein gutes Team zu sein, bedeutet Arbeit (»dream teams are made, not born!«). Die Teammitglieder sollten sich gegenseitig in ihren Stärken und Schwächen respektieren. Arbeiten Sie Hand in Hand zusammen und nicht erst auf Anforderung.**

Wenn jeder den anderen unterstützt und Schwächen ausgleicht, auf Fehlern nicht rumgehackt wird und man dadurch immer besser wird, kann Teamwork wunderbar sein. Und für den Patienten bedeutet es maximale Sicherheit, weil jeder auf jeden aufpasst.

14. »Lenke Deine Aufmerksamkeit bewusst«

Da die Aufmerksamkeit eine beschränkte Ressource ist und Menschen ganz schlecht im Multitasking sind, müssen Sie Ihre Aufmerksamkeit bewusst und wohlüberlegt lenken. Zwei Prinzipien sind dabei hilfreich. Zunächst ist es gut, sich feste Wechsel zu etablieren, in denen Sie Ihre Aufmerksamkeit auf bestimmte Aspekte eines Falles lenken. So können Sie wahrscheinlicher verhindern, dass Sie wichtige Schritte bei einer Handlung vergessen. Das zweite Prinzip betont einen bewussten Wechsel zwischen der Fokussierung auf Details und dem Gewinnen eines Überblicks über den Fall. Wenn Sie sich auf ein bestimmtes Detail haben fokussieren müssen, verschaffen Sie sich danach wieder einen Überblick über die Gesamtsituation. Außerdem sollten Sie beachten, dass Sie zwei anspruchsvolle Dinge nicht gleichzeitig gut ausführen können (Multitasking-Falle). Sie können sich nicht auf zwei Dinge gleichzeitig konzentrieren.

> **Konzentrieren Sie sich auf das Wichtigste.** Bitten Sie andere, den Überblick zu behalten, wenn Sie sich auf Details konzentrieren müssen. Arbeiten Sie, wenn gar nicht anders möglich, abwechselnd an Problemen, nicht gleichzeitig. Benutzen Sie Ihre Aufmerksamkeit bewusst, um zu entscheiden, was Sie tun und was Sie lassen (Situation awareness) sollten.

15. »Setze Prioritäten dynamisch«

Dynamische Situationen erfordern dynamisches Vorgehen. Kleben Sie nicht an Entscheidungen, die Sie getroffen haben (Fixierungsfehler). Sie sind oftmals auf unsichere oder unvollständige Informationen gegründet. Treffen Sie absichtlich nur vorläufige Entscheidungen. Eine Lösung für ein bestimmtes (Teil-)Problem zu haben, heißt nicht, dass es

nicht noch eine bessere Lösung geben könnte – es heißt auch nicht, überhaupt schon alle Probleme zu kennen. So haben zum Beispiel die Vitalfunktionen des Patienten immer Vorrang. Diese sollten nie vernachlässigt werden, schon gar nicht auf Kosten weiterer Diagnostik oder »operativer Akrobatik«. Im Zweifel müssen die Vitalfunktionen auch ohne Diagnose stabilisiert werden. Auch hier muss man dynamisch vorgehen: Wenn gerade noch der Kreislauf im Vordergrund stand und der Patient dann ateminsuffizient wird, steht plötzlich der Atemweg vorne.

> **In dynamischen Arbeitsumgebungen muss man die Prioritäten ständig anpassen. Wenn außerdem, wie in der Medizin häufig, die vorhandenen Informationen unvollständig oder indirekt sind, kann auch das Auftauchen neuer oder besserer Informationen ein Umschwenken nötig machen.**

Wenn man die Prioritäten bewusst dynamisch setzt und dies dem Team so vermittelt, macht es auch Spaß. Man hat ja bewusst ein Feld der Akutmedizin gewählt.

- **Wie kann man die 15 Leitsätze des CRM in der Praxis umsetzen?**

In der Rettungsdienstkooperation in Schleswig Holstein (RKiSH) werden seit 2009 mit der unternehmenseigenen Rettungsdienst-Akademie jährlich 250 Crew bzw. Team Ressource Management Trainings durchgeführt, die auf den genannten 15 CRM-Leitsätzen aufbauen. Dies führt zu einer tiefen Verwurzelung des CRM-Gedankens im Gesamtunternehmen, zu einer positiv erlebten und gelebten Unternehmenskultur und erhöht nicht zuletzt die Patientensicherheit.

Während die bereits fertig ausgebildeten Rettungsdienstmitarbeiter die Grundsätze des CRM durch Simulationstrainings im Rahmen der Jahresfortbildungen erlernen und anwenden, ist für die Gruppe der aktuell 108 Auszubildenden zum Rettungsassistenten oder Notfallsanitäter das Anwenden der CRM-Kultur vom ersten Tag an gelebte und damit normale Realität. Um dies zu erreichen, wurde bereits 2009 der Schwerpunkt in die Patientensimulation im Bereich Notfallmedizin mittels

4

dafür umgebautem Trainings-Rettungswagen und den akademieeigenen Simulationsräumen gelegt.

■ **CRM und Simulation für die Auszubildenden**
Während der dreijährigen Qualifizierung zum Notfallsanitäter werden die Auszubildenden in der Rettungsdienst-Akademie ab dem ersten Lehrjahr in Grundlagen der Kommunikation und den 15 CRM Leitsätzen nach Rall & Gaba (2009) geschult. Zusätzlich wird mind. 30 % der schulischen Ausbildungsgesamtzeit für szenariobasierte Trainings aufgewendet. (Rall und Dieckmann 2005)

Geringstmögliches (prä-)klinisches Risiko und größtmögliche Patientensicherheit sind die Triebfedern dieses konsequenten Simulatoreneinsatzes. Die Nachbesprechungen der Szenarien werden videogestützt in den akademieeigenen Simulationsräumen durchgeführt. Die Inhalte der Nachbesprechungen sind neben dem medizinischen Part die Kommunikation im Team. Gesichtspunkte der Teamkommunikation, wie z. B. »10-Sek-für-10 Min«, sind den Auszubildenden bewusst und werden von ihnen konsequent angewandt.

Durch die regelmäßige Durchführung wird eine Wiederholung der CRM Leitsätze und eine integrative Anwendung aller Versorgungsfacetten erreicht. Nach unseren Beobachtungen und den Rückmeldungen der Teilnehmer funktioniert dieses System gut. Gefördert wird damit der Lernerfolg durch szenisches Leben und Verstehen. Lernen findet u. a. in Szenen statt, welche auf verschiedenen Ebenen ablaufen. Wenn Lernende auf entsprechende Szenen stoßen, erinnern sie sich an ähnliche Abläufe und reagieren dementsprechend. Neue Erfahrungen werden gewonnen und führen zu weiterem, evtl. zukünftig verändertem Verhalten. In diesem Ablauf ist das Kognitive und Sinnliche sowie das Erkenntnis- und Wahrnehmungsvermögen eingebunden. Um dafür den bestmöglichen Rahmen zu bilden, ist ein auf allen Ebenen realitätsnahes Training nötig. Dies ist durch den konsequenten Einsatz von Simulatoren und entsprechend gestaltetem Umgebungsdesign möglich. Dadurch gelingt es, die sinnlichen und affektiven Anteile von Erlebnissituationen bewusst zu machen und damit wiederum insgesamt die Lern- und Erlebnissituation zu begreifen und zu verarbeiten. In der Notfallmedizin übliche, mit Laien durchgeführte Trainings

von Fallbeispielen oder Szenarien sind unserer Meinung nach für ein realistisches Training wenig geeignet. Dazu kommt die Problematik, das Vitalwerte nicht real gemessen und invasive Maßnahmen nicht getätigt werden können. So ist der Auszubildende oder der Rettungsdienstmitarbeiter häufig auf die angesagten Werte des Trainers angewiesen und muss bei der Durchführung einzelner Maßnahmen »so tun als ob«. Das szenische Erleben und Verstehen ist damit kaum gegeben, auch ist unserer Meinung nach das Erreichen einer intuitiven Handlungssicherheit wie oben beschrieben schwierig zu erreichen.

Der weitere Vorteil des Einsatzes von Patientensimulatoren ist die Messbarkeit der von den zu trainierenden Teilnehmern durchgeführten Handlungen. Jeder Handgriff wird aufgezeichnet, jedes Medikament dokumentiert, jede Veränderung des Patientenzustandes sichtbar. Tatsächlich lässt sich gut beobachten, wie die selbst gewonnenen Erkenntnisse in nachfolgende Szenarien einfließen. Deshalb erhöhen die Ausbilder die Schweregrade der Szenarien gegen Ende der einzelnen Ausbildungssequenzen: Zusammenarbeit und Leistungsfähigkeit der Teams steigern sich im Lauf der Trainings deutlich.

■ **CRM und Simulation für die Erfahrenen**
Bei den CRM orientierten Szenarientrainings, die in der jährlichen Fortbildung der Rettungsdienstmitarbeiter eingesetzt werden, wird der berühmte Satz des Heidelberger Chirurgen Kirchner (1938) »Nicht der Notfallpatient kommt zum Arzt, sondern der Arzt zum Notfallpatienten« in den Satz umgemünzt: »Nicht der Teilnehmer zum Training, sondern das Training zum Mitarbeiter.« Die Entwicklung unseres Trainings-Rettungswagens (T-RTW) folgte dieser Idee. Seit Januar 2010 besitzt die Akademie einen Trainings-Rettungswagen, welcher im Jahr 2012 durch einen zweiten ergänzt wurde (◘ Abb. 4.4). Die beiden T-RTW entsprechen dem Rettungswagen Modell Schleswig-Holstein – Aufbau, Innenausbau und Fahrgestell sind identisch. Im T-RTW trainieren die Mitarbeiter unterschiedliche Szenarien aus allen Bereichen der präklinischen Notfallmedizin. Der Trainings-Rettungswagen ist im gesamten Versorgungsbereich der RKiSH gGmbH unterwegs. An vier verschiede-

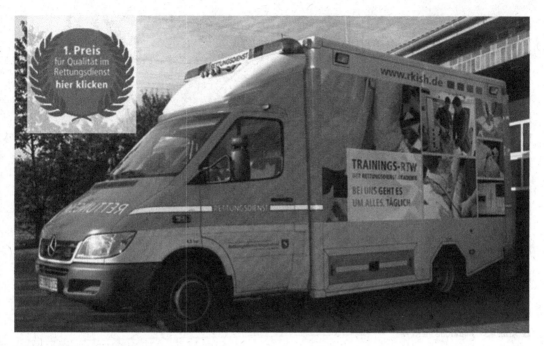

☐ **Abb. 4.4** Trainings-RTW der RKiSH (T-RTW)

nen Standorten haben wir die Möglichkeit, vor Ort mit den Kollegen zu trainieren. Vorteil: Geringere Fahrtwege für die Mitarbeiter, ein intensives Training unter bekannten Gesichtern und damit gute Vorrausetzungen für ordentliche Trainingserfolge.

- **Ablauf der CRM-Simulationstrainings**

Der Ablauf eines solchen Trainings ist zwar immer individuell, aber bestimmte Standards gelten für alle gleich:

1. Dem Training ist eine Theorieeinheit vorangestellt, welche die Teilnehmer zu einem offenen Umgang mit Fehlern ermutigen soll. Ziel des Trainingstages ist nicht, bestimmte Fertigkeiten zu verbessern – die Rettungsdienstmitarbeiter sind ohnehin hochqualifiziert und arbeiten nach anerkannten Leitlinien und spezifischen Algorithmen. Vielmehr wollen die eingesetzten Dozenten die Kommunikation der Teilnehmer untereinander trainieren.
2. Insgesamt werden vier bis fünf Szenarien durchgespielt.
3. An jedes Szenario, das vom jeweils wartenden Team per Videoübertragung live im Seminarraum verfolgt wird, schließt eine Nachbespre-

chung an. Aus der Dozentenriege kommt z. B. der Rat, in unübersichtlichen Momenten die o. g. »10-für-10«-Regel anzuwenden: Sich zehn Sekunden Zeit nehmen, um die nächsten zehn Minuten zu planen. Für solche und andere »Stop«-Manöver sollen alle Beteiligten kurz ihre Arbeit unterbrechen, um zu fokussieren und sich gegenseitig auf den gleichen Stand zu bringen. In der Nachbesprechung stellt sich heraus: Häufig ist der Patient hervorragend versorgt worden. Aber es hat evtl. keinen klaren Ansprechpartner gegeben, weil die Teamleiterin z. B. nicht klar ihre Vorstellungen hinsichtlich der weiteren Versorgung formuliert hat.

- **Effekte der CRM-Schulungen**

Wie in den Trainings mit den Auszubildenden ist bei den erfahrenen Kollegen zu beobachten, wie die Teilnehmer während des fortlaufenden Trainings an Sicherheit gewinnen. Bei der Patienten-Übergabe wiederholt z. B. der Teamleiter alle Fakten. In einem Szenario konnten wir beobachten, wie die vorhergehende Nachbesprechung zu einem Lernerfolg führte – eine Teilnehmerin kommunizierte

4

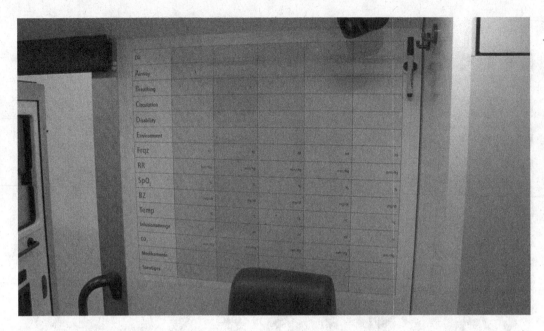

◘ Abb. 4.5   Merkfolie im RTW

sicher und sorgte dafür, dass der »Patient«, der laut Szenario nach einer Schlägerei verletzt worden war, auf den Rücken gedreht wurde, um eine nicht sofort sichtbare Verletzung auszuschließen.

Neben diesen Trainingserfolgen, von denen wir uns eine erhöhte Patientensicherheit versprechen, entwickelten die Mitarbeiter mit fortschreitender »Trainingsanzahl pro Kopf« eigene Ideen, um Behandlungsabläufe zu verbessern und die CRM Grundsätze umzusetzen. So wurden auf die Idee eines Mitarbeiters hin in den Rettungswagen Folien angebracht, welche eine für alle sichtbare Dokumentation der Vitalwerte des Patienten ermöglichen (◘ Abb. 4.5). Ebenso wurde ein Klemmbrett mit einem SAMPLER Vordruck zur schematischen Anamnese entwickelt. Im täglichen Einsatz werden kleine, folierte Memokarten mit den CRM Leitsätzen verwendet, wie in ◘ Abb. 4.2 bereits dargestellt.

Neben diesen aus den Trainings entstandenen praktischen Hilfsmitteln, ist ein weiteres Phänomen festzustellen, das uns neben der vermuteten Patientensicherheit Motivation für die zukünftigen Trainings gibt. Aus Gesprächen mit mittlerweile 2800 regelmäßig in CRM trainierten Mitarbeitern, aus eigenen Beobachtungen und den Rückmeldungen aus Kliniken und Patienten kann abgeleitet

werden, dass der konsequente Einsatz von szenarienbasierten Trainings mit dem Fokus auf CRM zu einem besseren Umgang untereinander und zu einer täglich zu beobachtenden veränderten Sicherheits- und Achtsamkeitskultur führt.

▪ Die Ausbilder für CRM
Neben den bereits beschriebenen Maßnahmen ist deshalb der Fokus klar auf das ausbildende Personal zu legen. Jede noch so ausgefeilte Technik oder noch so ausführlich beschriebene Szenarien nützen nichts, wenn die persönliche und fachliche Kompetenz der Dozenten nicht stimmt. Die Dozenten, welche vor Ort für die Rettungsdienst-Akademie die Simulationstrainings durchführen, sind einem Auswahlverfahren, einer langen Hospitation als Co-Trainer und einer strukturierten Weiterqualifizierung unterworfen. Ein Großteil der Trainer sind geprüfte Aus- und Weiterbildungspädagogen oder Berufspädagogen. Die medizinische Fachlichkeit stellt die Erstqualifizierung zum Rettungsassistenten sicher, die durch mindestens fünfjährige aktive Berufserfahrung mit nachgewiesener fortlaufender Qualifizierung untermauert wird. Ein spezieller CRM-Simulations-Instruktorenkurs (InFacT-Kurs von M. Rall) rundet die aufwändige Qualifikation ab.

4.4 Fazit für die Praxis

Es ist höchste Zeit, dass in allen Bereichen der medizinischen Berufe Human Factors und CRM-Konzepte (aber auch Aspekte von Systemsicherheit, Fallanalysen, HRO etc.) in die Ausbildung integriert werden: Patientensicherheit und CRM-gestützte sichere Handlungen gehören in jeder medizinischen Ausbildung, egal ob Arzt, Pflege oder Rettungsassistent zum Teil 1 und Tag 1, sind also Basiswissen. Teamtraining mit und ohne Simulatoren mit einem Schwerpunkt auf CRM/Human Factors muss regelmäßig praktisch geübt und im Laufe der Ausbildung vertieft und letztlich überprüft werden. »Fehler in der Medizin« gehören zu den zehn häufigsten Todesursachen, Human Factors haben daran einen Anteil von bis zu 70 %. »CRM für alle« könnte einen Großteil davon verhindern. Das müssen wir ernst nehmen und darauf reagieren: Human Factors und CRM sind ein Hauptfach und gehören als Teilaspekt in jede Unterrichtseinheit mit dazu. Möglichst morgen!

Didaktische Anregungen
- Manche Organisationen haben zur Einführung von CRM an alle Mitarbeiter die CRM-Taschenkarten ausgegeben und ein CRM-Roll-up aufgestellt. Dann eine Fortbildung veranstaltet und nach kurzer Zeit wollten die Mitarbeiter mehr wissen …
- Zur Verdeutlichung von CRM sollte einfach einmal ein kritischer Fall mit den 15 CRM-Leitsätzen durchgegangen werden: Was war gutes CRM und was hätte geholfen? Meistens lassen sich mehrere CRM-Elemente erkennen, die den Verlauf deutlich verbessert hätten, eben 70 % – das ist beeindruckend.
- Simulationsteamtrainings sind die anerkanntermaßen effektivsten didaktischen Möglichkeiten, um CRM initial in Teams bewusst zu machen und zu trainieren. Die Qualifikation der Instruktoren ist dabei entscheidend für den Erfolg der Ausbildung (Rall und Gaba 2009, Rall 2010)!

Leitgedanken
- Menschliche Faktoren (Human Factors) sind in ca. 70 % der Fälle entscheidend für kritische Ereignisse und Patientenschäden – dieses Wissen muss zusammen mit der Ausbildung in CRM in alle Ausbildungsprogramme integriert werden – von der ersten Stunde bis zum Refresher für »alte Hasen«.
- Regelmäßige Trainings in CRM erhöhen erwiesenermaßen die Patientensicherheit und die Mitarbeiterzufriedenheit und sparen dadurch letztlich auch finanzielle Ressourcen (Neily et al. 2010).
- CRM wird idealerweise mit realitätsnahen Simulations-Teamtrainings in den realen Teams vermittelt. Dabei kann der Anteil an Simulation 30–50 % der Ausbildungszeit betragen – das ist die Zukunft modernen Teamtrainings.

Literatur

DeAnda A, Gaba DM (1990) "Unplanned incidents during comprehensive anesthesia simulation." Anesthesia and Analgesia 71(1):77–82
DeKeyser V, Woods DD, Colombo AG, Bustamante AS (1990) Fixation errors: failures to revise situation assessment in dynamic and risky systems. Systems Reliability Assessment. Dordrecht, Germany, Kluwer Academic:231
DeKeyser V, Woods DD, Masson M, Van Deele A (1988) Fixation errors in dynamic and complex systems: descriptive forms, psychological mechanisms, potential countermeasures. Brussels, Belgium
Gaba DM, Fish KJ, Howard SK (1994) Crisis management in anesthesiology. New York: Churchill Livingstone
Gigerenzer G (2007) Bauchentscheidungen - Die Intelligenz des Unbewussten und die Macht der Intuition (2 German ed.): Bertelsmann
Neily J, Mills PD, Young-Xu Y, Carney BT, West P, Berger DH, Mazzia LM, Paull DE, Bagian JP (2010) "Association between implementation of a medical team training program and surgical mortality." JAMA 304(15):1693–1700
Popper KR (1996) Alles Leben ist Problemlösen (14 ed.), Piper
Rall M (2010) "Notfallsimulation für die Praxis." Notfallmedizin Up2date(5):1–24
Rall M (2013) Human Factors und CRM: Eine Einführung. Simulation in der Medizin - Grundlegende Konzepte - Klinische Anwendung. IN: St. Pierre M & Breuer G. Berlin Heidelberg, Springer:135–153

Rall M, Dieckmann P (2005) Safety culture and crisis resource management in airway management: general principles to enhance patient safety in critical airway situations. Best Pract Res Clin Anaesthesiol 19(4):539–557

Rall M, Glavin R, Flin R (2008) The '10-seconds-for-10-minutes principle' - Why things go wrong and stopping them getting worse. Bulletin of The Royal College of Anaesthetists - Special human factors issue (51):2614–2616

Rall M, Gaba DM (2009) Human performance and patient safety. In: Miller RD (Ed.) Miller's Anesthesia 7th Edition (pp. 93–150). Philadelphia, PA: Elsevier, Churchhill Livingstone

Rall M, Glavin R, Flin R (2008) "The '10-seconds-for-10-minutes principle' - Why things go wrong and stopping them getting worse." Bulletin of The Royal College of Anaesthetists - Special human factors issue (51):2614–2616

Rall M, Lackner C (2010) Crisis Resource Management (CRM - Der Faktor Mensch in der Akutmedizin. Notfall Rettungsmed 13, S. 349–356

Rall M, Manser T, Guggenberger H, Gaba DM, Unertl K (2001) "Patientensicherheit und Fehler in der Medizin. Entstehung, Prävention und Analyse von Zwischenfällen." Anästhesiologie, Intensivmedizin, Notfallmedizin und Schmerztherapie 36:321–330

Wiener EL, Kanki BG, Helmreich R (Eds.) (1993) Cockpit Resource Management. Academic Press, San Diego

Risikomanagement-Werkzeuge für die Praxis

Teamtraining im Notfall- und Rettungsdienst mithilfe medizinischer Simulation

Lukas Drabauer, Daniela Lehmann

A. Neumayr et al. (Hrsg.), *Risikomanagement in der prähospitalen Notfallmedizin*,
DOI 10.1007/978-3-662-48071-7_5, © Springer-Verlag Berlin Heidelberg 2016

Simulationsbasiertes Lernen (SBL) ist ein weltweit etabliertes Tool in der Aus- und Weiterbildung von Mitarbeitern in Hochrisikoorganisationen. Auch in der Medizin hält SBL zunehmend Einzug. Nur im deutschsprachigen Raum stellt es, trotz stetem Zuwachs von Simulationszentren, noch immer eine seltene Lernform dar. Dies ist erstaunlich, da die medizinische Simulation ein Werkzeug ist, das die Patientensicherheit erhöht und die Belastung der Mitarbeiter minimiert. Durch SBL können einzelne Fertigkeiten und Techniken (skills), Routinesituationen sowie komplexe Situationen trainiert werden. Die High-Fidelity-Simulation eignet sich besonders für Teamtrainings, bei denen komplexe Situationen mithilfe medizinischer Simulatoren und standardisierter Fallbeispiele dargestellt werden. Solche Szenarien haben einen hohen Realitätsgrad und damit eine hohe Relevanz für die trainierenden Teams. Im Rahmen von Risikomanagement ist die Integration von SBL in die Aus- und Weiterbildung von Mitarbeitern im Rettungs- und Notarztdienst zu empfehlen.

5.1 Einleitung

Simulationsbasiertes Lernen (SBL) hält in der medizinischen Aus-, Fort- und Weiterbildung im deutschsprachigen Raum zunehmend Einzug (Koppenberg et al. 2014). SBL ist ein international anerkanntes Werkzeug, das die Patientensicherheit erhöht und die psychische Belastung des medizinischen Personals reduziert. Mithilfe von »Crew Resource Management (CRM)« werden skills (medizinisch-fachliche Fertigkeiten) und soft skills (Kommunikation, Aufmerksamkeit, Teamgeist usw.) trainiert. In der High-Fidelity-Simulation können komplexe und seltene Szenarien sowie Routinesituationen nachgestellt werden. Die Akzeptanz bei Rettungs- oder Notfallteams, mithilfe von simulierten Situationen zu lernen und sich weiterzuentwickeln, ist steigend. Gründe dafür sind die zunehmend realistischeren Simulatoren, das immer bessere technische Equipment und Trainingsmethoden, die für das medizinische Personal ansprechend sind.

5.2 Sind SBL-Teamtrainings in der prähospitalen Notfallmedizin unabdingbar?

Wie in allen Hochrisikobereichen (Luftfahrt, Atomindustrie etc.) ist es von Vorteil, sich auf Notfallsituationen gezielt vorzubereiten. Die praktische Einschulung in das Notarztsystem erfolgt zumeist sehr schnell. Das Personal muss rasch selbstständig aktiv arbeiten, sodass Notfälle und vor allem seltenere Fälle kaum unter Anleitung von erfahrenem Personal geübt oder im Realfall erlebt werden können. SBL bietet, wenn richtig durchgeführt, sowohl eine Unterstützung in der Ausbildung und im Aufbau von Wissen, als auch eine Möglichkeit, das Arbeiten im Team zu trainieren. Gries et al. (2006) belegen in ihrer Studie, dass es sehr selten schwerwiegende Notfälle im Rettungsdienst gibt. Diese seltenen Situationen gilt es in der Simulation zu üben, um ihnen im Ernstfall gerecht zu werden. In Situationen, die nicht der Routine entsprechen, werden wichtige Dinge vergessen, die eigentlich theoretisch gewusst werden (Rall 2012, S. 198–206). Eine Vielzahl von Faktoren spielt hierbei eine Rolle: Rettungsteams, die vor Ort aufeinander treffen, sich jedoch nicht kennen und dennoch im Team zusammenarbeiten und »die gleiche Sprache sprechen« sollen (sogenannte ad hoc-Teams); besondere Wetterverhältnisse (starker Regen, Schneefall, niedrige Temperaturen); unklare und gefährliche Situationen (Bedrohungslage, aggressive Patienten); Angehörige oder Beobachter, die die Versorgung behindern; Behandlung unter Zeitdruck und mit begrenzten Ressourcen.

Aspekte der präklinischen Notfallversorgung, die die Versorgung erschweren:
- Keine Routine mit schwerwiegenden Notfällen
- Oftmals ad hoc-Teams und keine eingespielten Teams
- Schwierige Rahmenbedingungen: Dunkelheit, Regen, Lärm
- Komplexe Situationen: Viele Verletzte oder Zuseher
- Zeitdruck
- Begrenzte Ressourcen: Material, Personal, Fuhrpark

5.2 · Sind SBL-Teamtrainings in der prähospitalen Notfallmedizin unabdingbar?

41

5

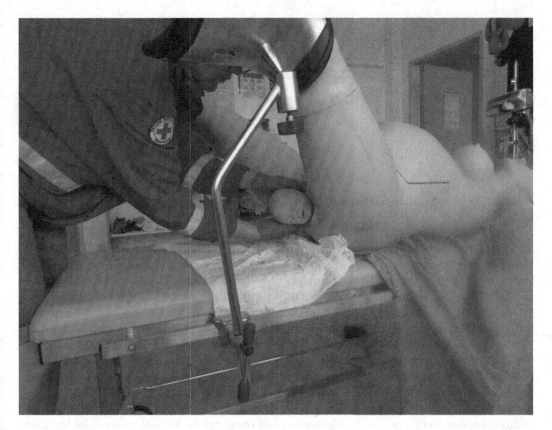

◘ Abb. 5.1 Simulationstraining einer komplexen Geburtssituation im Rettungswagen (Quelle: Trainingspuppe NOELLE® der Firma Gaumard)

Ein eindrucksvolles Beispiel für eine präklinische Notfallsituation, die von den Beteiligten als anspruchsvoll erlebt wird, ist die (drohende) Geburt im Rettungswagen (◘ Abb. 5.1). Eine Geburt ist keine Routinesituation: Die Zeit drängt, es sind Angehörige dabei, die Situation ist komplex. Gerade in stressbeladenen Situationen ist es wichtig, dass das Team weiß, wer was erledigt und was als Nächstes zu tun ist. Bei ad hoc-Teams ist dies besonders wichtig. Für die professionelle Versorgung ist ein geordneter Ablauf unabdingbar.

Die präklinische Notfallmedizin ist kein Bereich, in dem unveränderliche Abläufe und statische Organisationsstrukturen vorherrschen. Unerwartete Ereignisse und Komplikationen können jederzeit auftreten, womit auch die Fehlerquote steigt. »Non-technical skills«, also menschliche Faktoren wie Kommunikation, Aufmerksamkeit,

Teamwork, Führung und Entscheidungsfindung, bergen große Risiken. Fehler wirken sich hier sowohl auf das Patientenwohl, als auch auf das tätige Personal aus. Gerade jüngere Ärzte laufen Gefahr, sich die Verantwortung für Fehler zuzuschreiben und die »Schuld bei sich zu suchen«. Dies kann dauerhafte Auswirkungen auf die eigene Psyche und auf die Patientenbehandlung haben. Wu (2000, S. 726) spricht deshalb von Ärzten als »second victim«. Schwappach und Hochreutener (2008) beschreiben die Auswirkungen eines Behandlungsfehlers als reziproken Zyklus, in dem Fehler zur persönlichen Belastung führen, welche wiederum das Risiko für Fehler erhöht und damit auch die Patientensicherheit beeinflussen kann (◘ Abb. 5.2).

Fehler führen zur Verringerung des psychischen Wohlbefindens der Betroffenen. Zustände,

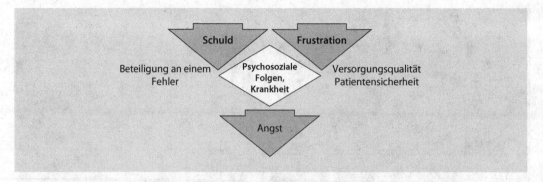

5

◻ **Abb. 5.2**   Fehlerbeteiligung und psychosoziale, gesundheitliche Folgen: ein reziproker Zyklus?

die einer Depression und Burnout-Symptomen ähneln, können hervorgerufen werden. Die Betroffenen sind mit Schuldgefühlen, Frustration und Selbstzweifel oftmals alleine gelassen. Die Folgen sind Depersonalisierung und Verminderung der Empathie gegenüber den Patienten. Die Versorgungsqualität leidet, die Patientensicherheit ist reduziert, das Fehlerpotenzial gesteigert. Nur selten werden adäquate Maßnahmen wie Teambesprechungen und Supervisionen eingesetzt, um dieser Entwicklung entgegen zu wirken. Simulationsbasierte Trainings, die dem gesamten Fehlerprozess vorgeschalten sind, sind eine wirksame Strategie gegen diese Abwärtsspirale. Die Trainings müssen sich auf zwei Hauptfaktoren fokussieren: die »technischen Fähigkeiten«, d. h. den medizinisch-fachlichen Aspekt (Algorithmen, Dosierungen etc.), und die »nicht-technischen oder menschlichen Fähigkeiten«. Diese Human Factors können mittels CRM in der Simulation trainiert werden.

5.3   Erfolgsfaktoren für SBL-Teamtrainings in der prähospitalen Notfallmedizin

■ **Standards für Simulationstrainings**
Es gibt derzeit keine internationalen Standards und/oder Richtlinien für Simulationstrainings. Die gängigen Konzepte basieren auf Literatur, Theorien und Erfahrungen (Breckwoldt et al. 2014). Prinzipien der Erwachsenenbildung, wie Praxisnähe, Feed-

back, Selbstreflexion, stehen dabei im Mittelpunkt. Simulationstrainings mit Nachbesprechungen, den sogenannten Debriefings, erfüllen diese Prinzipien perfekt. Bei medizinischen Simulationstrainings, deren Fokus auf der Verbesserung von non-technical skills liegt, also den sogenannten CRM-Trainings, versucht der Trainer/Instruktor, die Selbsterkenntnis der Teilnehmer anzuregen, um dauerhafte Verhaltensänderungen zu bewirken (Knowles et al. 1998).

Weitere Erfolgsfaktoren der Trainingsmethode »medizinische Simulation« sind das Erreichen von Realitätsnähe und damit Relevanz für die Teilnehmer. Jeder Teilnehmer soll im Simulationstraining relevante Szenarien erleben (typische, wichtige Fälle), die so realitätsnah wie möglich gestaltet werden: pathophysiologisch richtig, in der eigenen Umgebung, mit eigenem Equipment, mit technisch stabilem Simulator. Die ideale Simulationsumgebung ist somit der Arbeitsplatz der Teilnehmer (der Rettungswagen, die Wache, Straße, Wohnung) sowie die Verwendung des im Alltag vorhandenen Equipments des Teams (Originalkoffer, -rucksäcke, Trage, Beatmungsgerät, Monitoring etc.).

❯ Die Leitsätze im Simulationstraining lauten »train where you work« und » train together who works together«.

Die Gruppengröße der im Szenario teilnehmenden Personen sollte zur Versorgung eines »Routinepatienten« realistisch groß sein (zwei bis drei

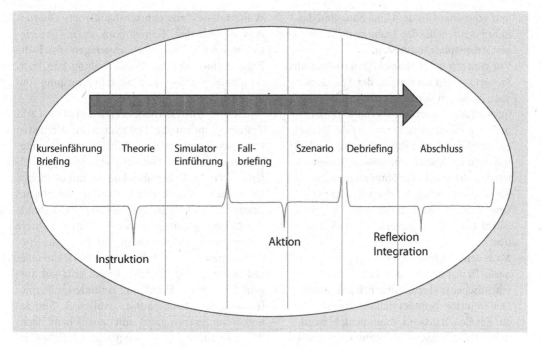

Abb. 5.3 Standardisierter Ablauf eines Simulationstrainings

Sanitäter, ein Notarzt). Das Herstellen einer sicheren Lernumgebung ist von großer Bedeutung. Die Teilnehmer sollten gewiss sein, dass Trainingsergebnisse (vor allem Fehler) nicht nach außen getragen werden und so zur Diskreditierung eines Teilnehmers führen können. Darüber hinaus muss den Teilnehmern klar vermittelt werden, dass Fehler menschlich sind und im Training gemacht werden dürfen. Die Leistung im Training entspricht nicht notwendigerweise jener im präklinischen Alltag.

> Die Dauer des Simulationstrainings sollte länger als 4 Stunden sein, 8 Stunden pro Tag aber nicht überschreiten.

Die Anforderungen an die Technik sind mit stabilen, realitätsnahen Simulatoren am besten beschrieben. Die Simulatoren sollten kabellos sein, um Transport, Lagerung des Patienten und andere Aspekte problemlos trainieren zu können. Je nach Trainingsziel sollten die Simulatoren die benötigten, relevanten Features besitzen: Pulse, Blutdruck-

messung, Pupillenreaktion, Auskultationsmöglichkeiten, Pneumothorax, Atemwegskomplikationen, intravenöse oder intraossäre Zugangsmöglichkeiten, Zyanose und andere.

5.4 Der Aufbau von Simulationstrainings

Ein Simulationstraining für (prähospital) erfahrene Teams enthält typischerweise einen wesentlichen Anteil an Teamtraining/CRM, um der relativ hohen Inzidenz an Fehlern im Bereich der Human Factors gerecht zu werden. Ein Trainingstag ist, den Simulationstrainings im Krankenhaus entsprechend, wie folgt gegliedert (Dieckmann und Wehner 2002) (■ Abb. 5.3):

— Das Simulationstraining beginnt mit der Begrüßung der Teilnehmer und der Vorstellung des Tagesablaufes und den typischen Spielregeln des Trainings: Realitätsvertrag, psychologische Sicherheit. Darauf folgt ein interaktives Kennenlernen des Simulators, seiner Features und gegebenenfalls der Umgebung und des Equipments, sollte das Training nicht am eigenen Arbeitsplatz stattfinden.

- Vor dem ersten Fallbeispiel (dem sogenannten Szenario) findet ein Briefing der Teilnehmer statt. In diesem werden den Teilnehmern Informationen zum Fall übermittelt (Alarmmeldung: bewusstlose Person auf der Straße), entsprechend ihrer Alltagserfahrung. Zudem sollen ihnen Zusatzinformationen mitgeteilt werden, die man in der Simulation, wenn überhaupt, dann nur schwer darstellen kann (-10 Grad Außentemperatur, schlechtes Wetter, Nacht, Patient ist marmoriert und alkoholisiert usw.).

- Nach dem Briefing folgt das eigentliche Szenario. In diesem wird den Teilnehmern ein realistischer und relevanter Fall präsentiert. Der Simulator befindet sich im Trainingsraum, auf der Couch liegend, somnolent, blutend, hoher Puls, stöhnend bei Schmerzreiz, niedriger Blutdruck. Die Fälle folgen einem genauen simulationsspezifischen »Drehbuch«. Die Teilnehmer behandeln den Patienten, wie sie es auch im Alltag tun würden. Der Schwierigkeitsgrad und der Stresslevel können je nach Trainingsziel auf die Gruppe angepasst werden. Ein allfälliger Rollentausch zwischen den Berufsgruppen kann sinnvoll sein. Dieser erlaubt Einblicke in die Perspektive der anderen und erhöht das interdisziplinäre und interprofessionelle Verständnis.

- Das Debriefing ist das wichtigste Element der Simulation in Bezug auf den Lerneffekt der Teilnehmer. Darunter versteht man die Nachbesprechung des soeben stattgefundenen Szenarios. Debriefings sollen detailliert, von ausreichender Dauer und dem Trainingsziel angepasst sein. Das Debriefing wird durch den Trainer/Instruktor geleitet, unter Berücksichtigung allgemeiner Feedbackregeln. Während des Debriefings diskutieren alle Teilnehmer aktiv das erlebte Szenario. Moderiert und unterstützt durch den Trainer, werden während der CRM Trainingseinheiten mögliche Lösungsansätze erarbeitet. Diese können im nächsten Szenario angewandt werden (Wiederholungseffekt).

Während des medizinisch-fachlichen Debriefings werden den Teilnehmern kurze Theorie-Inputs oder Fallberichte vorgetragen. Auch die Präsentation oder die Wiederholung von Konzepten der prähospitalen Notfallversorgung sind möglich.

Den höchsten Lerneffekt erzielt man bei CRM Trainings, indem die Teilnehmer ihr Verhalten selbst analysieren. Diese Selbstreflexion ermöglicht eine tiefe Lernerfahrung und ein langanhaltendes Wissen. Debriefings können mit oder ohne Videoanalyse durchgeführt werden. Wichtigster Bestandteil des Debriefings ist das Wiederholen des Gelernten mit Praxisbezug. Durch mehrere Szenarien an einem Trainingstag kann ein Wiederholungseffekt erreicht werden. Garant eines professionellen Debriefings ist ein sehr gut ausgebildeter, in der Simulation routinierter Trainer (einschlägige Trainerkurse, zahlreiche Simulationstrainings pro Jahr) mit ausreichend fachlicher Erfahrung (z. B. langjährige Tätigkeit im Rettungsdienst). Er bringt konstruktive Kritik an, lässt hauptsächlich seine Teilnehmer sprechen, reflektieren und diskutieren und nimmt sich persönlich eher zurück.

5.4.1 Inhalte, Werkzeuge und Ziele von simulationsbasierten Teamtrainings

◘ Tab. 5.1 stellt wichtige Inhalte und Effekte von simulationsbasierten Teamtrainings dar. Das Hauptmerkmal liegt hierbei immer auf der Steigerung der Patientensicherheit und der damit verbundenen Zufriedenheit der handelnden Personen.

5.4.2 Beispiele für Teamtrainings/ Fokus im präklinischen Setting

Themenbereiche für Teamtrainings in der prähospitalen Notfallmedizin gibt es unzählige. ◘ Tab. 5.2 zeigt eine Auswahl davon.

Der Lernerfolg durch Simulationstraining ist abhängig von der individuellen Umsetzung des Erlernten aus den Trainingstagen. Die Vorteile von simulationsbasierten Trainings gegenüber konven-

☐ Tab. 5.1 Inhalte, Werkzeuge, Ziele und Effekte des Simulationstrainings

Inhalte der Trainingseinheiten	Werkzeuge, Ziele und Effekte
Teambuilding	Kennenlernen der Teammitglieder Wer »kann« was? Austausch und Diskussion mit Kollegen über die Trainingserfahrungen Verbesserung von Zusammenarbeit und Teamgeist
Überprüfen/Anwenden/Erlernen des Equipment-Einsatz	Sicherheit im Umgang mit dem Equipment Welches Equipment haben wir? Wie wenden wir es an? Wer überprüft es? Wer wartet es?
Sicherheitskultur	Erhöhung der internen Sicherheitskultur durch Anwendung und Übung der CRM Leitsätze
Umgang mit Fehlern	Fehlermanagement im Team Wie werden Fehler angesprochen und aufgearbeitet?
Selbstreflexion	Verbesserung der eigenen Fähigkeiten durch Briefing, Debriefing, regelmäßige Wiederholung von Szenarien und regelmäßiges Feedback zur eigenen Performance
Persönliche Belastungen und Krankheiten durch einen Patientenschaden	Reduktion der Wahrscheinlichkeit, selbst unter den Folgen eines Patientenschadens zu leiden Warnsymptome: schlechtes Gewissen, Schlaflosigkeit, Depression, Burnout, Kündigung
Reduktion von möglichen juristischen Folgen	Vermeiden von Fehlern mit juristischen Auswirkungen Schulung zu Rechtsgrundlagen im Rettungsdienst

tionellen Lernmethoden sind wissenschaftlich ausreichend belegt, deren Überlegenheit kann jedoch aufgrund mangelnder Studien noch nicht eindeutig bewiesen werden (Koppenberg et al. 2014, McGaghie 2006, Morgan 2009).

Wie bei allen Trainingsmethoden sollte auch das SBL keine einmalige Sache bleiben. Erst durch wiederholtes Trainieren können langfristig positive Effekte erzielt werden. Über die optimale Anzahl regelmäßiger Trainingseinheiten besteht noch keine endgültige Gewissheit, sie sollten aber mindestens einmal jährlich stattfinden (Rall 2012).

5.5 Fazit für die Praxis

Simulationsbasiertes Lernen muss ein Teil der Aus-, Fort- und Weiterbildung, insbesondere im Rettungs- und Notarztdienst werden. Moderne Erwachsenenbildung funktioniert über Selbstreflexion, über Vor- und Nachbesprechungen, einen kompetenten Umgang mit Fehlern und ein qualitativ hochwertiges Feedback. Alle diese Aspekte werden im Simulationstraining aufgegriffen und geübt. Wenn es gelingt, simulationsbasiertes Lernen als fixen Bestandteil der Aus- und Weiterbildung im Rettungsdienst und Notarztwesen zu integrieren, ist ein großen Schritt in Richtung sichere Patientenversorgung in der Präklinik gemacht.

> **Didaktische Anregungen**
> — Simulationsbasiertes Lernen fördert selbstreflektiertes Handeln, einen kompetenten Umgang mit Fehlern, professionelles Feedback, positive Teambildungsprozesse und die damit verbundene »gelebte« Sicherheitskultur.

◘ Tab. 5.2 Trainingsbeispiele prähospitaler Simulationstrainings

Trainingsthema	Beschreibung	Fokus
Evakuierung eines Mehrparteienhauses	Teil einer großangelegten Übung des lokalen Rettungsdienstes. Brennendes, verrauchtes Haus, 5 Simulatoren kamen zum Einsatz sowie einige Statisten, Versorgung dieser Patienten durch Feuerwehr und Rettungsmannschaften.	Großübung mit mehreren Verletzten (MANV) mit schwierigen Rahmenbedingungen
Die prähospitale Geburt	Im Simulationszentrum stattgefunden, durchgeführt mit Rettungsdienstpersonal, Notärzten. Der fachliche Fokus steht im Mittelpunkt der Aufarbeitung.	Steigerung der fachlichen Sicherheit bei Geburten
Rettungshubschrauber-(RTH)-Schulung »Supergau im Notarztdienst«	Auf Wunsch eines Stützpunktes, Training von seltenen, kritischen Notfällen: pädiatrisches Polytrauma, neonatale Reanimation, Geburtskomplikationen etc.	Training von »worst-case-Szenarien« von sehr erfahrenen Teams
Notarzteinsatzfahrzeug-(NEF)-Stützpunkt mit hohem Anteil an »Unerfahreneren«	Kritische Einsätze, mit unerfahreneren Notfallsanitätern und erfahreneren Notärzten. Supervision durch mehrere erfahrenere Notfallsanitäter.	Entwicklung von Tipps und Tricks, Sicherheit geben
Notarztgrundkurs	Grundausbildung der Notärzte in der Simulation. Simulatoren werden versorgt, transportiert und übergeben.	Sicherheit geben, Darstellen eines realitätsnahen Ablaufes
Notarzt-Refresher	In Österreich muss jeder Notarzt alle 2 Jahre sein Dekret rezertifizieren. Notarzt-Refresher können auch in der Simulation zu verschiedenen Themen durchgeführt werden.	Medizinische Themen als auch CRM
Patienten-Übergabe-Trainings	Teamtrainings innerhalb der Rettungsdienstmannschaft und an den Schnittstellen, inklusive Rollentausch.	Trainieren von Patientenübergaben an sensiblen Schnittstellen
Rechtliche Fallstricke	Rechtliche Fallstricke für den Notarzt und sein Team. Patientenverfügungen, Transportverweigerungen, Todesfeststellungen etc.	Sicherheit geben, den richtigen Umgang mit schwierigen Rechtssituationen durch eine praxisorientierte Aufbereitung lernen

- Gezielte, regelmäßige Simulationstrainings, z. B. einmal pro Jahr, zu Fallbeispielen aus der prähospitalen Notfallmedizin sind zu empfehlen.
- Für ein wertvolles Simulationstraining muss sowohl das technische Equipment als auch die Ausbildung der Trainer dem aktuellen Standard entsprechen.

Leitgedanken
- Simulationsbasiertes Lernen muss fixer Bestandteil der Aus- und Weiterbildung aller in der Rettungskette tätigen Mitarbeiter werden.
- Es erhöht die Patientensicherheit, reduziert die psychische Belastung des medizinischen Personals und steigert so die Zufriedenheit aller.
- Teamarbeit, insbesondere interdisziplinäre Zusammenarbeit, funktioniert nicht ohne adäquates Training.

Literatur

Breckwoldt J, Gruber H, Wittmann A (2014) Simulation learning. In: Billett S, Gruber H, Harteis C (Hrsg.) International handbook of research in professional practice-based earning. Soringer, Dordrecht

Gries A, Zink W, Bernhard M, Messelken M, Schlechtriemen T (2006) Realistic assessment of the physican-staffed emergency services in Germany. Anaesthesist 55:1080–1086

Knowles MS, Holton EF, Swanson RA (1998) The adult learner, 5th ed. Butterworth-Heinmann, Wobum

Koppenberg J, Henninger M, Gausmann P, Bucher M (2014) Simulationsbasierte Trainings zur Verbesserung der Patientensicherheit. Notfall und Rettungsmed 17:373–378

McGaghie WC, Issenberg SB, Petrusa ER, Scalese RK (2006) Effect of practice on standardized learning outcomes in simulation-based medical education. Med Educ 40:792–797

Morgan PJ, Tarshis J, LeBlanc V, Cleave-Hogg D, DeSousa S, Haley MF, Herold-McIlroy J, Law JA (2009) Efficacy of high-fidelity simulation debriefing on the performance of practicing anaesthetists in simulated scenarios. Br J Anaesth 103:531–537

Rall M (2012) Simulation in der notärztlichen Weiterbildung. Notfall und Rettungsmed 15:198–206

Rall M, Stricker E, Reddersen S (2012) Mobile »in situ« crisis resource management trainings: Simulator courses with video assisted debriefing where participants work, clinical simulation: Operations, Engineering and Management. Edited by Kyle R, Murray BW. Academic Press, Burlington, S. 565–581

Salvoldelli GL, Naik VN, Park J, Joo HS, Chow R, Hamstra SJ (2006) Value of debriefing during simulated crisis management: oral versus video-assisted or feedback. Anaesthesiology 105:279–285

Schwappach D, Hochreutener MA (2008) Das zweite Opfer: Entwicklung eines Handlungsrahmens für den betriebsinternen Umgang mit Zwischenfällen. Schweizerische Ärztezeitung 89(33):1404–1408

Sutton RM, Niles D, Meaney PA, Aplenc R, French B, Abella BS, Lengetti EL, Berg RA, Helfaer MA, Nadkarni V (2011) Low dose, high-frequency CPR training improves skill retention of in-hospital pediatric providers. Pediatrics 128:e145–e151

Weinstock PH, Kappus LJ, Garden A, Burns JP (2009) Simulation at the point of care: reduced-cost, in situ training via a mobile cart. Pediatr Crit Care Med 10:176–181

Wu AW (2000) Medical Error: the second victim. BMJ 320(7237):726

Dieckmann, P., & Wehner, T. (2002). Über Grundsätze zur Gestaltung von Simulatorsettings für Forschung und Lehre [On the founda1ons of the design of simulator sekngs for resarch and educa1on]. In C. Kumbruck & M. Dick (Eds.), Harburger Beiträge zur Psychologie und Soziologie der Arbeit (Vol. 31, pp. 1–35). Hamburg: Technische Universität Hamburg Harbur.

Kommunikation als Werkzeug zur Risikominimierung

Michael Henninger, Christina Sick

A. Neumayr et al. (Hrsg.), *Risikomanagement in der prähospitalen Notfallmedizin*,
DOI 10.1007/978-3-662-48071-7_6, © Springer-Verlag Berlin Heidelberg 2016

Kommunikation gilt als einer der Risikofaktoren bezüglich Patientensicherheit. Kommunikative Fähigkeiten haben aber in kritischen Situationen der Notfallmedizin auch ein hohes Potenzial für Risikominimierung, wenn sie die Informationsvermittlung und Arbeitskoordination situationsadäquat unterstützen. Dieses Potenzial scheinen performanzzentrierte, auf isolierte Gesprächstechniken abstellende Kommunikationstrainings nicht ausreichend auszuschöpfen. Nach einem kurzen Überblick über die empirische Befundlage zum Einfluss von Kommunikation im medizinischen Bereich geht der Aufsatz auf kommunikative und koordinative Besonderheiten der Arbeit von Notfallteams ein. Auf der Grundlage einer sprachpsychologischen Betrachtung kommunikativer Prozesse, die den Blick auf Kommunikation weitet und auf die kognitiven Prozesse des Zuhörens, Verstehens und Sprechens eingeht, werden Empfehlungen für die Gestaltung von Kommunikationstrainings gemacht. Diese müssten verstärkt latente, aber höchst wirksame Faktoren der Kommunikation (statt wie bisher v. a. performante) aufgreifen, damit gelingende Kommunikation eine größere Wirksamkeit für die Verbesserung der medizinischen Versorgung in Notfallsituationen gewinnen kann.

6.1 Kommunikation als Risikofaktor

Mit dem wachsenden Bewusstsein für Patientensicherheit und Bemühungen um Risikominimierung traten in den letzten Jahren in Ergänzung zu den fachlichen und »handwerklichen« Fähigkeiten und Kompetenzen auch die Kommunikationsqualität und Kommunikationsfähigkeiten als sogenannte »non-technical skills« der Akteure im Gesundheitswesen in den Fokus. Der vorliegende Aufsatz stellt Kommunikation als Risikofaktor in den Mittelpunkt. Dargestellt wird, an welchen Stellen und auf welche Weise Kommunikation in der Notfallmedizin Wirkung entfaltet. Kommunikation hat wesentlich mit der Person, ihren Haltungen und Vorerfahrungen und ihrer Befindlichkeit in der jeweiligen Situation zu tun. Zur Diskussion steht zudem, ob ein punktuelles, mechanistisches Trainieren von Gesprächstechniken für eine nachhaltige Veränderung des Kommunikationsverhaltens

ausreichend ist oder ob andere Trainingsarten zu empfehlen sind. (Henninger und Mandl 2003)

6.2 Kommunikationstrainings als wirksamer Weg zur Risikominimierung?

In den vergangenen Jahren wurden erhebliche Anstrengungen zur Verbesserung individueller kommunikativer Fähigkeiten unternommen. Hat sich die Patientensicherheit damit verbessert? Erweist sich also Kommunikation als Ansatzpunkt, um Risiken zu minimieren? Autoren, die einen systemischen Blick auf das Thema Patientensicherheit haben, neigen eher zu einem Nein. Die Patientensicherheit als Systemoutput scheint sich trotz etlicher Interventionsmaßnahmen und Kommunikationstrainings nicht wesentlich verbessert zu haben. Das ruft von wissenschaftlicher Seite durchaus berechtigte Kritik an diesen Maßnahmen auf den Plan (Hofinger 2015; Grote und Kolbe 2015). Beispielsweise kritisieren Grote und Kolbe an Schulungen von Kommunikationskompetenzen die »Speaking-up-Trainings«, in denen die Teilnehmenden Techniken erlernen, um ihre Bedenken und Ideen effektiv zu äußern: »Diese Trainings sind selten wirksam, vermutlich weil sie die […] komplexen Wechselwirkungen im sozialen System des Krankenhauses außer Acht lassen.« (Grote und Kolbe 2015)

Neben der wenig nachhaltigen Wirksamkeit solcher Trainings erzeugt das Vorgehen aber auch Frust bei den betroffenen, an der Patientenversorgung beteiligten Personen. »[D]ie Antwort auf Fehler besteht meist in ‚mehr Schulungen‘, ‚mehr Human Factors-Training‘ und ‚mehr Anstrengung‘.« (Hofinger 2015) »Human Factors« allein auf Fehlhandlungen zu reduzieren, ist aber problematisch, weil diese Identifikation der Fehlerquelle unterschwellig zu einem »Shaming und Blaming« führt (Hofinger 2015) und Handlungsdruck erzeugt, der trotz aller Anstrengungen ins Leere zu laufen scheint.

Die vorgebrachte Kritik ist aus unserer Perspektive insofern berechtigt, als mehr Kritisieren am Verhalten der einzelnen Person im System den Systemoutput offenkundig nicht nennenswert verbessert, ja sogar den Frust und Widerstand gegen Kommunikations- und Verhaltenstraining erhöht. Allerdings legt diese Befundlage für uns andere Schlussfolgerungen nahe: Statt die Person als den »falschen« (da zu schwachen) Ansatzpunkt zur Veränderung des Systems zu begreifen, möchten wir dazu anregen, die Art dieser Trainings grundsätzlich zu überdenken. Wir verstehen den »Faktor Mensch« als die zentrale Wirkvariable der Patientensicherheit, weil systemisch betrachtet der Mensch die systemimmanente Invariante darstellt: Der Mensch ist immer da, an allen Prozessen beteiligt und damit der wesentliche Faktor, der zu Patientensicherheit und zu guter Behandlung beiträgt. Kommunikation ist Teil des medizinischen und pflegerischen Handelns einer Person, mithin für die Patientensicherheit relevant und darum ein notwendiger, wenn auch nicht hinreichender Ansatzpunkt für Verbesserungen. Beim Menschen und seinem (kommunikativen) Handeln anzusetzen, hat also durchaus Systemrelevanz.

6.3 Kommunikatives Handeln in der (Notfall-)Medizin

In Situationen, die durch ein hohes Maß an Kontrollierbarkeit, klaren Hierarchien und standardisierten Abläufen gekennzeichnet sind, ist die Kommunikation oftmals reduziert auf das einfache Vermitteln von Informationen. Anders verhält es sich bei Notfallteams: Zwar fehlt es hier nicht an grundsätzlich klaren Hierarchien, aber weder ist die Situation immer unter Kontrolle, noch lassen sich standardisierte Abläufe immer im Sinne des »Lehrbuchs« durchhalten. Vielmehr müssen Notfallteams oft kurzfristig risikoreiche, unvorhersehbare und komplexe zeitkritische Situationen bewältigen und sich fortwährend in ihren Tätigkeiten koordinieren (Germ et al. 2015; Sundstorm et al. 1990).

Notfallteams, die auch der Kategorie der sogenannten Action-Teams zuzuordnen sind, sind interdisziplinär mit verschiedenen hochspezialisierten Experten besetzt (z. B. Notarzt, Rettungsassistent, Rettungssanitäter). Diese nehmen arbeitsteilig verschiedene Funktionen und Rollen wahr und arbeiten oftmals in ad hoc-Teams zusammen, in denen sich die Teammitglieder oft nicht kennen (wechselnde Schichten, Einsatzgebiete etc.). Trotz dieser verschärften Bedingungen besteht der Anspruch an die Notfallteams, professionell zusammenzuarbeiten, um vor Ort das Leben von Patienten sicher zu retten bzw. die Patienten optimal zu versorgen.

Vor diesem Hintergrund ist es nicht verwunderlich, dass sich die Arbeitsweise in Notfallsituationen von jener in Routineoperationen oder Tätigkeiten unter situationsbedingt schlechteren Bedingungen (z. B. gestiegenes Arbeitsvolumen oder schlechtere Wetterverhältnisse im Außendienst) unterscheidet. Die Arbeitsorganisation in Routineoperationen zielt darauf ab, Unsicherheit durch starke Hierarchie, Kontrolle und Formalisierung auszuschalten. In Abgrenzung dazu zeichnet sich die Arbeitsorganisation in Notfallsituationen einerseits durch die Befolgung vorgegebener und hoch eingeübter Prozeduren aus. Andererseits ist es bei Notfallsituationen im Gegensatz zu Routineoperationen aber notwendig, temporär unvermeidbare Unsicherheiten auszuhalten und angemessen darauf zu reagieren (Grote und Kolbe 2015). »In Situationen jenseits einstudierter und antrainierter Routinen zeigen sich immer wieder Defizite gerade in diesen nicht-fachlichen (Problemlöse-, Anpassungs- und Entscheidungs-)Fähigkeiten, welche für sicheres und erfolgreiches Handeln aber mindestens genauso unerlässlich sind wie die individuellen Fachkompetenzen« (Schmid und Pawlowski 2015, unter Rückgriff auf Salas et al. 2009).

Der individuellen Fähigkeit, in Notfallsituationen erfolgreich zu kommunizieren, obliegt es, situative Anpassungen der Hierarchien zu vermitteln, Unsicherheiten transparent zu machen und letztlich Vertrauen in die gemeinsame Problemlösung zu produzieren. Mit einfacher Vermittlung von Informationen ist dies nicht zu leisten. Vielmehr finden sich appellative Anteile, genauso wie Aspekte der Beschreibung der eigenen Befindlichkeit in den Äußerungen der Personen. Wertschätzende Kommunikation hilft, Resilienz angesichts von Störungen und Fehlern zu bewahren, die Offenheit für das Erkennen von Fehlern zu schaffen und damit das Risiko zu mindern, auch tatsächlich Fehler zu machen. Gegenseitige Wertschätzung und Akzeptanz schafft die Grundlage für Teams, in kritischen Situationen auch ungewöhnliche Problemlösungen zu realisieren und beispielsweise Entscheidungsbefugnisse nicht an den hierarchisch höher Stehenden, sondern an die fähigsten Akteure zu geben. Die individuelle Fähigkeit zur gelingenden Kommunikation kann damit Teil einer erfolgreichen (High Reliability) Organisation werden.

In der empirischen Forschung in Bezug auf Kommunikation in der Patientenversorgung in Krankenhäusern zeigt sich jedoch, dass dies weit weniger gut gelingt als normativ in Konzepten von HRO gefordert – zusammengefasst: »Kommunikation ist von großer Bedeutung für die Patientenversorgung und Patientensicherheit – und sie ist ein Problem!« (Sick et al. 2015). Neben dem Unterbrechen von Routinen durch unangemessene Kommunikation und der sich erhöhenden individuellen kognitiven Belastung kann nicht-gelingende Kommunikation in medizinischen Teams Auslöser von Teamkonflikten sein, weil sich die Spannung im Team erhöht, was wiederum zum Risikofaktor für die Patientensicherheit wird (Lingard et al. 2004; Azoulay et al. 2009). Die Conflicus-Studie (Azoulay et al. 2009)förderte zutage, dass über 70 % der medizinischen und pflegerischen Mitarbeiter in der Woche der Studie Konflikte erlebt haben, fast drei Viertel davon sah die Arbeitsqualität dadurch potenziell beeinträchtigt, 44 % sogar eine mögliche Gefahr für das Überleben von Patienten. »The most common conflict-causing behaviours were personal animosity, mistrust, and communication gaps.« (Azoulay et al. 2009, S. 853)

6.4   Ursachen für Kommunikations-störungen in Notfallteams

Warum ist Kommunikation in medizinischen, zumal in Notfallteams so schwierig? Verschiedene professionsbezogene, personenbezogene sowie situationsbezogene Parameter spielen hier eine Rolle und erschweren die Kommunikation in Notfallteams. Ein wichtiger Faktor ist sicher die Heterogenität in Notfallteams. Die Teammitglieder haben verschiedene Professionen, Bildungshintergründe und kommunikative Konventionen sowie unterschiedliche Ansprüche an Kommunikationsqualität. In Abhängigkeit von der Profession

unterscheiden sich die Teammitglieder »in ihrem sozialisationsbedingten Sprachgebrauch und Kommunikationsstilen sowie in ihrem Verständnis einer arbeitsplatzspezifischen Sicherheitskultur« (Schmid und Pawlowski 2015). Überdies haben die Berufsgruppen unterschiedliche Vorstellungen von guter Teamarbeit, gegenseitiger Rolleneinschätzungen sowie der Einschätzung von konkreten Arbeitssituationen, was mitunter dazu führen kann, dass »sich innerhalb von medizinischen Teams professionsspezifische Subteams bilden und damit unsichtbare Grenzen für die Zusammenarbeit errichtet werden« (Germ et al. 2015) – und das bleibt nicht ohne Folgen für die Teamkommunikation und -koordination.

Laut Greenberg et al. (2007) und Stevens und Rogers (2009) können fehlende Eindeutigkeit bzgl. Verantwortlichkeiten sowie Status- bzw. Machtasymmetrie als Hauptursachen für Kommunikationsstörungen ausgemacht werden. Dabei traten die Kommunikationsstörungen fast ausschließlich (92 %) im unmittelbaren Gespräch, v. a. in Zweiergesprächen (64 %) auf (Greenberg et al. 2007). Präklinisch tätige Notfallteams arbeiten zwar nicht in den starren hierarchischen Strukturen einer Klinik, weil ihnen von der Leitstelle als Besatzung von Rettungswagen ad hoc ein Notarzt zugeteilt wird, aber: »Dadurch kooperieren in dieser Rettungskette nicht selten Helfer, die einander nicht kennen (Leitstellenmitarbeiter, Besatzungen von Rettungsmitteln aus verschiedenen Kreisen, insbesondere bei größeren Notfallagen) und formen am Notfallort eine HRO, die nicht immer auf eine gemeinsame Übungs- und Einsatzerfahrung bauen kann.« (Mistele et al. 2015) Diese Sachlage stellt besondere Anforderungen an die gegenseitige Verständigung und die kommunikative Aufgabe der fließenden Rollendefinition und Aufgabenverteilung.

Die Teammitglieder unterscheiden sich zudem von Person zu Person hinsichtlich ihrer Einstellungen bzgl. Menschen und Kommunikation. Dass Sprache als Informationsträger mehrdeutig und damit abhängig ist z. B. von den beteiligten Personen, ihrer Beziehungsgeschichte und -qualität und der jeweiligen Situation, begünstigt bei den geschilderten Bedingungen in Notfallteams das Aufkommen von Missverständnissen (Sindermann et al. 2015). Wenn sich Teammitglieder oder Subgruppen nicht verstehen, kann das ferner auch Veränderungen des Interaktionsverhaltens zur Folge haben, d. h., dass einzelne Teammitglieder es nach mehrfacher Erfahrung von Missverständnissen vielleicht sogar unterlassen, den anderen richtig zuzuhören, da es sich ihrem Eindruck nach ohnehin nicht lohnt (Sick et al. 2015). Ob Kommunikation als gelungen und angemessen empfunden wird, hängt stark von den Erwartungen der Akteure an die Kommunikation und von der Passung der Erwartungen beider Seiten ab. Diese Kommunikationspräferenzen sind wiederum abhängig vom eigenen Rollenverständnis und Erfahrungen aus ähnlichen Situationen (Sindermann et al. 2014).

6.5 Ansätze für Kommunikationstrainings

Kommunikation und Kommunikationstrainings sind zur Risikominimierung und Erhöhung der Patientensicherheit höchst relevant. Allerdings greifen aus unserer Sicht Kommunikationstrainings, die den Fokus allein auf die Veränderung auf der Performanzebene legen und isolierte Techniken einüben (z. B. »Speaking up« ▶ Abschn. 6.2), zu kurz. Denn obwohl die in den Trainings erlernten Gesprächstechniken durchaus sinnvoll sind, werden sie in der konkreten Notfallsituation nicht gezeigt und sind damit nicht performant. Kommunikative Fertigkeiten und Gesprächstechniken im Sinne von ausformulierten Gesprächsfiguren sind jedoch nur ein kleiner Teil dessen, was das sprachliche Handeln von Personen in konkreten Situationen ausmacht. Um Hinweise für die Gestaltung von Kommunikationstrainings geben zu können, ist es sinnvoll, sich zunächst eingehender mit dem Gegenstandsbereich Kommunikation auseinanderzusetzen.

▪ Hoher Automatisierungsgrad und latente Einflussfaktoren

Kommunikation ist ein dynamisches und komplexes Geschehen und läuft größtenteils hoch automatisiert ab (Henninger 2000). Zuhören, Verstehen und Sprechen sind in der direkten Interaktion zwischen Menschen in hohem Maße gelernt und routiniert und damit nur eingeschränkt bewusst-

seinspflichtig. Das ist prinzipiell sinnvoll und funktional, weil auf diese Weise nicht jedes Wort und jede sprachbegleitende Handlung wie Tonfall, Mimik und Gestik intentional herbeigeführt werden müssen, was das Arbeitsgedächtnis überlasten und das Sprechen sehr langsam machen würde. In kritischen Situationen aber, in denen Kommunikation als höchst präzise Kommunikation mit hoher Bewusstheit nötig ist, können sich Kommunikations- und Verhaltensautomatismen als nachteilig erweisen. Ebenfalls nicht oder nur partiell bewusstseinspflichtig sind Faktoren wie die eigene Haltung, Einstellungen oder Werte. Obgleich diese Faktoren den kommunizierenden Personen nicht explizit bewusst sein müssen, können sie in hohem Maße Wirkung auf das kommunikative Verhalten einer Person in einer bestimmten Situation haben. So könnte beispielsweise eine latent vorhandene Skepsis gegenüber luftgebundenen Rettungskräften die Verstehensleistung der bodengebundenen Rettungskraft beeinflussen (»… ja, ja, die Besserwisser vom Hubschrauber!«) und zur Verzerrungen im Verständnis oder sogar zu Störungen in der Interaktion führen.

Beide Aspekte, der hohe Automatisierungsgrad kommunikativer Prozesse und die fehlende Bewusstheit des Einflusses eigener Einstellungen, Meinungen und Gewohnheiten, müssen bei einem auf Nachhaltigkeit angelegten und damit systemisch wirksamen Kommunikationstraining berücksichtigt werden. Für die Veränderung kommunikativen Verhaltens ist ferner wichtig, zwei Seiten von Kommunikation zu unterscheiden: das miteinander Reden, also die Sprachproduktion, und das Zuhören und richtige Verstehen, die Sprachrezeption (Herrmann 1992; Henninger und Mandl 2003). Für eine nachhaltige Veränderung des kommunikativen Handelns und Systemrelevanz der kommunikativen Kompetenz müssen Kommunikationstrainings darum neben der Sprachproduktion (was sage ich und wie?) notwendig auch die Sprachrezeption (was verstehe ich wie und warum?) beachten und adressieren, weil Zuhören und Verstehen einen essenziellen Teil der Kommunikation darstellen!

Kommunikation wirkt dann risikominimierend, wenn sie funktionalen Wert in notfallmedizinischen Aktivitäten besitzt, d. h., wenn sie präzise Informationsvermittlung gewährleistet und die Arbeitskoordination unterstützt. Arbeitskoordination ist auch immer beziehungsabhängig und durch Kommunikation vermittelt, wie der Ansatz der »Relational Coordination« (beziehungsabhängige Arbeitskoordination) von Gittell (2009) darlegt. »Eine funktionierende Arbeitskoordination wird durch stabile Beziehungen gestützt, die mithilfe einer sogenannten »High Quality Communication« gestärkt und gepflegt werden. Die Kommunikationsqualität bestimmt sich dabei aus einer häufigen, rechtzeitigen und auf konkrete Probleme bezogenen Kommunikation. Die Beziehungsqualität umfasst gemeinsame Zielvorstellungen, gemeinsames Wissens und gegenseitigen Respekt.« (Germ et al. 2015, unter Rückgriff auf Gittell 2009). Sowohl die Informationsvermittlung als auch die beziehungsabhängige Arbeitskoordination verlangen eine hohe Bewusstheit der Kommunikation (was und wie wird gesprochen?). Das ist jedoch alles andere als selbstverständlich, da die meisten Einflussfaktoren der sprachlichen Kommunikation – zumal in kritischen, Stress erzeugenden Situationen – nur eingeschränkt bewusstseinspflichtig sind. Diese spezifischen Eigenheiten des Gegenstands Kommunikation gilt es bei der Gestaltung von Kommunikationstrainings zu berücksichtigen.

■ **De-Automatisierung, Reflexion und Re-Automatisierung**

Das hoch automatisiert ablaufende Kommunikationsverhalten in Kommunikationstrainings muss zunächst de-automatisiert, reflektiert und die neuen Prozesse schließlich wieder re-automatisiert werden. Im Vorfeld des Kommunikationstrainings ist der für das Training relevante Ausschnitt kommunikativen Handelns zu identifizieren und analysieren: Welche sprachrezeptiven und sprachproduktiven Anteile beinhaltet er und welche Kommunikation ist in den gewählten Situationen zielführend? Ist das geklärt, sollte den Teilnehmenden in einem ersten Schritt im Kommunikationstraining die Möglichkeit eröffnet werden, sich ihres individuellen sprachrezeptiven bzw. sprachproduktiven Handelns bewusst zu werden. Also: Welches sind die eigenen Muster beim Verstehen, welche Interpretationsanteile bringen sie selbst ein und welche Erfahrungen, Einstellungen, Haltungen oder Werte stehen jeweils dahinter? (Wenn der Kollege Folgen-

des sagt – warum und wie höre ich das oder jenes heraus, und wie und warum interpretiere ich es in dieser oder jener Weise?) Bereits das Erkennen der eigenen Verstehens- und Interpretationsmuster (und analog auch der sprachproduktiven Muster) ist ein wichtiger, keinesfalls trivialer Schritt. Das Anerkennen, dass sprachliches Handeln nur teilweise bewusst ist, kann die Frustrationstoleranz erhöhen.

Im nächsten Schritt können sich die Teilnehmenden mit alternativen Handlungsweisen auseinandersetzen, indem sie das eben erfahrene eigene Handeln mit dem davor definierten zielführenden Handeln vergleichen und erkennen, wie sie gegebenenfalls dysfunktionale Verhaltensmuster verändern und was sie in welcher Weise anders machen können. Nach der De-Automatisierung und Reflexion des eigenen Verhaltens sollten diese Reflexions- und Veränderungsmechanismen wieder re-automatisiert, d. h. immer wieder eingeübt und thematisiert werden (Henninger und Mandl 2006). Dies ist nötig, damit die neuen Verhaltensmechanismen auch in Stresssituationen performant werden können. Hier wird klar, dass die nachhaltige Veränderung des Kommunikationsverhaltens nicht mit singulären Interventionen erfolgen kann, sondern regelmäßige Updates und Trainings nötig sind. Ein wiederholtes Training hat dabei nichts mit »Blaming und Shaming«, sondern vielmehr mit der Natur von Kommunikation zu tun. Dass sich kommunikatives Handeln mit so gestalteten Kommunikationstrainings nachhaltig verändern und eine langfristig höhere Kommunikationsqualität erreichen lässt, ist empirisch belegt (Henninger 1999). Jedoch sind spezifische Untersuchungen im notfallmedizinischen Kontext nötig, um diese kommunikationstheoretisch begründete Perspektive zu festigen.

6.6 Fazit für die Praxis

Kommunikation ist insofern ein Werkzeug zur Risikominimierung, als es einer Person ermöglicht, Informationsvermittlung und Arbeitskoordination der jeweils aktuellen Situation entsprechend angemessen vorzunehmen. Da sich in Stresssituationen das Verhalten durchsetzt, das am weitesten automatisiert ist, ist es für die Veränderung kommunikativen Verhaltens nötig, Sprachprozesse zu de-automatisieren, damit sie der bewussten Steuerung zugänglich werden. Mehr Kontrolle über die eigenen kommunikativen Handlungen und v. a. über die eigenen Verstehens- und Interpretationsanteile in der Kommunikation bedeutet, mehr Kontrolle über medizinische Handlungen zu gewinnen. Interventionen sollten darum vor allem jene Fähigkeiten adressieren, die hohe Adaptivität an komplexe dynamische Situationen ermöglichen. Dies bedeutet, dass Kommunikationstrainings in der präklinischen Notfallmedizin stärker als bislang latente Parameter kommunikativer Fähigkeiten (Haltungen und Einstellungen) statt der bisher präferierten performanten, hochspezifischen Parameter (Gesprächstechniken und -wendungen) berücksichtigen müssen.

> **Leitgedanken**
> ▪ Individuelle kommunikative Fähigkeiten sind systemisch relevant, weil das Individuum im System Krankenhaus und der Notfallmedizin allgegenwärtig ist.
> ▪ Individuelle kommunikative Fähigkeiten sind notwendige Voraussetzungen für die Koordination komplexer Arbeitsabläufe, wie sie typisch sind für die Notfallmedizin.
> ▪ Die Veränderung kommunikativer Fähigkeiten bedarf der Berücksichtigung der gesamten Person, nicht nur einzelner performanter kommunikativer Merkmale.

> **Didaktische Anregungen**
> ▪ Trainings sollten die Veränderung bestehender (Automatisierungs-/De-Automatisierungsansatz), weniger den Erwerb neuer Fähigkeiten fokussieren.
> ▪ Trainings sollten verstärkt latente Merkmale (Haltungen, Einstellungen) adressieren in Ergänzung zu performanten Merkmalen (Gesprächstechniken und -wendungen).
> ▪ Nachhaltige Veränderung von Kommunikation bedeutet regelmäßige und intensive Auseinandersetzung mit den eigenen kommunikativen Fähigkeiten.

Literatur

Azoulay E, Timsit JF, Sprung CL et al. (2009) Prevalence and factors of intensive care unit conflicts: the conflicus study. Am J Respir Crit Care Med 180:853–860

Brindley PG, Reynolds SF (2011) Improving verbal communication in critical care medicine. J Crit Care 26(2):155–159

Conen D (2015). Bedeutung der Patientensicherheit im Gesundheitssystem. In: Gausmann P, Henninger M, Koppenberg J (Hrsg.) Patientensicherheitsmanagement. De Gruyter, Berlin

Gittell JH (2009) High Performance Healthcare: Using the Power of Relationships to Achieve Quality, Efficiency and Resilience. Mc Graw-Hill, New York

Greenberg C. et al. (2007) Patterns of Communication Breakdowns Resulting in Injury to Surgical Patients. J Am Coll Surg 2044, 533–540

Grote G, Kolbe M (2015) Systemtheorien, Organisationstheoretische Ansätze. In: Gausmann P, Henninger M, Koppenberg J (Hrsg.) Patientensicherheitsmanagement. De Gruyter, Berlin

Henninger M, Mandl H (2006) Training soft skills with software. Fostering reflection in the training of speech-receptive action. In: Frey D, v. Rosenstiel L, Mandl H (Hrsg.) Knowledge and Action, S. 53–86. Springer, New York

Henninger M, Mandl H (2003) Zuhören - verstehen - miteinander reden: ein multimediales Kommunikations- und Ausbildungskonzept. Huber, Bern

Henninger M, Mandl H (2000) Vom Wissen zum Handeln – ein Ansatz zur Förderung kommunikativen Handelns. In: Mandl H, Gerstenmaier J (Hrsg.) Die Kluft zwischen Wissen und Handeln: Empirische und theoretische Lösungsansätze. Hogrefe, Göttingen

Henninger M (1999) Die Förderung sprachlich-kommunikativen Handelns. Unveröffentlichte Habilitationsschrift. München

Herrmann T (1992) Sprechen und Sprachverstehen. In: Spada H (Hrsg.) Allgemeine Psychologie. Huber, Bern

Hofinger G (2015) Human Factors. In: Gausmann P, Henninger M, Koppenberg J (Hrsg.) Patientensicherheitsmanagement. De Gruyter, Berlin

Lingard L et al. (2004) Communication failures in the operating room: an observational classification of recurrent types and effects. BMJ Quality & Safety 13(5):330–334

Mistele P, Pawlowsky P, Kaufmann J (2015) Kollektive Achtsamkeit als Erfolgsfaktor von High Reliability Organisations. In: Gausmann P, Henninger M, Koppenberg J (Hrsg.) Patientensicherheitsmanagement. De Gruyter, Berlin

Pronovost PJ, Thompson DA, Holzmueller CG et al. (2006) Toward learning from patient safety reporting systems. J Crit Care 21:305–315

Salas E, Rosen MA, Burke CS, Goodwin GF (2009) The Wisdom of Collectives in Organizations: An Update of the Teamwork Competencies. In: Salas E, Goodwin GF, Burke CS (Hrsg.) Team effectiveness in complex organizations. Cross-disciplinary perspectives and approaches. Routledge, New York

Schmid S, Pawlowsky P (2015) Kritische Situationen im Team meistern. Ein experimenteller Designansatz zur Analyse der Trainingswirksamkeit bei Rettungs-Teams. In: Gausmann P, Henninger M, Koppenberg J (Hrsg.) Patientensicherheitsmanagement. De Gruyter, Berlin

Sick C, Henninger M, Sindermann P (2015) Kommunikative Störungen und die Folgen für die Patientensicherheit. In: Gausmann P, Henninger M, Koppenberg J (Hrsg.) Patientensicherheitsmanagement. De Gruyter, Berlin

Sindermann P, Henninger M, Sick C (2015) Gelingende Kommunikation in der Medizin. In: Gausmann P, Henninger M, Koppenberg J (Hrsg.) Patientensicherheitsmanagement. De Gruyter, Berlin

Sindermann P, Henninger M, Gruber H, Bein T, Eder F (2014) Erwartungen an eine gelingende Kommunikation zwischen Pflegekräften und Angehörigen aus Sicht der Angehörigen von Intensivpatienten. In: Güntürkün O (Hrsg.) Supplement to Psychological Test and Assessment Modeling. 49. Kongress der Deutschen Gesellschaft für Psychologie, Bochum. Lengerich: Pabst, 60

Stevens J, Rogers S (2009) Communication and culture: opportunities for safer surgery. Qual Saf Health Care 18(2):91–92

Sundstorm E, De Meuse KP, Futrell D (1990) Work Teams, Applications and Effectiveness. American Psychologist, 45(2):120–133

St. Pierre M, Hofinger G (2014) Human Factors und Patientensicherheit in der Akutmedizin (3. vollständig überarbeitete Auflage). Springer, Heidelberg

Fallbesprechung/ Fallvorstellungen, strukturierte Nachbesprechung, Feedback und Team-Time-Out

Marc Lüthy, Wolfgang Ummenhofer

A. Neumayr et al. (Hrsg.), *Risikomanagement in der prähospitalen Notfallmedizin*,
DOI 10.1007/978-3-662-48071-7_7, © Springer-Verlag Berlin Heidelberg 2016

Fallbesprechungen oder Fallvorstellungen, Feedback sowie Team-Time-Outs sind wertvolle Werkzeuge des Qualitäts- und somit auch des Risikomanagements. Diese sind im Rettungsdienst noch nicht weit verbreitet; richtig angewandt können damit aber aus wenigen Fällen oder Situationen, sowohl für den Einzelnen, wie auch für eine Gruppe, Lehren gezogen oder Lösungsmöglichkeiten aufgezeigt werden. Zu jedem Fortschritt gehören vorerst das Evaluieren des Durchgeführten und das Erkennen von Fehlern. Feedback, zu Deutsch Rückmeldung, ist daher sehr wichtig. Allerdings erschweren Datenschutz und Arztgeheimnis häufig ein automatisiertes Rückmelden wichtiger Informationen. Effizientes Teamwork unterliegt den Prinzipien des »Crisis Ressource Management« (CRM). Team-Time-Out oder kurze Absprachen sind Hilfsmittel, um die Arbeit gut unter einander zu verteilen und effizient zu kommunizieren.

7.1 Einleitung

In der Notfallmedizin, vor allem in der prähospitalen Notfallmedizin, sind die Möglichkeiten, Lernerfahrungen im engeren Sinn zu sammeln, begrenzt, zudem auch ethisch heikel. So erwartet der Notfallpatient, dass das Team, welches ihn versorgt, kompetent und auf alles vorbereitet ist. Die Vorstellung, der Rettungssanitäter oder der Notarzt seien mit einem Krankheitsbild überfordert oder würden es nicht einmal kennen, ist für einen Patienten nicht nur abwegig, diese Möglichkeit darf es schlicht nicht geben.

Die initiale 1:1 Betreuung von Weiterzubildenden, wie man sie im innerhospitalen Bereich vielfach kennt, ist prähospital aus vielerlei Gründen schwierig zu realisieren. So stellen schon die Unregelmäßigkeit der Einsätze oder lange Dienstzeiten eine Schwierigkeit dar, wenn die Mitnahme eines Einzuschulenden ermöglicht werden soll. Aber auch die Platzverhältnisse in einem Rettungstransportwagen (RTW) oder im Notarzteinsatzfahrzeug (NEF) stellen den Betreuer vor ein Problem. Schließlich kann nur mit, wer auch Platz hat!

Aus diesen Gründen ist es wichtig, dass immer wiederkehrende Lernsituationen, nicht nur »für sich« behalten werden, sondern einer möglichst großen Anzahl in der Notfallmedizin tätiger Personen zur Verfügung gestellt werden. Erst recht, wenn es sich um seltene Situationen oder Krankheitsbilder handelt, die man selbst nur mit einer minimalen Chance je in der Realität zu sehen bekommt.

7.1.1 Fallbesprechungen/ Fallvorstellungen

Die Annahme, Fallbesprechungen oder Fallvorstellungen von Problemen und Mishaps seien Anfängern vorbehalten, während erfahrene Mitarbeiter vor allem die seltenen Krankheitsbilder, welche sie bravurös gemeistert haben, vorstellen sollten, ist nicht zielführend. Auch der Erfahrene wird zum Teil vor banale Situationen gestellt, die ihm Schwierigkeiten bereiten können. Der Effekt, wenn ein erfahrener Notarzt oder Rettungssanitäter, der doch scheinbar schon alles gesehen hat, vor die Mannschaft tritt und einen nur schwer bewältigten Fall vorstellt, ist in mehrfacher Hinsicht wertvoll: Dieses Vor-die-Leute-Treten und das Berichten von Problemen oder Fehlern dient der Fehlerkultur und ist ein wichtiges Vorbild für junge in der Notfallmedizin tätige Personen. Es reduziert die Power-Distance zwischen Leitung und Mannschaft, was gerade im Einsatz das Risiko von Hierarchiebehafteten Fehlern senkt.

7.1.2 Organisatorisches/Planung

Jede Organisation sollte fest eingeplante Fallvorstellungen vorsehen. Es reicht nicht, wenn man diese nur bei schwierigen Fällen einberuft. Fälle können auch lehrreich sein, wenn sie dem Einzelnen nicht bemerkenswert erscheinen, dem Plenum aber viel bringen. Eine geplante Fallvorstellung zwingt dazu, aktiv Fälle zu suchen und passende Fälle strukturiert aufzubereiten und vorzustellen. In hierarchisch organisierten Betrieben ist es hilfreich, wenn eine Führungsperson jeweils die Verantwortung über einen Termin hat. Diese kann entweder selbst Fälle vorstellen oder andere dazu ermuntern, sich an Fallvorstellungen zu beteiligen. Im Vorfeld kann eine fachliche Begleitung angeboten werden.

Während der Fallvorstellung bietet die Kaderperson »einen gewissen Schutz«, indem jemand mit Erfahrung die Diskussion führt bzw. übernimmt, falls diese aus dem Ruder laufen sollte. Es ist sehr wichtig, das Gefühl vermittelt zu bekommen, dass ein suboptimal verlaufener Einsatz nicht dem persönlichen Unvermögen geschuldet ist. Für einen perfekten Ablauf spielen viele Faktoren zusammen.

7.1.3 Ablauf Fallvorstellung

Zusammen mit den Rahmenbedingungen sollte am Anfang eine chronologische Schilderung erfolgen. Die Chronologie hilft dem Zuhörer, sich in den Vortragenden hineinzuversetzen und so den Fall »mitzuerleben«. Probleme und Schwierigkeiten aus dieser Perspektive dargestellt sind meist hilfreicher und lehrreicher, als wenn das Problem zusammen mit der kompletten Diagnoseliste geschildert wird. Wenn beispielsweise klar ist, dass ein Karzinom der oberen Atemwege vorliegt, so ist für jeden offensichtlich, dass eine schwierige Intubation erwartet werden muss. Wenn allerdings bei einem Notfallpatienten, bei welchem aufgrund eines Schädel-Hirntraumas keine Anamnese vorliegt, der Notarzt eine Anästhesie-Einleitung durchführt und dann das Problem des schwierigen Atemweges durchlebt, ist es auch für den Zuhörer besser nachvollziehbar, warum bestimmte Maßnahmen durchgeführt wurden.

Anschließend werden die Probleme thematisiert. Sofern die Zeit reicht, kann ein kurzer Exkurs in die Literatur oder in das Krankheitsbild stattfinden. Bevor die Diskussion eröffnet wird, sollten unbedingt eine persönliche Beurteilung und ein Fazit des Vortragenden erfolgen. In der Diskussion werden interessante Punkte besprochen und Fragen beantwortet. Wenn aus dem Plenum Kurzfassungen ähnlicher Probleme kommen, ist dies für den Vortragenden meist angenehm, weil er erkennt, dass dieses Problem nicht nur ihm begegnet ist.

7.1.4 Rahmenbedingungen

Selbstredend braucht es je nach Größe des Plenums einen entsprechenden Raum, wobei ein allzu großes Publikum gerade für die ersten Fallvorstellungen vermieden werden sollte. Besser im Kleinen beginnen. Je nach Fallvorstellung helfen audiovisuelle Mittel (Beamer, Flipchart) oder die Demonstration mitgebrachter Instrumente und Materialien, wenn diese in das Problem verwickelt waren oder das Problem selbst darstellten. Ausrüstungsprobleme sind gerade in der prähospitalen Notfallmedizin häufig, beispielsweise Fixationsprobleme von Leitungen oder Endotrachealtuben oder Einstellungsprobleme am Monitor oder Respirator.

Dem Vortragsklima muss ganz besonders Rechnung getragen werden. Nur ein Plenum, das prinzipiell anerkennt, dass jeder Vortragende grundsätzlich sein Bestes gibt und niemand, z. B. aufgrund eines Fehlers einfach als unfähig betrachtet werden darf, schafft ein Klima, in dem gemeinsames Lernen stattfinden kann. Anschuldigungen oder persönliche Angriffe haben in einer Fallvorstellung nichts verloren und müssen zum Schutz des Vortragenden, und somit auch der zukünftig Vortragenden, unterbunden werden. Sehr wohl muss aber die sachliche und korrekte Kritik Platz haben. Schlussendlich muss das Problem erkannt und benannt werden, um für eine neue Gelegenheit Lösungsansätze zu ermöglichen.

Fallvorstellungen bieten die Möglichkeit, dass viele anhand eines einzigen Falles lernen. Insofern sind sie ein starkes und nützliches Instrument für das Risikomanagement in der Notfallmedizin. Sie können ihre Wirkung allerdings nur in einem adäquaten Lernklima mit wechselseitigem Respekt und gegenseitiger Unterstützung entfalten.

7.2 Strukturierte Nachbesprechungen

Wo gearbeitet wird, ereignen sich auch Fehler: »To err is human – Irren ist menschlich« (Kohn et al. 2000). Das Auftreten von Fehlern ist also mehr eine Frage der Zeit als eine Frage ob. Insofern müssen auch in der Notfallmedizin Augen und Ohren offen gehalten werden, um Fehler zu erkennen. Strukturierte Nachbesprechungen sind nicht nur bei Fehlern sinnvoll. Schwierige Situationen oder Einsätze, auch wenn sie gut bewältigt wurden, hinterlassen Fragen: Ist wirklich alles gemacht worden, was

◘ Tab. 7.1 Debriefing (adaptiert nach Mitchell J. ► www.info-trauma.org)

Einführungsphase	Vorstellen der Rahmenbedingungen, Vorstellen der Teilnehmer, Erklären des Ziels
Faktenbericht	Kurze (!) Übersicht, was effektiv passiert ist, sachliche Erfassung des Ereignisses, dies erleichtert häufig bei den Teilnehmern den Einstieg
Benennen der Gedanken	Z. B. »Ich hätte noch dieses oder jenes machen müssen.«
Benennen der Emotionen	Z. B. Frust, Aggression, Überforderung
Benennen der Reaktionen	Körperliche Reaktionen (z. B. Herzrasen, Schweißausbrüche), kognitive Reaktionen (z. B. immer wiederkehrende Gedanken
Informationsphase	Symptome benennen, ggfs. als normal deklarieren, weitere Schritte erklären, z. B. Was weiß man aus dem Debriefing bzw. seit dem Ereignis mehr?
Abschluss	Abschließen des Debriefings, Restanzen klären oder auf andere Gespräche verweisen

7

◘ Tab. 7.2 Defusing (adaptiert nach Mitchell 2013)

Einführungsphase	Vorstellen der Rahmenbedingungen, Vorstellen der Teilnehmer, Ziel des Defusings
Austauschphase	Austauschen, wie die einzelnen Teilnehmer das Defusing erlebt haben, wie es ihnen geht etc.
Informationsphase	Symptome benennen, gegebenenfalls »normalisieren«, Abschluss und weitere Schritte benennen

notwendig und möglich war? Hier machen strukturierte Nachbesprechungen Sinn. Eine wichtige Spezialform einer strukturierten Nachbesprechung stellt das »Critical Incident Stress Management« (CISM) nach Jeffrey T. Mitchell dar. Das Debriefing, wie von Mitchell beschrieben, stellt eine der längsten Interventionen (zwischen 1 bis zu 3 Stunden) im Rahmen des CISM dar (Everly et al. 2000). Im Alltag ist unter Debriefing allerdings meist nicht dieses genau definierte mehrstufige Gesprächsmodell nach Mitchell gemeint. Häufig wird der Begriff Debriefing als Synonym für eine strukturierte Nachbesprechung benutzt. Das ungenaue Durchführen solcher Debriefings und die inflationäre Verwendung des Begriffs haben ihm geschadet und dem Begriff einen negativen Beigeschmack gegeben. Die Inhalte eines Debriefings nach Mitchell sind in ◘ Tab. 7.1 beschrieben. Die etwas kürzere Variante (30–45 min), das sogenannte »Defusing«, ist in ◘ Tab. 7.2 aufgeführt.

7.2.1 Anforderung an die Gesprächsleitung

Auch wenn es sich nicht um eine klassische CISM-Intervention handelt, sondern »nur« um eine strukturierte Nachbesprechung, so muss auch hier mit Emotionen gerechnet werden. Sei es, weil bereits während des Einsatzes schon Emotionen freigesetzt wurden, oder aber, weil bei einer strukturierten Nachbesprechung immer auch Kritik aufkommen kann, die nicht immer einfach zu ertragen ist.

Es ist die Aufgabe der Gesprächsleitung, diese Emotionen zuzulassen, sie aber auch zu begrenzen, damit das Gespräch nicht aus dem Ruder läuft. Eine wesentliche Voraussetzung dazu ist, dass der Gesprächsrahmen mit Blick auf die Anzahl der Teilnehmer nicht zu groß gewählt wird. Neben den beteiligten Personen sollten die unmittelbaren Führungs- und/oder Fachvorgesetzten dabei sein. Zu Beginn müssen die Zeitvorgaben und die Spielregeln klar definiert und von allen akzeptiert

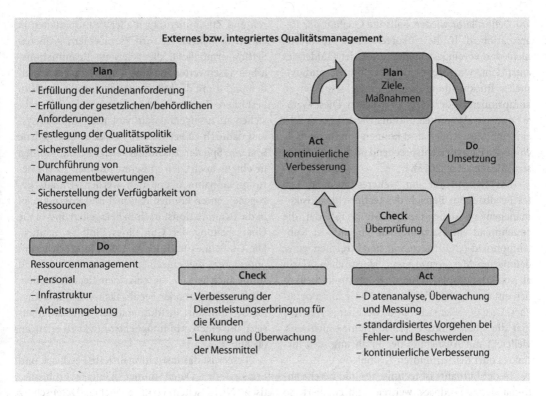

□ Abb. 7.1 Der Plan-Do-Check-Act-Zyklus (Neumayr et al. 2012, Einführung eines integrierten Qualitätsmanagementsystems in der prähospitalen Notfallmedizin. Notfall & Rettungsmed)

werden. Es sollten Ich-Botschaften formuliert werden, persönliche Anschuldigungen sind auch hier fehl am Platz. Sachliche Kritik hat einen absoluten Stellenwert. Fehlverhalten sollte in einer Nachbesprechung nicht kommentarlos stehen gelassen werden, da es sonst als »Akzeptanz« seitens der Führung missverstanden werden kann.

Es mag selbstverständlich erscheinen, aber Kommunikationsmittel wie Funk oder Telefon sollten während einer strukturierten Nachbesprechung nicht aktiv sein, weder bei der Gesprächsleitung noch bei den Teilnehmenden. Eine Nachbesprechung braucht einen äußeren Rahmen; wenn Telefon oder Funk nicht abgegeben werden können, sollte lieber ein anderer Termin gesucht werden!

Die Nachbesprechung fokussiert auf den Einsatz, thematisiert die Schwachpunkte, beleuchtet aber auch die positiven Aspekte und trägt somit zur Qualitätssteigerung und damit zur Risikominimierung bei.

7.3 Feedback

Unter dem Begriff Feedback werden verschiedenste Rückmeldungen subsumiert. Angefangen im technischen Bereich, über Rückmeldungen zu bestimmtem Prozessen bis zu Rückmeldungen jeglicher Art im kommunikativen Bereich. Im Wesentlichen geht es bei Feedback um den Plan-Do-Check-Act-Zyklus, ein zentrales Grundprinzip im Qualitäts- und im Risikomanagement (□ Abb. 7.1).

Im technischen Bereich sind in den letzten Jahren zunehmend Geräte auf den Markt gekommen, welche ein automatisiertes Feedback geben und so die Anwendungsqualität verbessern. Als Beispiel sei die audiovisuelle Feedbackfunktion von Defibrillatoren betreffend Thoraxkompressionen im Rahmen einer Reanimation erwähnt. Das Gerät misst die Frequenz, die Drucktiefe der manuellen Thoraxkompressionen sowie den Grad der Entlastung des Brustkorbes und gibt dieses entsprechend am Defibrillator wieder. Falls die Qualität der Reanimation, d. h. die entsprechenden Messwerte, nicht den voreingestellten Werten der Guidelines entspricht, wird der Anwender mittels audiovisueller Rückmeldung dazu animiert, schneller zu komprimieren oder fester zu drücken. Diese Geräte bewerten also mittels automatisierten Feedbacks einzelne Messgrößen und können somit das Outcome des Patienten entsprechend positiv beeinflussen (Meaney et al. 2013).

Ein Beispiel für ein weiteres automatisiertes Feedback im Bereich des technischen Risikomanagements stellen die Gas-Messgeräte dar, die zunehmend eingesetzt werden. So gibt ein Kohlenmonoxid-(CO)-Messgerät bei Erreichen einer definierten Messgrenze einen akustischen Alarm ab und ermöglicht den Rettungsdienstmitarbeitenden ein rechtzeitiges Verlassen des Gefahrenbereiches. Da CO weder sicht- noch riechbar ist, reichen hier die »menschlichen Warnsysteme« nicht aus; vielleicht mit Ausnahme der Erfahrung, des Instinktes oder des berühmten 7. Sinns.

In der Luftfahrt ist technisches und bereits automatisiertes Feedback weitreichend etabliert. So erfolgt z. B. bei einer etwas unsanften Landung aufgrund bestimmter definierter Messparameter umgehend eine technische Meldung. Diese wird aufgearbeitet und als Feedback den Piloten übermittelt. Die Situation wird analysiert. Bei Bedarf werden Maßnahmen ergriffen, damit dies in Zukunft nicht mehr passiert. Eine Maßnahme kann sich auf den einzelnen Piloten beschränken oder wird, wenn es entsprechend relevant ist, auch in einem größeren Rahmen verbreitet. Hier findet mittels automatisierter Rückmeldung ein aktives Risikomanagement zu Gunsten der Sicherheit in der Luftfahrt statt.

In der Medizin werden Feedbacks zu bestimmten Prozessen immer häufiger. So wurde beispielsweise beim Herzstillstand die Wichtigkeit der Rückmeldung zur Prozessoptimierung und damit zur kontinuierlichen Qualitätsverbesserung des gesamten Versorgungsprozesses erkannt. Meaney et al. (2013) illustrieren dies in ihrer Arbeit sehr gut: Mittels audiovisuellen Feedback-Systemen wird beim Herzstillstand die Qualität beim einzelnen Patienten verbessert. Durch Dokumentie-

ren und Zusammentragen aller Reanimationen in einem Spital/System wird es in einem größeren Setting ermöglicht, die geleistete Reanimationsarbeit auszuwerten, positive Punkte zurückzumelden und somit die Mitarbeitenden professionell zu bestärken. Genauso wichtig ist auch, die Schwachstellen aufzuzeigen, daraus zu lernen und das System dadurch zu verbessern. Werden verschiedene Systeme/Spitäler zusammen ausgewertet, können in einem noch viel größeren Rahmen Verbesserungsmaßnahmen ergriffen werden. Daraus gezogene Lehren können national und international in die Reanimationsforschung eingehen und in die Überarbeitung der Guidelines Einfluss nehmen. Die Guidelines und deren Ausbildung wiederum optimieren die einzelnen Systeme/Spitäler und somit auch wieder die einzelnen Reanimationen. Rückmeldungen oder Feedbacks werden hier analog der Luftfahrt institutionalisiert und automatisiert, um einen größtmöglichen Effekt zu erlangen (◘ Abb. 7.2).

Leider ist das institutionalisierte Feedback und Erfassen der Daten immer häufiger problematisch. Nicht selten verunmöglichen Datenschutz und ärztliche Schweigepflicht ein automatisiertes Feedback an die Ersthelfer, Rettungssanitäter oder Notärzte. Rückmeldungen im kommunikativen Bereich, wie die vielerorts praktizierte telefonische Nachfrage nach dem Zustand des Patienten oder dem Verlauf wird zunehmend schwieriger, insbesondere bei juristisch relevanten Fragestellungen. Häufig ist aber gerade dieses Feedback elementar wichtig. Nicht nur für die Bewertung der eigenen Performance (War die Verdachtsdiagnose korrekt? War die Behandlung hilfreich/richtig?), sondern auch für die Evaluation der Teamleistung und des Rettungsdienstes insgesamt. Ist der Rettungsdienst einem Spital angeschlossen oder zumindest assoziiert, ist dieses Feedback leichter telefonisch zu erhalten. Der weitere Patientenverlauf kann hier unmittelbar nachvollzogen werden.

Es wäre wünschenswert, dass nicht jeder Rettungsdienst oder jedes Spital die immer wieder gleichen negativen Erfahrungen selbst machen müsste. Änderungen könnten mittels institutionalisierten und automatisierten Rückmeldungen erreicht werden.

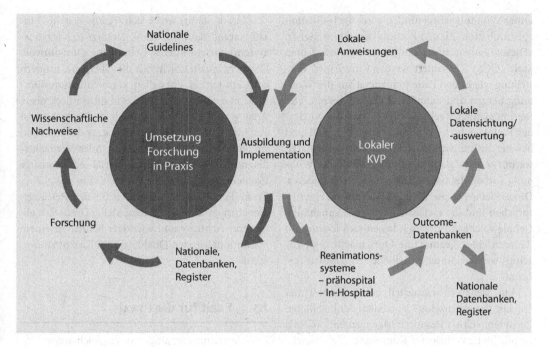

Abb. 7.2 Kontinuierliche Qualitätsverbesserung des gesamten Versorgungsprozesses beim Herzstillstand (modifiziert nach Meaney et al., 2013)

7.4   Team-Time-Out

Zwischen 2007 und 2008 wurde an acht geographisch weit auseinanderliegenden Spitälern die Bedeutung der Surgical Safety Checklist erforscht (Haynes et al. 2009). Der Einfluss auf Mortalität und Morbidität konnte dabei gezeigt werden. Dies war der Startschuss zur flächendeckenden Einführung der Surgical Safety Checkliste. Im Wesentlichen besteht diese aus drei Teilen (Sign-In, Team-Time-Out, Sign-Out).

- Am Anfang steht das **Sign-In**, bei welchem die Identifikation des Patienten, die Markierung, die Überprüfung der durchgeführten Anästhesie-Sicherheitskontrollen sowie die Bewusstmachung gewisser Patientenrisiken im Vordergrund stehen.

- Das **Team-Time-Out**, welches unmittelbar vor der Operation durchgeführt wird, hat unter anderem die Teambildung zum Ziel und somit die Absicht, das gute Zusammenarbeiten der meist interdisziplinär zusammengesetzten Teams zu verbessern. Ebenfalls soll unmittelbar vor der Operation die Vollständigkeit des

Materials überprüft werden. Ein weiterer wichtiger Punkt ist das gemeinsame Antizipieren perioperativer Risiken und die Möglichkeit, allenfalls noch entsprechende Vorbereitungen zu treffen.

- Am Ende der Operation steht das **Sign-Out**, welches die Kontrolle der Vollständigkeit der Instrumente und Tücher sowie die Information und Dokumentation der durchgeführten Eingriffe sicherstellt.

Mit zum Teil großem Aufwand wurden vielerorts diese Checkliste und indirekt damit auch ein interdisziplinäres gemeinsames Agieren und Denken eingeführt. Ein fester Begriff zu diesem Thema ist das »Shared Mental Model« (Manser 2009). Darunter versteht man, dass zwar jedes Teammitglied eigenes Wissen und eigene Sichtweisen hat und einbringen kann, schlussendlich aber dieses Wissen mit den anderen Teammitgliedern geteilt und koordiniert werden muss. Nur so gelingt es dem Team, gemeinsam und effizient zu handeln. Ein praktisches Beispiel dazu: Der Notarzt stellt bei einem bewusstseinsgetrübten Patienten, welcher in seiner Wohnung vorgefunden wird, die Indikation zur Intubation. Zu den Rettungssanitätern sagt er: »Dieser Patient muss aufgrund Glasgow Coma Scale (GCS) 5 intubiert werden.« In seiner Vorstellung will er den Patienten zuerst aus der Wohnung bergen und dann im RTW intubieren. Der Rettungssanitäter geht davon aus, dass der Notarzt den Patienten in der Wohnung intubieren will, und bereitet die Intubation vor. Später fragt der Notarzt, warum er denn die Intubation bereits in der Wohnung vorbereitet habe. Effizienz sei etwas anderes. Dieses kleine Beispiel zeigt die Wichtigkeit von Absprachen und die Gefährlichkeit von Annahmen. Gerade solche Absprachen lassen sich leichter im Rahmen eines Team-Time-Outs machen, gleichzeitig werden unterschiedliche Annahmen erkannt.

Ein weiterer Bestandteil eines Team-Time-Outs ist das gegenseitige Vorstellen der beteiligten Personen. »Crisis Resource Management« (CRM) verpflichtet zu effizienter Kommunikation, welche wiederum an das gegenseitige Kennen der beteiligten Personen und das direkte Ansprechen mit Namen gekoppelt ist. Gerade in Rettungsdiensten, bei welchen der Notarzt im Rendez-vous-System erst im Einsatz zum Kernteam dazu stößt, ist ein kurzes »Kennenlernen« der Teammitglieder sinnvoll investierte Zeit. Dies wird im Rahmen institutionalisierter Team-Time-Outs, wie sie bei den »Safe Surgery Checklists« durchgeführt werden, erleichtert. Auch im Rettungsdienst sind solche kurze Team-Time-Outs denkbar und sinnvoll. Häufig hält sich die Vorstellung, dass in Notfallsituationen keine Zeit für solche »Unterbrechungen« vorhanden ist.

Marcus Rall und David Gaba beschreiben im Kapitel »Human Performance and Patient Safety« (Miller et al. 2014) das Prinzip »10-seconds-for-10-minutes«. Das Team versucht für einen kurzen Moment (z. B. 10 Sekunden), seine Aktivitäten auf ein mögliches Minimum zu reduzieren, damit ein Informationsabgleich durchgeführt und ein gemeinsamer Behandlungsplan beschlossen werden kann (z. B. für die nächsten 10 Minuten). Diese kurzen Team-Time-Outs bringen so viel Benefit, dass der vermeintliche »Zeitverlust« immer gerechtfertigt ist.

Gerade dann, wenn sich Teams erst im Einsatz vervollständigen (z. B. Notarzt-Rendezvous-System), ist ein kurzes Team-Time-Out sinnvoll. Dieses beinhaltet nicht nur die Übergabe, sondern auch ein kurzes Vorstellen, einen Situationsüberblick oder eine Antizipation zukünftiger Ereignisse. Analog zum Sign-Out am Ende der Operation ist ein Sign-Out am Ende des Einsatzes denkbar und sinnvoll. Hier können Diagnose oder Verdachtsdiagnose, Dokumentation, Material- oder sonstige Probleme angesprochen werden. Ein mögliches Team-Time-Out und Sign-Out für den Rettungsdienst ist in ◘ Tab. 7.3 dargestellt. Dies wäre ein weiterer richtiger und wichtiger Schritt zu einem institutionalisierten Qualitäts- und Risikomanagement.

7.5   Fazit für die Praxis

Fallbesprechungen sind ein vergleichsweise einfaches Mittel mit einer großen Breitenwirkung. Allerdings gehören sie in die richtigen Hände und müssen geführt werden, nicht nur um effizient zu sein, aber auch um einen gewissen Schutz bei den Beteiligten zu ermöglichen und so die nötige Akzeptanz zu erhalten.

Strukturierte Nachbesprechungen, sei es im Kleinen aber besonders auch nach schwierigen Einsätzen, sind eine wichtige Form der Aufarbeitung und ermöglichen das Lernen aus Fehlern. Als besondere Form der psychologischen Aufarbeitung sei das Defusing und das Debriefing im engeren Sinn genannt, als Teile des Critical Incident Stress Management (CISM). Nur wenn in einem Prozess auch ein Feedback erfolgt, also eine Rückmeldung im weitesten Sinn, wird eine Optimierung des Prozesses ermöglicht. Dies stimmt beim einzelnen Prozess genauso wie bei einer globaleren Betrachtungsweise.

Kurze teambildende und auf den Einsatz fokussierende Maßnahmen wie ein Team-Time-Out, welche die Gedankenmodelle der einzelnen Personen offen legen und möglichst eine gemeinsame Vorstellung des weiteren Ablaufes kreieren können (Shared Mental Model), sollten als Chance angesehen werden und nicht nur einfach als Zeitverlust.

◘ Tab. 7.3 Sign-In, Team-Time-Out, Sign-Out (in Analogie zur WHO Safe Surgical Checklist)

Sign-In	
Vorstellung	Jedes Teammitglied nennt seinen Namen und, wenn nicht offensichtlich, seine Funktion
Sicherheit	Auch wenn die Sicherheit bereits zu Beginn des Einsatzes geprüft wurde, lohnt es sich, diese nochmals zu thematisieren
Team-Time-Out	Bei Bedarf kurzes Innehalten, 10-Sekunden-für-10-Minuten-Prinzip, Schaffen eines Situationsüberblicks und gemeinsame Planung der nächsten Schritte
Patientenübergabe	Strukturierte kurze Übergabe (ABCDE-Struktur)
Antizipation potenzieller kritischer Ereignisse	Z. B. Schwieriger Atemweg, Bergeprobleme
Involvierte oder aufgebotene Ereignisdienste	Z. B. Feuerwehr, Polizei, technische Dienste
Plan, weitere Schritte	Der Berge- oder Behandlungsplan wird kurz ausgesprochen, sodass alle dasselbe mentale Modell der Situation haben (Shared Mental Modell)
Sign-Out	
Durchgeführter Einsatz	Kurze Zusammenfassung der wichtigsten Punkte
Dokumentation vollständig	Einsatzprotokoll vollständig, andere Dokumente übergeben?
Patientenunterlagen, -sachen	Ist noch etwas vom Patient im RTW zurückgeblieben? Sind alle Wertgegenstände gesichert und dokumentiert übergeben worden?
Materialprobleme im Einsatz	CIRS?
Teamperformance	Alles ok, Verbesserungsmöglichkeiten?

Die eingesetzte Zeit zahlt sich in den allermeisten Fällen bei Weitem wieder aus. Alle genannten Werkzeuge und Maßnahmen sind relevante Teile oder vielmehr Voraussetzungen für eine funktionierende und sich stetig verbessernde Fehler- und Sicherheitskultur.

Didaktische Anregungen
- Planen Sie regelmäßig stattfindende Fallvorstellungen ein. Benennen Sie jeweils von Beginn an eine verantwortliche Person.
- Feedback bedeutet auch »genaues Hinschauen«. Nur wer schaut, misst, dokumentiert, kann sich fortlaufend verbessern.
- Seien Sie ein Vorbild. Anstatt gewisse Dinge, wie z. B. das Leben einer Fehlerkultur, zu fordern, leben Sie es vor. Dies gilt im Speziellen für Führungskräfte.

Leitgedanken
- Zu jedem Fortschritt gehören das Evaluieren des Durchgeführten und das Erkennen von Fehlern.
- Strukturierte Nachbesprechungen sind nicht nur bei Fehlern sinnvoll. Schwierige Situationen oder Einsätze, auch wenn sie gut bewältigt wurden, hinterlassen Fragen: Ist wirklich alles gemacht worden, was notwendig und möglich war? Hier machen strukturierte Nachbesprechungen Sinn.
- Kurze teambildende und auf den Einsatz fokussierende Maßnahmen wie ein Team-Time-Out, welche die Gedankenmodelle der einzelnen Personen offen legen und möglichst eine gemeinsame Vorstellung des weiteren Ablaufes kreieren können (Shared Mental Model), sollten als Chance angesehen werden und nicht nur einfach als Zeitverlust.

Literatur

Everly GS Jr., Flannery RB Jr., Mitchell JT (2000) Critical incident stress management (Cism). Aggression and Violent
Behavior 5:23–40. doi: 10.1016/S1359-1789(98)00026-3

Haynes AB, Weiser TG, Berry WR et al (2009) A surgical safety
checklist to reduce morbidity and mortality in a global
population. N Engl J Med 360:491–499. doi: 10.1056/
NEJMsa0810119

Kohn LT, Corrigan JM, Donaldson MS (2000) To Err Is Human:
Building a Safer Health System. The National Academies
Press

Manser T (2009) Teamwork and patient safety in dynamic
domains of healthcare: a review of the literature.
Acta Anaesthesiol Scand 53:143–151. doi: 10.1111/j.1399-
6576.2008.01717.x

Meaney PA, Bobrow BJ, Mancini ME et al (2013) Cardio-
pulmonary Resuscitation Quality: Improving Cardiac
Resuscitation Outcomes Both Inside and Outside the
Hospital: A Consensus Statement from the American
Heart Association. Circulation 128:417–435. doi: 10.1161/
CIR.0b013e31829d8654

Miller RD, Eriksson LI, Fleisher LA et al (2014) Miller's Anesthesia. Elsevier Health Sciences

Mitchell J (2013) Psychotraumatology. Springer Science &
Business Media

Neumayr A, Schinnerl A, Baubin M (2012) Implementation of an integrated quality management system in
prehospital emergency medicine. Notfall Rettungsmed
15:531–538. doi: 10.1007/s10049-012-1594-5

Beispiele umgesetzter Risikomanagement-Maßnahmen

Beispiele umgesetzter Maßnahmen aus CIRS

Christian Hohenstein, Thomas Fleischmann

A. Neumayr et al. (Hrsg.), *Risikomanagement in der prähospitalen Notfallmedizin*,
DOI 10.1007/978-3-662-48071-7_8, © Springer-Verlag Berlin Heidelberg 2016

Mit Hilfe eines Critical Incident Reporting Systems (CIRS) ist es möglich, über Fehlerquellen und Systemschwächen in der präklinischen Notfallmedizin informiert zu werden. Dabei hat sich gezeigt, dass die anonymen Meldungen nicht nur in der Aviation, sondern auch in der Notfallmedizin zu Konsequenzen führen können und damit die Patientensicherheit erhöhen. Hierzu gehören beispielsweise das gemeinsame Lagern von Lösungsmittel und Medikament oder Intubationsbesteck mit alternativem Atemwegsmanagement. Getrennte Lagerungen von Medikamenten, insbesondere der Narkosemedikamente, sind ebenfalls sinnvolle Maßnahmen zur Erhöhung der Patientensicherheit. Nationale und internationale Empfehlungen von Spritzenbeschriftungen sind unter anderem anonymen CIRS-Meldungen zu verdanken und werden zunehmend im deutschsprachigen Raum umgesetzt. Technische Veränderungen, die bestimmte menschliche Fehler unmöglich werden lassen (Poka-Yoke-Prinzip) haben teilweise Einzug auch in die Notfallmedizin erhalten. Hierzu zählt zum Beispiel der routinemäßige Einsatz von Rückschlagventilen beim Infusionssystem. Weitere Ideen sind nach dem Präventionsprinzip im Begriff sich zu entwickeln und durchzusetzen.

8.1   Einführung

Das Critical Incident Reporting System (CIRS) ist ein Instrument zur Erfassung von kritischen Zwischenfällen, welche die Sicherheit der Patienten gefährden. Dieses Werkzeug soll Zwischenfälle erfassen, die ohne anonyme Meldung an die Verantwortlichen, die das System mit gestalten, möglicherweise nicht offen kommuniziert worden wären. Ganz entscheidend allerdings ist, dass die Meldungen auch zu einer Änderung des Systems führen. Der folgende Beitrag zeigt Beispiele auf, die zu konkreten Maßnahmen basierend auf CIRS-Meldungen geführt haben.

8.2   Was bringt das Betreiben eines CIRS den Patienten?

Ist das CIRS ein pro forma Werkzeug für ein nicht gelebtes Qualitäts- oder Risikomanagement? Meldungen in das CIRS der Aviation und der Raum-

fahrt haben zu Änderungen der Pilotenausbildung geführt, zu Änderungen des Cockpit-Layouts oder zu geregelten Arbeitszeiten, um nur einige Beispiele zu nennen. CIRS hat in der Militäraviation nach dem zweiten Weltkrieg eine bedeutende Rolle gespielt (Flanagan 1954, S. 327–58). Auch heute noch nutzt die Aviation und die Raumfahrt aktiv CIRS-Meldungen, um zu Verbesserungen der Systemsicherheit zu führen (► http://asrs.arc.nasa.gov, Stand: Juli 2015).

In der Anästhesie haben CIRS-Meldungen zu Entwicklungen beigetragen, die heute selbstverständlich erscheinen, z. B. die routinemäßige Verwendung von Sauerstoffsättigung und Kapnographie (Jones et al. 2009, S. 70). In der Intensivmedizin haben CIRS-Meldungen ebenfalls zu Veränderungen im System geführt. Beschrieben sind strukturierte Übergaben oder präventive Maßnahmen zur Medikamentenverwechslung, das Einführen von Protokollen und Kommunikationstrainings, die Erhöhung des Personalschlüssels oder die verbesserte Ausbildung der Mitarbeiter (Buckley et al. 1997, S. 43–9; Donchin et al. 1995, S. 294–300; Hart et al. 1994, S. 556–61; Wright et al. 1991, S. 676–8).

In der präklinischen Notfallmedizin sind Angaben über Systemveränderungen als Folge von CIRS-Meldungen bislang noch nicht publiziert. Im Folgenden berichten wir deshalb über Maßnahmen im Bereich der präklinischen Notfallmedizin, die uns durch Schriftverkehr oder persönliche Gespräche mitgeteilt wurden, die wir im Rahmen von Diskussionen über die von uns implementierte Website cirs-notfallmedizin.de führten oder auf Reaktion von Publikationen und Kongressbeiträgen erhielten (Hohenstein et al. 2014, S. 415–8; Hohenstein et al. 2013, S. 720–4, 726–7; Hohenstein et al. 2011a, S. 38–40; Hohenstein et al. 2011b, S. 89–99).

8.3   Beispiele zu Medikamentenverwechslungen

- **Meldung**

Einem Patienten mit Asthma bronchiale soll Prednisolon verabreicht werden. Der Rettungsassistent zieht das Medikament auf und appliziert es. Nach Gabe des Medikaments bricht der Patient leblos zusammen. Erst nach einiger Zeit wird klar, dass

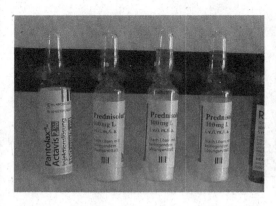

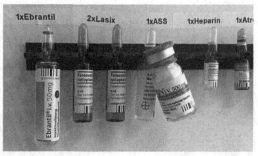

◘ Abb. 8.2 Präventive Zusammenbindung von Lösungsmittel und Medikament (ASS)

◘ Abb. 8.1 Verwechslungsgefahr von Succinylcholin und
Prednisolon durch Lagerung

es sich versehentlich um Succinylcholin gehandelt
hat. Das Succinylcholin lagert im Medikamenten-
Ampullarium direkt neben dem Prednisolon, daraus resultiert eine typische Verwechslungsgefahr
(◘ Abb. 8.1).

Maßnahmen Medikamente zur Narkoseeinleitung, die bei Fehlapplikation zu schwer wiegenden
Zwischenfällen führen können, werden fortan in
einer separaten Tasche oder Box gelagert. Somit
ist sichergestellt, dass diese Medikamente nur zum
Einsatz kommen, wenn tatsächlich eine Narkose
geplant ist. Ferner kann das Lösungsmittel für pul-
verisierte Medikamente zusammen mit dem Medikament gelagert werden. Hier gibt es teilweise Fertigsysteme oder man hilft sich selbst, indem man
das Lösungsmittel (Aqua) mit dem Medikament
zusammenbindet (◘ Abb. 8.2, ◘ Abb. 8.3).

▪ **Meldung**
In einer Region, in der mehrere Rettungsdienst-
Bereiche aneinander grenzen, kommt es durch die
Vorhaltung verschiedener Ampullengrößen und
Konzentrationen des gleichen Medikamentes zu
Fehldosierungen.

Maßnahmen Die Leiter der aneinander angren-
zenden Rettungsdienste einigen sich auf eine iden-
tische Medikamentenausstattung. Zugunsten der
Patientensicherheit und der Fehlerreduktion verzichten sie auf einen Teil ihrer Entscheidungssou-
veränität.

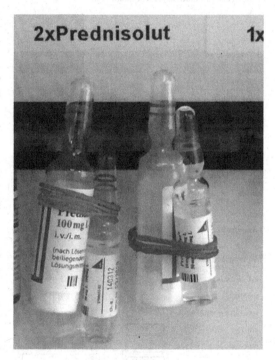

◘ Abb. 8.3 Zusammenbindung von Lösungsmittel und
Medikament zur Fehlerprävention

▪ **Meldung**
Einige Meldungen berichten von erheblichen Fehldosierungen bei Kindernotfällen (Hohenstein
2008, S. 31–35).

Maßnahmen Der Ärztliche Leiter Rettungsdienst stattet alle Rettungswagen mit Kinder-
Notfallbändern (z. B. Broselow-Tape, Pädiatrisches

8

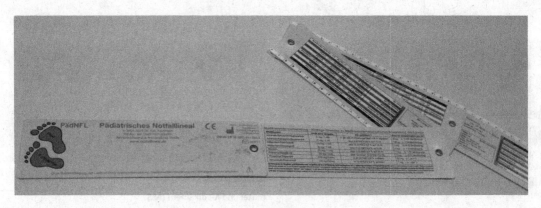

◨ Abb. 8.4   Pädiatrisches Notfalllineal

Medikamentengruppe	Farbe & Design	Bemerkungen
DIVI - Standard Spritzenetiketten Farbcode von Spritzenetiketten nach ISO 26825 und dem ergänzenden DIVI-Standard.		
HYPNOTIKA	Propofol	Pantone Pro. Yellow nach ISO 26825
BENZODIAZEPINE	Midazolam	Pantone 151 nach ISO 26825
BENZODIAZEPIN - ANTAGONISTEN	Flumazenil	Pantone 151 mit weißen Diagonal- streifen nach ISO 26825
MUSKELRELAXANTIEN	Cisatracurium	Pantone 485 nach ISO 26825
	Succinylcholin	Pantone 485 nach ISO 26825
MUSKELRELAXANS - ANTAGONISTEN	Neostigmin	Pantone 485 mit weißen Diagonal- streifen nach ISO 26825
OPIATE/OPIOIDE	Morphin	Pantone 297 nach ISO 26825
OPIOID - ANTAGONISTEN	Naloxon	Pantone 297 mit weißen Diagonal- streifen nach ISO 26825
LOKALANÄSTHETIKA	Bupivacain 0,25%	Pantone 401 nach ISO 26825
VASOPRESSOREN	Norepinephrin	Pantone 256 nach ISO 26825
	Epinephrin	Pantone 256 nach ISO 26825
ANTIHYPERTONIKA/ VASODILATANTIEN	Glyceroltrinitrat	Pantone 256 mit weißen Diagonal- streifen nach ISO 26825
ANTICHOLINERGIKA	Atropin	Pantone 367 nach ISO 26825
ANTIEMETIKA	Ondansetron	Pantone 156 nach ISO 26825
VERSCHIEDENE MEDIKAMENTE	Metamizol	Process Black nach ISO 26825
HEPARIN	Heparin	Process Black nach ISO 26825
PROTAMIN/	Protamin	Process Black mit weißen Diagonal- streifen nach ISO 26825
ANTIKOAGULANTIEN	Argatroban	Process Black Cool Grey 3
BRONCHODILATATOREN	Theophyllin	Pantone 072 / 464
ANTIKONVULSIVA	Phenytoin	Pantone 431 / Purple
ANTIARRHYTHMIKA	Amiodaron	Pantone 193 / Process Blue
INODILATATOREN	Milrinon	Pantone 193 / 346
HORMONE	Hydrocortison	Pantone 175 / 458
	Insulin	Pantone 175 / 102 Sonderregelung innerhalb der Hormone
ELEKTROLYTE	Na-Phosphat	Pantone 349 / 227
	KCl 1 mmol/ml	Pantone 349 / Process Blue Sonderregelung innerhalb der Elektrolyte
	NaCl 0,9%	Pantone 349 Sonderregelung innerhalb der Elektrolyte

◨ Abb. 8.5   DIVI Empfehlung zur bundesweiten einheitlichen Etikettierung

Notfalllineal) aus, auf denen die Dosierung der
Notfallmedikamente an Hand der Größe des Kin-
des abgelesen werden kann und daher nicht mehr
berechnet werden muss (◨ Abb. 8.4).

▪ **Meldung**
Etliche Meldungen zur Verwechslung von Medikamenten in der Notfallmedizin sind in unterschiedlichen CIR-Systemen eingegangen. Häufig wurden
Verwechslungen von hochwirksamen Medikamenten, die das zentrale Nervensystem oder das Herz-
Kreislauf-System betreffen, gemeldet.

Maßnahmen   Unter anderem basierend auf diesen Meldungen gibt die Deutsche Gesellschaft für
Intensiv- und Notfallmedizin (DIVI) die Empfehlung einer bundesweit einheitlichen Etikettierung
von Medikamenten in der Intensiv- und Notfallmedizin heraus (Prien 2009, S. 333–334, ► Kap. 9)
(◨ Abb. 8.5).

▪ **Meldung**
Ein Patient ist unruhig und muss sediert werden.
Das Team des Rettungsdienstes hält den Patienten fest und der Notarzt appliziert ein Sedativum.
Die Wirkung ist nur gering und es wird langsam
die Dosis erhöht. Erst nach hohen Dosen wird der
Patient führbar, die manuelle Fixation wird aufgehoben und die Infusionslösung wieder besser
positioniert und appliziert. Es folgt eine Narkose
mit Atemstillstand des Patienten. Das Sedativum
hat den Weg des geringsten Widerstandes genommen und die meiste Menge ist statt in die Vene des

Patienten in den Infusionsschlauch injiziert worden. So kam eine Überdosierung zustande.

Maßnahmen Um die Applikation von Medikamenten in den Infusionsschlauch zu verhindern, ist es notwendig, diesen abzuklemmen. Dies kann manuell geschehen, wenn man über diesen typischen Zwischenfall Bescheid weiß und es routiniert durchführt. Dies ist allerdings keine verlässliche Methode und fehleranfällig. Daher haben viele Rettungsdienstbereiche auf Infusionssysteme mit Rückschlagventil umgestellt, sodass dieser Fehler unmöglich wird. Diese Methode, Fehler zu 100 % auszuschließen, nennt man das sogenannte Poka Yoke Prinzip (Poka = dumme Fehler, Yoke = vermeiden) (◘ Abb. 8.6).

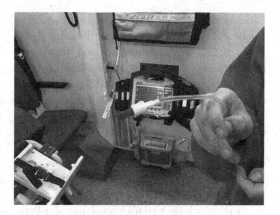

◘ **Abb. 8.6** Infusionssysteme mit integriertem Rückschlagventil

8.4 Beispiele zu Zwischenfällen bei der Intubation

■ **Meldung**
In einem Rettungsdienstbereich wird mehrmals von gescheiterten Intubationen berichtet.

Maßnahmen Der Ärztliche Leiter Rettungsdienst führt als zusätzliche alternative Atemwegshilfen Larynxtuben und Larynxmasken ein und schult alle Notärzte und Rettungsdienstmitarbeiter in ihrer Verwendung. Im weiteren Verlauf beobachtet er die Berichte über Probleme beim Atemwegsmanagement und stellt eine deutliche Abnahme fest.

■ **Meldung**
Es gehen mehrere Meldungen ein, die darauf hindeuten, dass eine bestimmte Gruppe von Notärzten häufig Schwierigkeiten bei der Intubation von Patienten hat.

Maßnahmen Die Notärzte werden von einer Klinik gestellt und der Ärztliche Leiter Rettungsdienst hat keinen Einfluss auf ihre Bestellung. Er sucht das Gespräch mit den Notärzten und führt ein Programm ein, im dem alle nicht-anästhesiologischen Notärzte eine definierte Anzahl von Intubationen in der OP-Vorbereitung unter Supervision erfahrener Anästhesisten durchführen müssen. In einem zweiten Schritt führt er ein gleichartiges jährliches

Refresher-Training für alle nicht-anästhesiologischen Notärzte ein.

■ **Meldung**
In einem Mehrfamilienhaus ist ein Patient im 5. Stock intubationspflichtig. Die Intubation misslingt und eine alternative Atemwegshilfe soll eingeführt werden. Diese befindet sich in einer extra Tasche im Kofferraum des Notarzteinsatzfahrzeuges (NEF) und ist somit nicht greifbar. Die Maskenbeatmung ist möglich, mit Zeitverzögerung trifft diese Tasche beim Patienten ein.

Maßnahmen Ein Ärztlicher Leiter Rettungsdienst hat aufgrund dieser Meldung in seinem Bereich dafür gesorgt, dass das alternative Atemwegsmanagement grundsätzlich zusammen mit dem Intubationsbesteck gelagert wird. Damit zusammenhängend wurde auch ein Ersatzlaryngoskop angeschafft, welches bisher nicht vorgehalten wurde.

8.5 Beispiele zu Zwischenfällen bei Verdachtsdiagnose Schlaganfall

■ **Meldung**
Der Rettungsdienst wird zu einer bewusstlosen Person alarmiert. Es zeigt sich ein unruhiger Patient, der prima vista an eine Hypoglykämie denken lässt. Es erfolgt die Blutzuckerkontrolle, die einen leicht erhöhten Wert anzeigt. Daraufhin wird der

Patient unter der Verdachtsdiagnose eines Schlaganfalls oder einer intrazerebralen Blutung (ICB) intubiert, Blut wird abgenommen und eine neurologische Klinik angefahren. Die kraniale Computertomographie (CCT) ist unauffällig. Wegen der unklaren Symptomatik verzichten die Klinikärzte auf die medikamentöse Thrombolyse und übernehmen den Patienten mit unklarer Diagnose auf die Intensivstation. Die ersten Blutwerte des vom Rettungsdienst abgenommenen Blutes ergeben eine schwere Hypoglykämie, die sich in der Blutgasanalyse (BGA) der Intensivstation bestätigt.

Es stellt sich im Verlauf heraus, dass der Patient seine beginnende Hypoglykämie bemerkte und wahrscheinlich schon leicht verwirrt mit Traubenzucker hantierte, der an der Fingerbeere haftete und somit den Blutzuckerwert des Patienten falsch hoch anzeigte.

Maßnahmen Der Ärztliche Leiter Rettungsdienst gibt daraufhin die Dienstanweisung heraus, grundsätzlich auf eine Säuberung der Fingerbeere vor der Blutzuckerbestimmung zu bestehen.

- **Meldung**

In einer Region mit weit auseinander liegenden Kliniken werden öfter Patienten, die von als Honorararzt tätigen Notärzten versorgt werden, in Krankenhäuser eingeliefert, die nicht über die für die Krankheit erforderliche Einrichtung verfügen, z. B. Stroke Unit oder Neurochirurgie, Herzkatheter-Labor, oder eine zu niedrige Versorgungsstufe haben.

Maßnahmen In jedem Rettungswagen wird eine laminierte Seite angebracht, die die Einrichtungen und die Versorgungsstufen der Krankenhäuser der Region aufführt.

8.6 Zusammenfassung lokaler Maßnahmen aus den 10 Meldungen im CIRS

◘ Tab. 8.1 zeigt, wie viele Optimierungsmaßnahmen durch die Auseinandersetzung mit eingegebenen Beinahefehlern im CIRS möglich und sinnvoll sind.

8.7 Diskussion

Die Möglichkeiten von CIRS-Meldungen und damit aufgezeigten Verbesserungsmaßnahmen sind fast unbegrenzt. Viele Meldungen, die vor Ort eingehen, betreffen lokale Probleme und müssen lokal gelöst werden. Dennoch gibt es etliche CIRS-Meldungen, die auch überregional, national oder internationale Wichtigkeit haben. Eine Vernetzung von regionalen und internationalen Strukturen ist perspektivisch sinnvoll, bisher aber nicht umgesetzt.

Es ist unmöglich zu beweisen, dass CIRS-Meldungen allein und ausschließlich zu Änderungen in der Medizin geführt haben und wahrscheinlich ist es auch nicht so. Wir können aber davon ausgehen, dass diskutierte Zwischenfälle, sei es wissenschaftlich in Publikationen oder unwissenschaftlich in verschiedenen Formen von Besprechungen, zumindest ihren Beitrag zur Weiterentwicklung der Medizin leisteten. Unstrittig ist, dass CIRS-Meldungen immer wieder zu sofortigen Verbesserungen auf lokaler Ebene führten. Welche das sind und wie häufig das ist, darüber gibt es keine validen Daten. Selbst Schätzungen wären hier so grob, sodass wir darauf lieber verzichten sollten. Unstrittig ist auch, dass durch Publikationen oder Internetportale viele Mitarbeiter über bestimmte typische Zwischenfälle informiert werden und so um deren Existenz wissen. Man kann vermuten, dass solche Informationen zu einem veränderten Bewusstsein gegenüber bestimmten kritischen Zwischenfällen führen und im Alltag in manchen Situationen zu einem angepassten Verhalten und damit zu einer Erhöhung der Patientensicherheit geführt haben und auch in Zukunft führen werden.

Incident Reporting Systeme geben Einblick in reale Zwischenfälle im täglichen Arbeitsablauf. Um die Patientensicherheit tatsächlich zu erhöhen, muss jedoch ein Verantwortlicher oder eine verantwortliche Gruppe dafür Sorge tragen, dass auf Basis der gemeldeten Zwischenfälle eine Wertung und vor allem Umsetzung von Maßnahmen erfolgt. Sinnvolle und den Autoren bekannte, umgesetzte Maßnahmen sind beispielsweise Lagerungen von Medikamenten, die vor allem Narkosemittel abseits von häufigen und eher harmlosen Medikamenten berücksichtigen. Unterschiedliche Dosierungen von gleichen Medikamenten sind zu vermeiden.

◘ **Tab. 8.1** Optimierungsmaßnahmen durch Beinahefehler-Meldungen
Optimierungsmaßnahmen bei Fehlern in der Medikamentenhandhabung
Medikamente, bei denen schwerwiegende Zwischenfälle bei Fehlapplikation auftreten können, in eine separate Tasche geben
Lösungsmittel für pulverisierende Medikamente zusammen mit dem Medikament lagern oder Fertigsysteme (Fertigspritzen mit vorgegebener Dosierung eines Medikaments) verwenden
Alle Notarzteinsatzfahrzeuge (NEF) bzw. Rettungstransportwagen (RTW) identisch bzgl. Medikamenten-Ampullarium ausstatten
Infusionssysteme mit Rückschlagventil verwenden, sodass das Medikament direkt in die Vene geleitet wird
NEF und RTW mit Kinder-Notfallbändern (z. B. Broselow-Tape) mit Dosierungsvorgaben für Kinder ausstatten
Einheitliche Etikettierung von aufgezogenen Medikamenten nach DIVI verwenden
Optimierungsmaßnahmen bei »schwierigen Atemwegen«
Einführung zusätzlicher alternativer Atemwegshilfen wie Larynxtuben und Larynxmasken
Programm einführen, in dem alle nicht-anästhesiologischen Notärzte in der OP-Vorbereitung unter Supervision erfahrener Anästhesisten eine bestimmte Anzahl von Intubationen durchführen. Ebenso ein jährliches Refresher-Training für alle nicht-anästhesiologischen Notärzte
Alternative Atemwegshilfen (Larynxtuben, Larynxmasken) grundsätzlich zusammen mit dem Intubationsbesteck lagern, ebenso das einsatzbereite Ersatzlaryngoskop
Optimierungsmaßnahmen bei Verdachtsdiagnose Schlaganfall
Dienstanweisung, grundsätzlich bei Verdachtsdiagnose Schlaganfall einen Blutzucker zu messen und dabei immer eine Säuberung der Fingerbeere vor der Blutzuckerbestimmung vorzunehmen
Im NEF und RTW eine Checkliste vorhalten, die die Spezial-Einrichtungen (Stroke Unit, Herzkatheterlabor usw.) und die Versorgungsstufen der Krankenhäuser der Region nennt

Rückschlagventile verhindern das Aufsteigen von Medikamenten in den Infusionsschlauch oder den Rücklauf von Blut in den Infusionsschlauch. Vereinheitlichung von Medikamentendosierungen verhindert Dosierungsverwechslungen sowohl innerhalb eines Rettungsdienstbereiches, aber auch angrenzender Rettungsdienstbereiche oder Kliniken. Insbesondere und übergreifend wichtig ist es, dass eine breite Ausbildung der Notärzte und Rettungsdienstmitarbeiter gefordert wird, damit auch schwierige Situationen gut gemeistert werden können.

8.8 Fazit für die Praxis

CIR-Systeme finden zunehmend Einzug in Rettungsdienstbereiche. Über umgesetzte Maßnahmen und über den Effekt dieser Systeme ist allerdings wenig bekannt. Dies wurde bisher wissenschaftlich kaum betrachtet. Insofern stehen wir noch am Anfang einer Entwicklung und müssen zusammen versuchen, eingeführte Maßnahmen transparent darzustellen, um dies auch wissenschaftlich für weitere Fortschritte in der Patientensicherheit darstellen zu können.

Didaktische Anregungen
- Veränderungen, die auf CIRS-Meldungen beruhen, sollten als solche den Mitarbeitern sowie allen Führungspersonen in der präklinischen Notfallmedizin bekannt gemacht werden.
- Regionale und internationale Vernetzungen von CIR-Systemen sind notwendig, damit bedeutsame Ereignisse auch überregional zu Systemveränderungen führen können.

> - Wissenschaftlich aufbereitete Daten soll-
> ten zukünftig belegen, dass CIRS-Meldun-
> gen zu System-Veränderungen geführt
> haben, und diese Veränderungen auch
> nachweislich die Patientensicherheit er-
> höhen.

Leitgedanken
- Meldungen aus CIR-Systemen haben nachweislich zu Systemveränderungen mit
  Erhöhung der Patientensicherheit geführt.
- Menschliches Versagen wird es zu einem
  gewissen Grad immer dort geben, wo
  Menschen arbeiten – daher sind Präven-
  tionsstrategien anzustreben, die aufgrund
  von technischen Änderungen diese unmöglich werden lassen (Poka-Yoke).
- Sollten technische Lösungen (noch) nicht
  verfügbar sein, so können andere Maßnahmen wie Ausbildung, Checklisten,
  Beschriftungen oder Hinweisschilder die
  Wahrscheinlichkeit von richtigem Verhalten und Vorgehen erhöhen.

Literatur

Buckley TA, Short TG, Rowbottom YM, Oh TE (1997) Critical incident reporting in the intensive care unit. Anaesthesia 52(5):403–9

Donchin Y, Gopher D, Olin M, Badihi Y, Biesky M, Sprung Ch, Pizov R, Cotev Sh (1995) A look into the nature and causes of human errors in the intensive care unit. Crit Care Med 23(2):294–300

Flanagan JC (1954) The critical incident technique. Psychol Bull 51(4):327–58; ► http://asrs.arc.nasa.gov, Stand: November 2014

Hart GK et al. (1994) Adverse incident reporting in intensive care. Anaesth Intensive Care 22(5):556–61

Hohenstein C, Hempel D, Schultheis K, Lotter O, Fleischmann T (2014) Critical incident reporting in emergency medicine: results of the prehospital reports. Emerg Med J 31(5):415–8

Hohenstein C, Schultheis K, Winning J, Rupp P, Fleischmann T (2013) Critical incidents in preclinical emergency airway management: Evaluation of the CIRS emergency medicine databank. Anaesthesist 62(9):720–4, 726–7

Hohenstein C, Rupp P, Fleischmann T (2011a) Critical incidents during prehospital cardiopulmonary resuscitation: what are the problems nobody wants to talk about? Eur J Emerg Med 18(1):38–40

Hohenstein C, Hempel D, Fleischmann T (2011b) Kritische Ereignisse in der Notfallmedizin. Notfallmedizin Up2Date 6:89–99

Hohenstein C (2008) Critical Incident Reporting System: Was können wir aus Zwischenfällen der pädiatrischen Notfallmedizin lernen? Intensiv- und Notfallbehandlung 33(1):31–35

Jones D, Runciman W (2009) Principles of Incident Reporting. In: Croskerry P (Hrsg) Patient Safety in Emergency Medicine. Wolters Kluver, Philadelphia p. 70

Prien T (2009) Empfehlung zur Kennzeichnung von Spritzen in der Intensiv- und Notfallmedizin. Anästhesiologie und Intensivmedizin 50:333–334

Wright D, Mackenzie SJ, Buchan I, Cairns CS, Price LE (1991) Critical incidents in the intensive therapy unit. Lancet 338(8768):676–8

Maßnahmen zur Fehlerprävention am Beispiel Medikamentengabe

Agnes Neumayr, Andreas Karl, Adolf Schinnerl

A. Neumayr et al. (Hrsg.), *Risikomanagement in der prähospitalen Notfallmedizin*,
DOI 10.1007/978-3-662-48071-7_9, © Springer-Verlag Berlin Heidelberg 2016

Präventive Maßnahmen zur Risikominimierung bzw. -vermeidung sind unverzichtbar, um kritische Zwischenfälle z. B. bei der Medikamentengabe zu vermeiden. Im innerklinischen Setting einer Normalstation können Medikamentenfehler durch die Verabreichung beim falschen Patienten oder der mangelnden Dokumentation und Information im Schichtbetrieb auftreten. In der Präklinik sind die Fehlerquellen hingegen häufig durch zeitkritische Faktoren bedingt, wie Hektik im Notfallgeschehen sowie schwierige äußere Rahmenbedingungen (schlechte Beleuchtung, Lärm, Witterungseinflüsse etc.), eine daraus resultierende mangelnde Kommunikation und Teamarbeit, fehlende Beschriftung der Spritzen oder ein fehlender mündlicher Gegencheck von Medikamentenname und zu hoher Dosierung. Unabhängig der Fehlerquelle, ausschlaggebend ist immer der potenzielle Patientenschaden. Der vorliegende Artikel beschreibt die Einbettung konkreter Maßnahmen zur Minimierung von (Beinahe-)Fehlern bei Medikamentengabe in einen umfassenden Ansatz zur Risikominimierung im Rettungsdienst Tirol, von der Ausbildung über die Dokumentation bis zum Notfalleinsatz.

9.1 Potenzielle Fehlerquellen bei Medikamentengabe

Die Fallbeispiele aus Beinahefehler-Meldesystemen (z. B. ► www.cirsmedical.de) sowie der Literatur zeigen die große Bandbreite möglicher Fehlerquellen in Hochzuverlässigkeitsorganisationen wie der prähospitalen Notfallmedizin (Hohenstein et al. 2011, Kaufmann et al. 2012, Wahr et al. 2013). Betrachtet man ausschließlich solche bei Medikamentengabe sind dies zum Beispiel:

- **Kommunikationsprobleme, menschliche Faktoren:** bei Medikamentenanordnung falscher Medikamentenname gesagt oder verstanden; umgangssprachlich missverständliche Verwendung von Abkürzungen für Medikamentennamen (»Hypo« versus »Hypno«); Aufmerksamkeits- bzw. Konzentrationsfehler durch Hektik und Stress oder mangelnder Teambildung; autoritäre Arbeitsatmosphäre verbunden mit der Angst, Kritik zu äußern; störendes Umfeld

- **Mangelnde Fachkenntnis:** fehlerhafte Medikamentenwahl z. B. bei Narkoseeinleitung; Unkenntnis zu Wirkstoffgruppen und wechselnden Medikamentennamen (Generika); Nicht-Beachtung altersspezifischer Besonderheiten von bei Erwachsenen zugelassenen Medikamenten (off-label use bei Kindern); kontraindizierte Medikamentengabe bei Vormedikation, allergische Zwischenfälle

- **Medikamentenverwechslung:** ähnliche Größe und Form der Ampullen (look-alike) und ähnlich klingende Medikamentennamen (sound-alike); falsche Einordnung von Ampullen im Ampullarium; Verwechslung unterschiedlicher Ampullen gleicher Medikamente mit unterschiedlichen Dosierungen; unzureichende Lagerung von aufgezogenen, nicht beschrifteten Spritzen z. B. in den Taschen der Dienstkleidung; Verwechslung von Infusionslösungen

- **Dosierungsfehler:** Verordnungsfehler durch falsche Berechnung der Dosierung – zu geringe oder zu hohe Dosis (z. B. bei Kindern durch Fehlschätzung des Körpergewichts), falsche Dosierung aufgrund von Rechenfehlern bei der Zubereitung (in 10-er Potenz falsch berechnet); Verdünnungsfehler bei aufzulösenden Medikamenten

- **Organisatorische Mängel:** fehlende oder abgelaufene Medikamente im Ampullarium; unsachgemäße Aufbewahrung kühlpflichtiger Medikamente; Medikamenten-Ampullarium nicht auffindbar, da im falschen Rucksack

- **Medikamentenverabreichung:** versehentliche Bolusgabe mit falschem Medikament; Luft im Infusionsschlauch nicht entfernt; bei i. v.-Medikamentengabe Rückstau in Infusionsschlauch nicht verhindert und kein Rückschlagventil verwendet; zu schnelle Verabreichung von Medikamenten insbesondere bei Kindern z. B. durch falsche Einstellung der Geschwindigkeit bei Infusionsgeräten und Perfusoren, zu hohe Dosierung von Katecholaminen

- **Fehlende Kontrollmechanismen:** keine Beschriftung der Spritze; ungenügende Lesbarkeit der Dosis; kein Gegencheck von Seiten des Notarztes zu Medikamentenname, Dosis und verwendeter Ampulle

- **Hygienemängel:** unhygienisches Vorgehen bei Medikamentenzubereitung und i. v.-Verabreichung (fehlendes Tragen von Handschuhen, Handschuhe zerrissen, keine vorab Händedesinfektion etc.); unsachgemäße Lagerung von Spritzennadeln (Verletzung mit Blutkontakt)
- **Mangelhafte Information** zur Medikamentengabe bei der Übergabe des Patienten im Krankenhaus
- **Mangelhafte schriftliche Dokumentation** der Medikamentengabe (unleserlich)
- **Kein standardisiertes Checkwesen** zur generellen Medikamentenhandhabung (Ersatz, Kontrolle Ablaufdatum, Freigabe neuer Medikamente etc.)
- **Fehlende Schulung des Risikomanagementprozesses in Aus- und Fortbildung:** wenig vorhandenes Fehler- bzw. Sicherheitsbewusstsein; keine gelebte Sicherheitskultur

- **Maßnahmen zur Fehlerprävention sind unverzichtbar**

In Bezug auf potenzielle Medikamentenfehler bedeutet dies, dass Risiken sowohl spezifisch auf den Notfalleinsatz, aber auch im Hinblick auf Aus- und Fortbildung, Kommunikation und Sicherheitskultur, Hygienevorkehrungen, standardisierte Dokumentations- und Informationsmittel sowie geeignete Risiko-Kontrollmaßnahmen betrachtet werden müssen.

9.2 Risikomanagement-Maßnahmen in Aus- und Fortbildung

Um Risiken, z. B. bei Medikamentengebrauch, in die Aus- und Fortbildung zu integrieren, werden aktuell im Rettungsdienst Tirol, neben dem Lehrinhalt zum Critical Incident Reporting System (CIRS) in der Grundausbildung zum Rettungssanitäter, in der Ausbildung zum Notfallsanitäter bzw. zu den weiterführenden Notfallkompetenzen Arzneimittel (NKA) und Venenzugang (NKV) eigene Schulungsformate (u. a. e-learning tool) entwickelt. Diese beinhalten die zentralen Definitionen, Grundlagen und Methoden zum Risikomanagement sowie zum RM-Prozess. Anhand von themenspezifisch gesammelten Fallbeispielen aus dem CIRS des Österreichischen Roten Kreuzes (Medikamentenfehler, Gerätefehler, Kommunikationsfehler usw.) werden die gesammelten Fälle in Gruppen erarbeitet. Die aufgezeigten Risiken werden anhand einer Risikomatrix bewertet, entsprechende Maßnahmen zur künftigen Prävention von Risiken definiert und im Anschluss den jeweiligen RM-Ansprechpartnern zugeführt. Auf diese Weise lernen bereits die Mitarbeiter bzw. Auszubildenden ein professionelles Denken im Rahmen des RM-Prozesses. Es entsteht Risikobewusstsein und eine entsprechende Sicherheitskultur. Zugleich wird die Notwendigkeit der Eingabe von Beinahefehlern ins CIRS erkannt. Die gleichzeitige Implementierung der vorgeschlagenen Maßnahmen in die Praxis und deren Wirksamkeitskontrolle untermauert die Wichtigkeit des Engagements jedes einzelnen Mitarbeiters. Für die Gruppenarbeiten wurden Dokumentationsvorlagen mit unterschiedlichen Fallbeispielen entwickelt. ◘ Abb. 9.1 zeigt das Resultat einer Gruppenarbeit zum Thema Medikamentenfehler.

9.3 Einführung einer standardisierten Kommunikation bei Medikamentengabe

(Beinahe-)Fehler sind meist das Resultat einer Anzahl aufeinanderfolgender ungeplanter Ereignisse, bei denen die gängigen Kontrollmechanismen versagen. Koppenberg et al. (2011) beschreiben dieses Phänomen als Fehlerkette, die letztlich zu einem kritischen Zwischenfall führen kann. In ◘ Abb. 9.2 ist diese Fehlerkette am Beispiel einer Medikamentenverwechslung durch eine fehlende standardisierte Kommunikation dargestellt.

Im Team muss einheitlich vorgegeben werden, wie die Kommunikation bei der Übergabe der Medikamente vom Notfallsanitäter auf den Arzt ablaufen soll. Hier sollte immer das sogenannte »Double-check-Verfahren« mit zwei Personen angewandt werden. Der Arzt benennt die zu verabreichende Dosis eines Medikaments z. B. 15 mg Piritramid. Der Rettungsdienstmitarbeiter wiederholt die

Risiko	Medikamentenfehler
Risikoeigner	Medizinischer Leiter, Rotes Kreuz Tirol gem. Rettungsdienst GmbH (RD GmbH) Geschäftsführung, Rotes Kreuz Tirol gem. Rettungsdienst GmbH (RD GmbH)

Fallbeispiel: Der Notarzt bittet den Notfallsanitäter das Medikament Novalgin vorzubereiten. Auf Vertrauensbasis verabreicht der Notarzt die zugereichte Spritze. Der Zustand des Patienten verschlechtert sich rapide. Ein markanter Blutdruckabfall wird festgestellt. Bei Kontrolle im Ampullarium wird festgestellt, dass es sich bei dem verabreichten Medikament um Nitro-Pohl gehandelt hat. Da alphabetisch geordnet, befindet sich dieses Medikament im Ampullarium neben Novalgin. Beide Ampullen ähneln sich in Farbe und Größe.

Konsequenzen: Die Fehlmedikation kann zum gravierenden Patientenschaden bis hin zum Tod führen. Haftungsfragen, rechtliche Konsequenzen und ein Imageschaden der Organisation könnten die Folge sein.

Gefahrengebiet (siehe Gefahrenliste, Kapitel 12 in diesem Buch)	2. Gefahrengebiet: Patientenpfad, prähospitale Patientenbehandlung
Gefahrenbereich (siehe Gefahrenliste, Kapitel 12 in diesem Buch)	2.4 Handhabung Medikamente 2.4.1 Dosierung, Verwechslung, falsche Medikamentenwahl

Ursachen des Risikos

– Ähnliche Ampullenfarbe der Größe bei nebeneinander gelagerten Ampullen: »look-alike«

– Keine standardisierte Kommunikation zwischen Notarzt und Notfallsanitäter zu Name, Verdünnung oder Dosierung des Medikaments

– Fehlende Beschriftung der Spritze durch standardisierte Etiketten, unzureichende Lagerung aufgezogener Spritzen

– Hektik, Chaos im Einsatz

☐ Risiko vermeiden x☐ Risiko vermindern ☐ Risiko überwachen ☐ Risiko akzeptieren	**Frühwarnindikatoren / Trend** ☐ Akute Verschlechterung des Patienten trotz begonnener Therapie ☐ Atypische Reaktion auf die Medikamentengabe

Nr.	Bestehende Maßnahmen	Zuständig	Bis wann?	Arbeitszeit
1	Checkliste zur Medikamentenauffüllung und Überprüfung nach jedem Einsatz und vor jedem Dienstbeginn	Diensthabender Notfallsanitäter (NFS)	täglich	30 Min.
2	Medikamenten-Ampullarium wird immer im selben Rucksack mitgeführt	Diensthabender NFS		
Nr.	**Neue Maßnahmen**	**Zuständig**	**Bis wann?**	**Arbeitszeit**
3	Einführung einer standardisierten Kommunikation bei Medikamentengabe: – Schulung der standardisierten Kommunikation in der Aus-und Fortbildung; – Informationsschreiben an alle Rettungs-und Notfallsanitäter und Notärzte: – Empfehlung zur Wiederholung der Medikamentenanordnung durch den Notfallsanitäter und Rückmeldung der Richtigkeit durch den Notarzt (Gegencheck); – Empfehlung zur Kontrolle der etikettierten Spritze bzgl. Dosis und Medikamentennamen durch den Notarzt vor Verabreichung.	Leiter RD Akademie, Bezirksausbildungsreferenten Medizinischer Leiter RD GmbH, Geschäftsführer RD GmbH	Ab Schulungsjahr 2014/2015	2 UE pro Kurs 4 Std.

◻ Abb. 9.1 Standardisierte Dokumentation zur Risikobeurteilung (Quelle: Rotes Kreuz, Landesverband Tirol, RK Akademie)

4	Organisation der Mitnahme und Anbringung von vorgedruckten Spritzenetiketten im Medikamenten-Ampullarium mit Farbgebung nach DIVI-Standard bzw. ISO 26825.	Geschäftsführer RD GmbH	01.12.2014	40 Std.
5	Einführung eines Spritzenboards, auf dem alle aufgezogenen Medikamentenspritzen aufgesteckt, stabil und gesichert mitgeführt werden können.	Geschäftsführer RD GmbH	31.12.2014	80 Std.
6	Medikamenteneinschulung nach Wirkstoffgruppe und Beschriftung der Innenseite des Medikamenten-Ampullariums mit beidem, dem Medikamentennamen und der Wirkstoffgruppe, sodass bei wechselndem Medikamentennamen (Generika) dem Notfallsanitäter die Wirkstoffgruppe bekannt ist und zur weiteren Kontrolle des richtigen Medikaments dienen kann.	Geschäftsführer RD GmbH Leiter RD Akademie Medizinischer Leiter RD GmbH	Ab Schulungsjahr 2014/2015	2 Std. pro Kurs
	Datum:	Für den Risikoeigner:		

◘ **Abb. 9.1** Fortsetzung

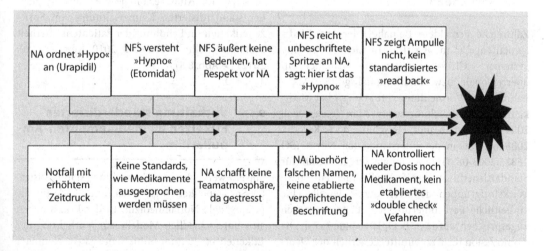

◘ **Abb. 9.2** Fehlerkette – Fallbeispiel zur Medikamentenverwechslung

Anordnung des Arztes (closed loop). Er zeigt dem Arzt die aufgezogene Spritze mit dem aufgeklebten Etikett und die dazugehörende Ampulle und wiederholt die Anordnung des Arztes erneut. Er nennt die verwendende Konzentration des Medikaments z. B. Piritramid 7,5 mg/ml und die sich daraus ergebende absolute Menge der zu verabreichenden Dosis in ml, also 15 mg in 2 ml (◘ Abb. 9.3). Das Etikett muss so aufgeklebt werden, dass die Graduierung immer lesbar bleibt. Der Arzt prüft beides gegen: die Richtigkeit der Ampulle/des Medikaments und der Dosierung (beschriftetes Etikett mit Angabe von mg/ml auf der Spritze – »Read-back-Verfahren«). Erst danach erfolgt die Applikation.

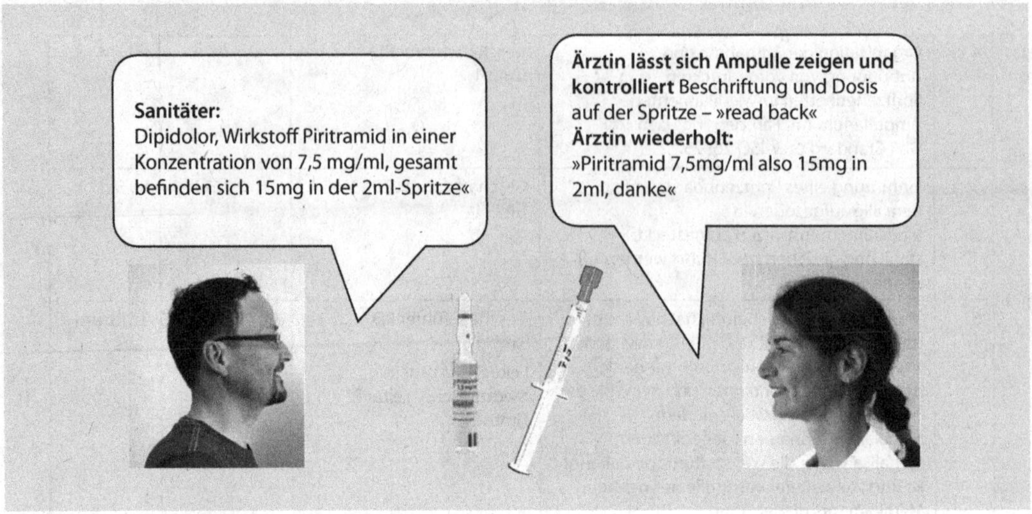

Sanitäter:
Dipidolor, Wirkstoff Piritramid in einer Konzentration von 7,5 mg/ml, gesamt befinden sich 15mg in der 2ml-Spritze«

Ärztin lässt sich Ampulle zeigen und kontrolliert Beschriftung und Dosis auf der Spritze – »read back«
Ärztin wiederholt:
»Piritramid 7,5mg/ml also 15mg in 2ml, danke«

◘ **Abb. 9.3**   Standardisierte Kommunikation bei Medikamentengabe (Lehrbeispiel, Quelle Neumayr)

9.4 Verwendung standardisierter Spritzenetiketten nach ISO 26825

Zahlreiche gemeldete Beinahefehler zur Medikamentengabe in »Critical Incident Reporting Systems – CIRS« erhöhten die Dringlichkeit, überregionale bzw. international gültige Maßnahmen zur Vermeidung von Fehlern bei Medikamentenverabreichung zu ergreifen (Jensen et al. 2004, Hohenstein und Fleischmann, ▸ Kap. 8). 2008 wurden in der internationalen Norm ISO 26825:2008-08 (Internationale Organisation für Standardisierung) zwölf Medikamenten- bzw. Wirkstoffgruppen definiert, denen jeweils eine einheitliche Farbcodierung für Spritzenetiketten zugesprochen wurde (z. B. Opiate »blue 297«). Die Kommission für Arzneimittelsicherheit der Deutschen Interdisziplinären Vereinigung für Intensiv- und Notfallmedizin e.V. (DIVI) überarbeitete 2010 und 2012 ihre diesbezüglichen Empfehlungen, u. a. wurden intensivmedizinisch relevante Medikamentengruppen hinzugefügt, zusätzliche Etikettengrößen für 50 ml-Spritzen für Spritzenpumpen und das »Tall-Man-Letter-Prinzip« (SUFentanil vs. FentaNYL) eingeführt (Milke et al. 2013, Prien 2009, ▸ http://www.divi.de/empfehlungen/empfehlung-zur-kennzeichnung-von-spritzen.html, Zugriff: 30.4.2015). Im Jahr 2010 wurde in der »Deklaration von Helsinki zur Patientensicherheit in der Anästhesiologie« von der Europäischen Gesellschaft für Anästhesiologie die Notwendigkeit der standardisierten Kennzeichnung von Spritzenetiketten zur Erhöhung der Patientensicherheit bestätigt (Mellin-Olsen et al. 2010, Kemper et al. 2012) (▸ Abb. 8.5).

9.5 Vorhaltung standardisierter Etiketten im Medikamenten-Ampullarium

Die Notwendigkeit der Verwendung standardisierter Spritzenetiketten gilt auch und gerade für die prähospitale Notfallmedizin. In der Praxis haben sich unterschiedlich Modelle zur Vorhaltung der Etiketten im Rettungsmittel entwickelt. Neumayr et al. (2014) zeigen eine Möglichkeit auf, wie Etiketten direkt im Medikamenten-Ampullarium anhand einer Etikettenhalterung aufbewahrt werden können und damit sofort zur Hand sind. Eine zusätzliche Leiste mit Farbcodierung im Ampullarium (Wirkstoffgruppe und Medikamentenname) findet sich unterhalb der in der Halterung befestigten Ampulle wieder. Beim Auffüllen des Ampullariums ist sofort der freie Platz ersichtlich, sodass durch diese Maßnahme nicht nur die Sicherheit, sondern auch die Schnelligkeit bei der Wieder-

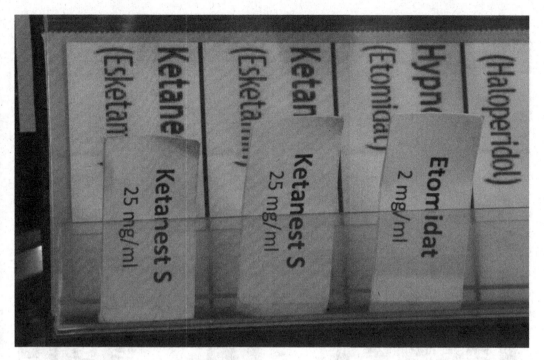

◻ **Abb. 9.4**   Etikettenhalterung im Medikamenten-Ampullarium

erlangung der Einsatzbereitschaft erhöht werden kann. Die Medikamenteneinschulung erfolgt primär nach Wirkstoffgruppen, parallel zur Nennung entsprechender Medikamentennamen, sodass die Gefahr der Medikamentenverwechslung durch laufend wechselnde Medikamentennamen (Generika) reduziert wird. (◻ Abb. 9.4, ◻ Abb. 9.5)

festgelegt werden. Diese Aufbewahrungsform für aufgezogene Spritzen ersetzt die oft praktizierte Aufbewahrung von Medikamenten in der Hosen- oder Jackentasche des Notarztes, im Ablagefach im Auto oder in einer Nierenschale (Neumayr et al. 2014) (◻ Abb. 9.6).

9.6 Verwendung eines Spritzenbrettes im Einsatz

Die sichere Aufbewahrung aufgezogener Spritzen kann anhand eines Spritzenbrettes gewährleistet werden, auf welchem sich Halterungen und Clips für Spritzen in den Größen 2 ml, 5 ml, 10 ml und 20 ml befinden. Wenn bei einer Patienten-Versorgung und/oder dem anschließenden Patienten-Transport in das Zielkrankenhaus eine weiterführende medikamentöse Therapie indiziert ist, können auf diesem Spritzenbrett die aufgezogenen Spritzen fixiert werden. Speziell für den Fall einer Narkoseeinleitung kann hierdurch die Reihenfolge der zu applizierenden Medikamente übersichtlich

9.7 Weitere Maßnahmen zur Risikominimierung bei Medikamentengabe

Zur Verringerung von Beinahefehlern bei Medikamentengebrauch wurden folgende Maßnahmen im RD Tirol eingeführt:

- Alle Notarzteinsatzfahrzeuge (NEF) bzw. Rettungswagen (RTW) sind bzgl. Medikamenten-Ampullarium ident ausgestattet. Der Wechsel der Dienstmannschaften und des Fuhrparks, auch zwischen den RD-Partnern stellt folglich kein Risiko dar.
- Alle Notarzteinsatzfahrzeuge (NEF) bzw. Rettungswagen (RTW) sind mit Hilfsmittel für die pädiatrische Pharmakotherapie

9

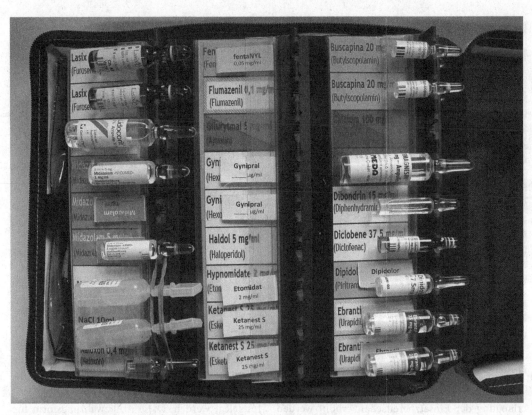

❏ **Abb. 9.5**   Farbkodierung im Ampullarium als zusätzliche Kontrollinstanz

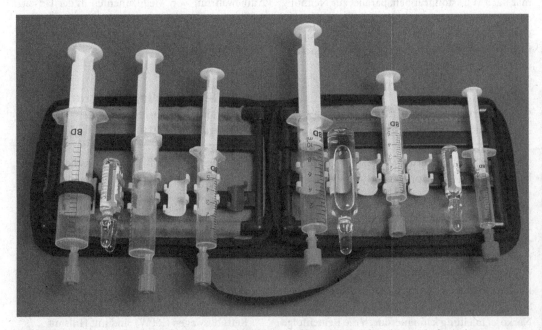

❏ **Abb. 9.6**   Spritzenbrett zur sicheren Halterung aufgezogener Medikamente (Genehmigung Dr. Stefan Mulzer, ▶ www. interrescue.de)

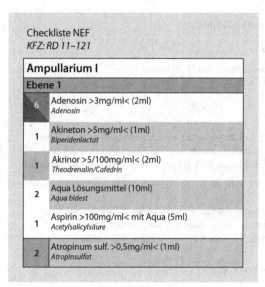

Checkliste NEF
KFZ: RD 11–121

Ampullarium I

Ebene 1

6	Adenosin >3mg/ml< (2ml) *Adenosin*
1	Akineton >5mg/ml< (1ml) *Biperidenlactat*
1	Akrinor >5/100mg/ml< (2ml) *Theodrenalin/Cafedrin*
2	Aqua Lösungsmittel (10ml) *Aqua bidest*
1	Aspirin >100mg/ml< mit Aqua (5ml) *Acetylsalicylsäure*
2	Atropinum sulf. >0,5mg/ml< (1ml) *Atropinsulfat*

◻ Abb. 9.7   Checkliste Notarzteinsatz

ausgestattet, wie z. B. ein pädiatrisches Notfalllineal (PädNFL) oder entsprechende Berechnungstabellen für Kinder (Kaufmann et al. 2012, Bernius et al. 2008, Leonard et al. 2006).
— Lösungsmittel für pulverisierende Medikamente werden zusammen mit dem Medikament gelagert, wenn möglich werden Fertigsysteme (Fertigspritzen mit vorgegebener Dosierung eines Medikaments) verwendet. Die Vorhaltung von gleichen Medikamenten in unterschiedlichen Dosierungen (z. B. Midazolam 5 mg/5 ml oder 15 mg/3 ml oder Ketamin 5 mg/ml und Ketamin 25 mg/ml) wird – wenn möglich – vermieden.
— Infusionssysteme mit Rückschlagventil werden verwendet.

9.8   Kontrollinstrumente: Checklisten, Standardvorgehensweisen (SOPs)

Checklisten mit standardisierten Vorgaben zur Überprüfung der täglichen und wöchentlichen Medikamentenvorhaltung (Ampullarium) sind unabdingbar notwendig, um kritische Zwischenfälle durch fehlende Medikamente zu vermeiden. Die Checklisten sind so gestaltet, dass der verantwort-

liche Sanitäter durch Signatur die Überprüfung belegt. Die Angabe von Medikamentenname und Wirkstoffgruppe erhöht den Lerneffekt insbesondere in Bezug auf die Wirkstoffgruppe. Dies ist bei häufig wechselnden Medikamentennamen wichtig, da das Augenmerk dann auf der Zuordnung zur »richtigen Wirkstoffgruppe« liegt. Die Checklisten können auch farblich so gestaltet werden, dass die eingesetzten Farben mit der farblichen Codierung z. B. der Fahrzeugtypen (z. B. NEF lila, RTW rot …), der Rucksäcke (z. B. roter Hintergrund bei den Materialien des roten Rucksackes) bzw. der Medikamentenleisten in den Ampullarien übereinstimmen (Neumayr et al. 2014). Damit kann der Wiedererkennungswert in der täglichen Praxis erhöht werden (◻ Abb. 9.7).

9.9   Standard Operating Procedure (SOP) zur Medikamentenhandhabung

Im Rahmen von RM ist es zudem notwendig, bestimmte Arbeitsabläufe, Zuständigkeiten, entsprechende Dokumente und Überprüfungsvorgaben anhand »standardisierter Vorgehensweisen (SOP)« für alle Mitarbeiter transparent zu machen und zu vereinheitlichen. Eine solche SOP ist auch für den Medikamentengebrauch sinnvoll und kann in Arbeitsgruppen entwickelt, im Intranet der Rettungsorganisation veröffentlicht und laufend aktualisiert werden (◻ Tab. 9.1). Beispielsweise finden sich in dieser standardisierten Vorgehensweise auch die nötigen Hygienemaßnahmen und Vorschriften zum Medikamentengebrauch.

9.10   Fazit für die Praxis

Am Beispiel von Beinahefehlern bei der Medikamentengabe lässt sich gut zeigen, wie wichtig ein umfassender Ansatz zur Risikominimierung im Rettungsdienst ist. Neue Maßnahmen müssen dokumentiert, in entsprechenden Standardvorgehensweisen (SOP) vereinheitlicht und den Ansprechpartnern und Mitarbeitern übermittelt werden. Neuerungen müssen zudem laufend in die Aus- und Fortbildung einfließen. Nur ein

■ **Tab. 9.1**   SOP für die Verwendung und Kennzeichnung von Medikamenten

Standard Operating Procedure (SOP) Medikamentengabe

Risikoeigner: Geschäftsführung, Rotes Kreuz Tirol gem. Rettungsdienst GmbH (RD GmbH)
Medizinischer Leiter, Rotes Kreuz Tirol gem. Rettungsdienst GmbH

Verantwortlichkeiten Arbeitgeber; Beauftragte

Handhabung Medikamente:
Die Liste der mitzuführenden Medikamente im Ampullarium und der vorgehaltenen Infusionen wird von der Geschäftsführung RD GmbH und dem Medizinischen Leiter RD GmbH vorgegeben und in Zusammenarbeit mit dem Ärztlichen Leiter Rettungsdienst (ÄLRD) laufend aktualisiert und kontrolliert. Sie gilt für alle RD-Partner gleichermaßen.

Kühlpflichtige Medikamente werden gemäß der Empfehlung 1/2014_AGQS_20140508 des ÄLRD wie folgt behandelt: Sie sind in der Kühlbox des Fahrzeuges vorzuhalten.
Für Medikamente, welche beim Notfalleinsatz stets direkt beim Notfallpatienten griffbereit sein sollten, wird ein Sonderampullarium ohne Kühlung, jedoch mit verkürzter Ablaufzeit der jeweiligen Medikamente verwendet. Das verkürzte Ablaufdatum wird bei Entnahme aus dem Kühlschrank händisch auf der Ampulle angeschrieben.

Etikettierung:
Die RD GmbH stellt den Mitarbeitern Spritzenetiketten nach 26825:2008-08 bzw. DIVI-Empfehlungen (2010, 2012) in ausreichender Menge zur Verfügung.
Für jene im Ampullarium verwendeten Medikamente werden Etiketten im Medikamentenlager der Dienststellen gelagert. Die Infusionen sind alle bereits mit Beschriftung versehen. Für bestimmte Medikamente im Ampullarium werden standardisierte Etiketten in der Halterungsleiste des Ampullariums mitgeführt, ebenso Blankoetiketten zur Beschriftung.

Der Bezirksausbildungsreferent ist für die laufende Schulung und Einhaltung der Vorgaben zur Medikamentenhandhabung verantwortlich. In internen Audits werden von ihm zukünftig (im Rahmen der Umsetzung der RM-Strategie) die vorgegebenen Maßnahmen überprüft, Mängel besprochen und entsprechend behoben. Neuerungen werden von ihm an die Mitarbeiter übermittelt.

Der Hygiene-Beauftragte der RD GmbH ist für die laufende Überprüfung der Einhaltung der Hygienestandards in der Handhabung der Medikamente zuständig. In internen Audits werden von ihm zukünftig (im Rahmen der Umsetzung der RM-Strategie) die vorgegebenen Maßnahmen überprüft, Mängel besprochen und behoben. Neuerungen werden von ihm an die zuständigen Hygienebeauftragten der Bezirke und RD-Partner übermittelt.

Handhabung Beinahefehler/Meldepflicht:
Durch eigene Schulungsformate werden zukünftig die Grundlagen zum Beinahefehler-Meldesystem (CIRS) in der Grundausbildung zum Rettungssanitäter gelehrt, sowie der Risikomanagementprozess in der Ausbildung zum Notfallsanitäter und zu den Zusatzkompetenzen Arzneimittel (NKA) und Venenzugang (NKV) anhand von gemeldeten Fallbeispielen beübt.
Die Mitarbeiter werden angehalten, Beinahefehler bei Medikamentengebrauch dem unmittelbaren Vorgesetzten und den zuständigen Ansprechpersonen (Risikobeauftragte) zu melden sowie ins CIRS einzugeben. Entsprechende Multiplikatoren werden dazu auch bei den Partnerorganisationen ausgebildet, ebenso erfolgen die Erstellung eines Trainerleitfadens und Schulungen der Bezirksausbildungsreferenten.

Verantwortlichkeiten der Anwender

Medikamente: Gemäß vorgegebener Checkliste ist der diensthabende Sanitäter verpflichtet, die Medikamentenüberprüfung im Ampullarium nach Checkliste und nach jeder Patientenversorgung mit Medikamenteneinsatz durchzuführen, fehlende Medikamente nachzufüllen, abgelaufene Medikamente zu entfernen und den Fahrzeugbestand aufrecht zu erhalten. Jedes dem Lager entnommene Medikament ist entsprechend mit dem Scanner abzubuchen, damit die Nachschublieferung aus dem Zentrallager rechtzeitig erfolgen kann.

Zur Berechnung der Medikamentendosis werden Hilfsmittel im Rettungsmittel vorgehalten, wie beispielsweise für die pädiatrische Pharmakotherapie: entsprechende Berechnungstabellen, pädiatrisches Notfalllineal.

◘ Tab. 9.1 Fortsetzung

Kommunikation:
Bei jeder Übernahme eines Vorbereitungsauftrages eines Medikaments wird eine Closed Loop Kommunikation durchgeführt: Der Notfallsanitäter wiederholt den Auftrag mit Medikamentennamen und ggf. der Verdünnung und der Dosis.
Bei jeder Übergabe der vorbereiteten Spritze oder Infusion muss ein Doppelcheck durchgeführt werden: Der Notfallsanitäter nennt Medikamentenname/Wirkstoffgruppe sowie ggf. die Verdünnung und die aufgezogene Dosis und zeigt die Ampullen (auch Verdünnung) dem Arzt, der Arzt wiederholt beides und kontrolliert die Richtigkeit anhand der beschrifteten Etiketten und der vorgezeigten Ampulle (Double-Check Verfahren).

Etikettierung:
Standardisierte Spritzenetiketten werden laufend in die Halterungsleisten des Ampullariums, unterhalb der entsprechenden Ampulle, auf Vorrat eingefügt und nach Gebrauch mit neuen ersetzt.
Bei dem der Checkliste entsprechenden Fahrzeugcheck und nach jedem Einsatz mit Medikamenten ist die Vollständigkeit der mitgeführten Etiketten im Medikamenten-Ampullarium zu überprüfen.
Jede verwendete Spritze wird mit dem entsprechenden Etikett versehen: Etikett mit Dosierungs-/Konzentrationsvordruck bzw. Beschriftung mit der entsprechenden Dosis per Hand. Bei unerwartetem Etikettenmangel bzw. Medikamenten ohne vorhandene Etiketten sollen zukünftig weiße, leere Etiketten verwendet werden, diese werden per Hand und gut lesbar beschriftet. Die Etiketten werden so aufgeklebt, dass die Graduierung der Spritze und die Etikettenbeschriftung lesbar sind.
Bei Spritzenpumpen wird das Etikett so aufgeklebt, dass dieses auch im eingespannten Zustand lesbar bleibt. Werden einer Infusion Medikamente zugefügt, wird die Infusionsflasche gut sichtbar mit den entsprechenden Etiketten mit Dosisangabe beklebt.
Einzige Ausnahme zur Beschriftungspflicht besteht bei Medikamenten, die vom Arzt aufgezogen und direkt vollständig appliziert werden.

Unbeschriftete Spritzen oder Infusionen/Pumpenspritzen, deren Inhalt bzgl. Wirkstoff und Dosierung in Zweifel gezogen werden, müssen entsorgt werden.

Alle Ampullarien haben einen fixen Platz in der Ausrüstung (im Auto, im jeweiligen Rucksack), diese Zuordnung ist unbedingt einzuhalten. Für einen Fahrzeugwechsel gibt es Checklisten, damit wird sichergestellt, dass alle notwendigen Ampullarien/Medikamente im gewechselten Fahrzeug vorhanden sind.

Neben der Einhaltung der üblichen Hygienestandards im Rettungsdienst, sind die Mitarbeiter verpflichtet, vor der Zubereitung von Medikamenten sowie der Venenpunktion eine hygienische Händedesinfektion durchzuführen und Einmalhandschuhe zu tragen.
Im Rettungsmittel und Notfallrucksack befinden sich sachgerechte Abfallboxen zur Entsorgung von Einmalkanülen, Venenverweilkatheter, Ampullen und Spritzen, deren Verwendung verpflichtend ist.
Hygienemängel müssen an den zuständigen Hygienebeauftragten gemeldet werden.

Auszubildende müssen beim Aufziehen von Medikamenten überwacht werden.
Die Medikamentenvorbereitung obliegt lt. SanG § 10 dem Notfallsanitäter und darf nicht einem Rettungssanitäter übertragen werden (fehlende konkrete Kenntnisse und Fertigkeiten) – deshalb erhöhtes Anwenderrisiko.

Dokumentation: Die im Rettungseinsatz applizierten Medikamente müssen vom Notarzt am Notarztprotokoll mit Medikamentennamen und Dosis vermerkt werden.
Die vom Notfallsanitäter (NKA/NKV) applizierten Medikamente – bei Verbrauch aus dem RTW – müssen von diesem am Sanitäterprotokoll vermerkt werden.

Zusatzdokumente – Mitarbeiterinformationen, verpflichtende Rundschreiben, Empfehlungen, Gesetzliche Vorgaben

Checkliste RDT 09-2014-Muster; MAI 141005 Checkwesen NEU, Manual Checkwesen NEU v2.

▶ http://www.beuth.de/de/norm/iso-26825/111668687;
▶ www.divi-org.de/Empfehlung-zur-Kenntzeichnung-v.159.0.html

NastV_Nadelstichverordnung_BGBLA_2013_II_16

◘ Tab. 9.1   Fortsetzung

Hygiene_Präsentation - Aktion Saubere Hände_22.11.2014

Empfehlung 1/2014_AGQS 20140508_Handhabung kühlpflichtiger Medikamente

Empfehlung 3/2014_AGQS_20140508_Änderung der Medikamentenliste Notarzteinsatzfahrzeug (NEF)

Sanitätergesetz BGBl. I Nr. 30/2002

Sanitätergesetz mit San-AV und SanAFV Kommentar, ISBN 3-85114-718-9, (Mr. Dr. Meinhild Hausreither, Mag. Stephan Kanhäuser)

geschlossener Kreislauf, vom Beinahefehler-Meldesystem bis zur Verbesserungsmaßnahme und der Überprüfung ihrer Wirksamkeit gewährleistet die Risikominimierung und erhöht damit die Patienten- und Mitarbeitersicherheit.

Didaktische Anregungen
- Jede Medikamentenanordnung und Übernahme der vorbereiteten Medikation sollte anhand einer standardisierten Kommunikation mit dem Doppelkontroll-Verfahren von zwei Personen durchgeführt werden.
- Die Verwendung von standardisierten Spritzenetiketten nach ISO 26825, mit der Möglichkeit der exakten Angabe der Dosis gewährleistet eine zusätzliche Kontrolle der Richtigkeit des aufgezogenen Medikaments.
- Checklisten mit standardisierten, z. B. täglichen und wöchentlichen Vorgaben zur Überprüfung der Medikamentenvorhaltung (Ampullarium) sind notwendig, um kritische Zwischenfälle beim Medikamentengebrauch zu minimieren.

Leitgedanken
- Es genügt nicht, Beinahefehler »nur« in ein Meldesystem einzugeben. Diese Eingabe ist nur dann sinnvoll, wenn daraus Maßnahmen zur Optimierung abgeleitet werden.
- Standardvorgehensweisen (SOPs) zu bestimmten Risikobereichen wie der Medikamentengabe müssen in die Organisationsstruktur des Rettungsdienstes implementiert, an alle Rettungsdienstmitarbeiter übermittelt und laufend auf ihre Wirksamkeit hin überprüft werden.
- Mitarbeiter-Schulungen zur Handhabung von Beinahefehler-Meldesystemen und zur Risikoanalyse im Rahmen des RM-Prozesses z. B. bei Medikamentenfehlern sind laufend notwendig, um das Sicherheitsbewusstsein für Fehlerquellen und präventive Maßnahmen auf einem hohen Level zu halten.

Literatur

Hohenstein C, Fleischmann T, Hempel D (2011) Kritische Ereignisse in der Notfallmedizin. Notfallmedizin up2date 6. DOI: ▶ http://dx.doi.org/10.1055/s-0030-1271041

Hohenstein C, Schultheis K, Winning J, Rupp P, Fleischmann T (2013) Kritische Zwischenfälle im Atemwegsmanagement der präklinischen Notfallmedizin. Auswertung der Datenbank CIRS-Notfallmedizin. Anästhesist 62:720–727

ISO 26825:2008-08. Anästhesie und Beatmungsgeräte – Aufkleber für Spritzen mit Arzneimitteln zur Anwendung bei der Anästhesie, die vom Anwender angebracht werden – Farben, Design und Leistung. ▶ http://www.beuth.de/de/norm/iso-26825/111668687 (Zugriff: 21.10.2014)

ISO 26825 bzw. DIVI Norm: ▶ www.divi-org.de/Empfehlung-zur-Kenntzeichnung-v.159.0.html; Deutsches Ärzteblatt (2010) Standardspritzenaufkleber in der Akutmedizin. JG.107;20:1031-1032; ▶www.aerzteblatt.de/pdf/107/20/a1031.pdf

Jensen LS, Merry AF, Webster CS, Weller J, Larsson L (2004) Evidence-based strategies for preventing drug administration errors during anaesthesia. Anaesthesia 59:493–504

Kaufmann J, Laschat M, Wappler F (2012) Medikamentenfehler bei Kindernotfällen. Eine systematische Analyse.
Dtsch Ärztebl Int 109(38):609–16. DOI: 10.3238/ar6te-
bol2012.0609

Kemper JC, Lukas RP, Blömker G, Van Aken HK, Bohn A (2012)
Beschriftest du noch oder klebst du schon? DIVI-
Standardspritzenaufkleber im Rettungsdienst. Notfall
Rettungsmed 15:612–616

Koppenberg J, Henninger M, Gausmann P, Rall M (2011)
Patientensicherheit im Rettungsdienst: Welchen Beitrag können CRM und Teamarbeit leisten? Der Notarzt
27:249–254

Leonard MS, Cimino M, Shaha S, McDougal S, Pilliod J,
Brodsky L (2006) Risk reduction for adverse drug events
through sequential implementation of patient safety
initiatives in a children's hospital. Pediatrics 118:e1124–9

Mellin-Olsen J, Staender S, Whitaker DK, Smith AF (2010)
The Helsinki Declaration on Patient Safety in Anaest-
hesiology. Eur J Anaesthesiol 27(7):592–7, DOI 10.1097/
EJA.0b013e32833b1adf

Milke K, Zacharowsi K (2013) Deklaration von Helsinki und
Patientensicherheit in der Anästhesiologie. Empfehlun-
gen zur Einführung von Spritzenetiketten. Anästhesiol
Intensivmed Notfallmed Schmerzther 48:98–100

Neumayr A, Ganster A, Schinnerl A, Baubin M (2014) Unterschätzte Gefahr am Notfallort. Ein Plädoyer zur Einführung von Risikomanagement. Notfall Rettungsmed
17:25–31

Prien Th (2009) Empfehlung der DGAI zur farbigen
Kennzeichnung von Spritzen. Anästh. Intensivmed
50:333–334

Rall M (2012) Patientensicherheit. Daten zum Thema und
Wege aus der Krise. Urologe 51:1523–1532

Rall M, Glavin R, Flin R (2008) The, 10s for 10 min principle
– Why things go wrong and stopping them getting
worse. Bulletin of the royal college of anaesthetists –
special human factor issues, pp 2614–2616

Wahr JA, Shore AD, Harris LH, Rogers P, Panesar S, Matthew
L, Pronovost PJ, Cleary K, Pham JC (2013) Comparison
of Intensive Care Unit Medication Errors Reported to
the United States' MedMarx and the United King-
dom's National Reporting and Learning System: A
Cross-sectional Study. Am J Med Qual XX (X) 1–9,
DOI 10.1177/1062860613482964

Visuelle Hilfen in der Notfallmedizin

Wolfgang Ummenhofer, Marc Lüthy

A. Neumayr et al. (Hrsg.), *Risikomanagement in der prähospitalen Notfallmedizin*,
DOI 10.1007/978-3-662-48071-7_10, © Springer-Verlag Berlin Heidelberg 2016

Unter akutem äußerem Druck müssen alle Chancen genutzt werden, um für den lebensbedrohten Patienten eine optimale Versorgung sicherzustellen. Für zahlreiche Standardsituationen sind im Rahmen von Risikomanagement Prozesse definiert worden, die regelmäßig an evidenzbasierte Neuerungen angepasst und im Rahmen der Guideline-Revisionen aktualisiert werden müssen. Diese Prozesse sind im prähospitalen Bereich als »Standard Operating Procedures«, Algorithmen, Checklisten und Memocards abgebildet und in die internen Abläufe integriert. Sie erleichtern die Arbeit in Teams, reduzieren die Störanfälligkeit komplexer Systeme und erhöhen die stressbedingte Einschränkung kognitiver Funktionen.

10.1 Einleitung

In einem Tätigkeitsfeld wie der prähospitalen Notfallmedizin müssen alle Möglichkeiten ausgeschöpft werden, um die umgebungsbedingten, organisatorischen, patientenbezogenen und teamassoziierten Risikofaktoren zu minimieren und ein optimales »Crisis Resource Management« umzusetzen. Hilfsmittel, die Standardsituationen beschreiben und strukturieren, Abläufe und Prozesse definieren und vereinfachen, durch seltene oder unbekannte Problemkonstellationen navigieren oder ein Team mit wenig gemeinsamer Einsatzroutine auf die Einhaltung klarer Prioritäten verpflichten, sind gerade in diesem dynamischen Hochrisikobereich unverzichtbar geworden. Als klassische Vertreter dieser Risikomanagement-Werkzeuge haben sich »Standard Operating Procedures (SOPs)«, Algorithmen, Checklisten, Memocards und, als Kombination der beiden letztgenannten, sogenannte »Krisen-Checklisten« etabliert. In ◘ Tab. 10.1 sind verschiedene Checklistentypen aufgeführt.

10.2 »Standard Operating Procedures (SOPs)«

Unter »SOPs« versteht man detaillierte schriftliche Vorgaben mit dem erklärten Ziel, ein einheitliches Vorgehen für eine spezifische Aufgabe sicherzustellen. Eine Vielzahl dieser Maßnahmen reguliert bereits Prozesse in der Luftfahrt und anderen Hochrisikobereichen; sie werden auch in der Notfallmedizin zunehmend eingesetzt. ◘ Abb. 10.1 ist ein Beispiel, wie für den innerklinischen Bereich eine Vielzahl von »Standardsituationen«, hier aufgeschlüsselt nach Symptomen oder Fachbereichen, in Form sogenannte »Notfallstandards« auf einem spitalinternen Netz, aber auch als App aufbereitet angeboten werden kann. Innerhalb einer solchen SOP-Sammlung können dann einzelne Standards explizit als Hilfe für Diagnose und Sofortmaßnahmen in Anspruch genommen werden und dienen auch als Orientierungshilfe für den weiteren Betreuungsablauf im Sinne eines Patienten-Behandlungspfades. ◘ Abb. 10.2 zeigt eine SOP für die Anaphylaxie.

SOPs sind besonders wichtig, um risikobehaftete Prozesse klar zu definieren. In der Präklinik sind hier vor allem alle Maßnahmen der Atemwegsinstrumentierung und der assistierten und kontrollierten Beatmung zu nennen. Durch die sehr variable Ausbildung und Zusammensetzung der jeweiligen Teams ist gerade dieser wichtige Bereich großen Behandlungsunterschieden unterworfen. Bevor hier ein mit einer klaren Zielsetzung versehenes Therapiekonzept beschrieben werden kann, ist es hilfreich, dass der Ist-Zustand aufgrund einer Konsensus-Initiative mit der Vielzahl der zur Verfügung stehenden Hilfsmittel und der sehr unterschiedlichen Ausbildungssituationen der eingesetzten Rettungsdienstmitarbeiter erfasst werden kann (Sollid et al. 2009). Eine SOP ist nur dann sinnvoll, wenn sie in ihren Rahmenbedingungen auch komplikationsarm umgesetzt werden kann. So werden in vielen prähospitalen Systemen bei »reflexlosen« Patienten sogenannte »nicht-invasive« (und »invasive«) Atemwegshilfen auch für Team-Mitglieder ohne Anästhesie-Hintergrund vorgehalten, ohne zu berücksichtigen, dass sich mit Wiedereinsetzen der Kreislaufsituation die Bewusstseinslage dieser Patienten ändert und das Management dieser Hilfsmittel komplexer wird. Deshalb ist eine Voraussetzung für die Einführung einer SOP in diesem Bereich der prähospitalen Notfallmedizin eine uniforme Versorgungsstruktur – bezogen auf Ausrüstung, Material, Monitoring und Ausbildungsstand des eingesetzten Personals.

◻ Tab. 10.1 Checklisten-Arten (adaptiert nach: Scriven M. The Logic and Methodology of Checklists (Dissertation). Claremont, CA. Claremont Graduate University, 2000)

Checklisten-Typ	Beschreibung	Beispiel
Einkaufsliste	Gegenstände, Aufgaben oder Kriterien sind ohne spezifische Reihenfolge aufgelistet	Medikamentenlisten Ausrüstungsliste
Sequenzielle Checkliste	Gruppierung und Reihenfolge der Gegenstände, Aufgaben oder Kriterien sind wichtig für den angestrebten Effekt	Prozess-Ablauf: Checkliste für Rapid Sequence Induction (RSI)
Iterative Checkliste (Schleifen-Checkliste)	Gegenstände, Aufgaben oder Kriterien werden wiederholt genannt bzw. passieren Schleifen	Re-Evaluation von Vitalparametern Reanimations-Algorithmen
Diagnostische Checkliste	Gegenstände, Aufgaben oder Kriterien erscheinen auf einem »Flowchart«-Modell; Ziel ist die Ableitung breit abgestützter Entscheidungen	Klinische Algorithmen Differenzialdiagnosen
Checkliste für qualitative Evaluationen (COM = Criteria of Merit Checklist)	Wird für Evaluation von Situationen oder Zuständen eingesetzt: Reihenfolge, Fluss und Kategorisierung von Informationen ist bedeutsam für Objektivität und Reliabilität der Entscheidung	Checkliste für Hirntod-Diagnostik Checklisten für OSCE-Prüfungen (Objective structured Clinical Examination)

◻ **Abb. 10.1** Notfallstandards der Notfallstation, Universitätsspital, Basel, Schweiz

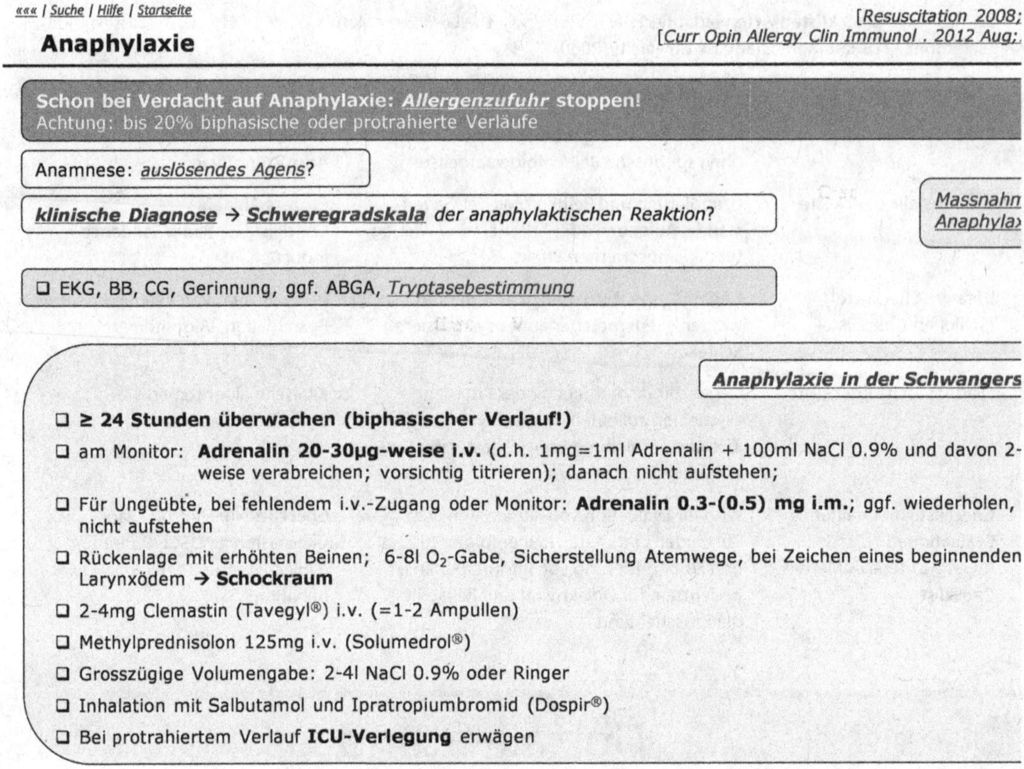

«« | Suche | Hilfe | Startseite

Anaphylaxie

[Resuscitation 2008;
[Curr Opin Allergy Clin Immunol , 2012 Aug;.

Schon bei Verdacht auf Anaphylaxie: *Allergenzufuhr* stoppen!
Achtung: bis 20% biphasische oder protrahierte Verläufe

Anamnese: *auslösendes Agens*?

klinische Diagnose → Schweregradskala der anaphylaktischen Reaktion?

Massnahm
Anaphyla>

❑ EKG, BB, CG, Gerinnung, ggf. ABGA, *Tryptasebestimmung*

Anaphylaxie in der Schwangers

❑ **≥ 24 Stunden überwachen (biphasischer Verlauf!)**

❑ am Monitor: **Adrenalin 20-30µg-weise i.v.** (d.h. 1mg=1ml Adrenalin + 100ml NaCl 0.9% und davon 2-weise verabreichen; vorsichtig titrieren); danach nicht aufstehen;

❑ Für Ungeübte, bei fehlendem i.v.-Zugang oder Monitor: **Adrenalin 0.3-(0.5) mg i.m.**; ggf. wiederholen, nicht aufstehen

❑ Rückenlage mit erhöhten Beinen; 6-8l O_2-Gabe, Sicherstellung Atemwege, bei Zeichen eines beginnenden Larynxödem → **Schockraum**

❑ 2-4mg Clemastin (Tavegyl®) i.v. (=1-2 Ampullen)

❑ Methylprednisolon 125mg i.v. (Solumedrol®)

❑ Grosszügige Volumengabe: 2-4l NaCl 0.9% oder Ringer

❑ Inhalation mit Salbutamol und Ipratropiumbromid (Dospir®)

❑ Bei protrahiertem Verlauf **ICU-Verlegung** erwägen

■ **Abb. 10.2**   Notfallstandard Anaphylaxie (Notfallstandards der Notfallstation, Universitätsspital, Basel, Schweiz)

Vor diesem Hintergrund sind für das invasive Atemwegsmanagement verschiedene SOPs beschrieben worden (Harris and Lockey 2011). In Dänemark wurden Teams in acht großen Rettungsdienstbereichen auf die Einhaltung verbindlicher einheitlicher Kriterien für die Durchführung kontrollierter automatischer Beatmung verpflichtet; zumindest für das hier im Rahmen einer Qualitätskontrolle beobachtete Patientenkollektiv konnte eine Verhaltensänderung der unter Beteiligung von Anästhesisten arbeitenden Notfallteams nach Implementierung einer spezifischen SOP registriert werden (Rognas et al. 2013). Das ist ein sehr bemerkenswerter Erfolg; die zugrunde liegende SOP umfasste den gesamten Prozess der Atemwegssicherung und kontrollierten Beatmung von der Indikationsstellung durch einen Notarzt mit Anästhesie-Ausbildung, der Durchführung gemäß definierter internationaler Standards, der Verwendung eines Transportrespira-

tors unter kontinuierlicher Kapnographie-Messung und Monitoring wichtiger Beatmungsparameter wie Tidalvolumen und Beatmungsdruck sowie der exakten Dokumentation der jeweiligen Parameter. Kaum ein anderer Bereich der Notfallmedizin weist vermutlich eine ähnliche Diskrepanz zwischen nachgewiesenem Nutzen und der tatsächlich erzielten Behandlungsqualität auf: Die Bedeutung einer Normoventilation ist sowohl für Patienten mit Schädel-Hirn-Trauma (Davis 2008) als auch im Rahmen des »Post cardiac arrest«-Syndroms beschrieben worden (Nolan et al. 2010).

Eine klare schriftliche Vorgabe (im Sinne einer SOP) zur prähospitalen Dokumentation konnte in einer deutschen Studie ebenfalls qualitätsverbessernde Wirkung zeigen (Francis et al. 2010). Die SOPs der gleichen Arbeitsgruppe für das Management von Patienten mit chronisch obstruktiver Lungenerkrankung (Bosse et al. 2011) bzw. akutem

Koronarsyndrom (Francis et al. 2014) waren weniger effektiv.

Die Bereitschaft, solche SOPs in der Präklinik umzusetzen, ist spontan hoch, wenn ein unmittelbarer Vorteil besteht, beispielsweise durch erleichterte Arbeitsabläufe oder dadurch vermiedene Handarbeit (Rognas et al. 2013). Andererseits scheint die Bereitschaft stark von der Überzeugung der beteiligten Personen abhängig zu sein, inwieweit die beschriebenen Abläufe tatsächlich die zu erwartenden Probleme minimiert. Insofern sind die bereits vielfach beschriebenen Barrieren für eine erfolgreiche Implementierung solcher an und für sich qualitätsfördernder Maßnahmen, die organisatorischer, sozialer und professioneller Natur sein können, durchaus auch in der prähospitalen Notfallmedizin zu erwarten. Die Beteiligung von Notärzten erleichtert das Einhalten von SOPs nicht unbedingt. Sampalis et al. zeigten bereits 1993, dass Paramedics sich leichter und protokollgetreuer in einheitliche Verfahrensabläufe integrieren, als das bei gemischten Teams mit den doch sehr häufig individualistisch und von persönlichen Präferenzen und Erfahrungen gesteuerten Notärzten der Fall ist (Sampalis et al. 1993).

10.3 Algorithmen

Ein Algorithmus ist eine eindeutige Handlungsvorschrift zur Lösung eines Problems oder einer Klasse von Problemen. Der Begriff ist eine Abwandlung des Namens des iranischen Universalgelehrten al-Chwarizmi aus dem 9. Jhd. Ursprünglich der Mathematik entstammend, sind Algorithmen ein zentrales Element der Informatik und haben auf diesem Umweg Eingang in viele Wissenschafts-, Arbeits- und Lebensbereiche gefunden, um komplexe Abläufe zu strukturieren und nachvollziehbar zu machen. Algorithmen bestehen aus endlich vielen, wohldefinierten Einzelschritten (Cormen 2007). ◘ Abb. 10.3 zeigt solche Einzelschritte für einen Algorithmus »Stroke« aus der Schweizerischen Smedrix-Sammlung.

Einer der ersten Algorithmen-Vertreter im Rahmen der modernen Medizin war der Algorithmus zum Management des schwierigen Atemwegs der American Society of Anesthesiology (ASA

Difficult Airway Algorithm, Anesthesiology 2013), mehrfach reevaluiert und später auch von der europäischen Difficult Airway Society (DAS) adaptiert.

Viele Rettungsorganisationen haben ihre häufigsten Standardsituationen in mehr oder weniger umfangreichen Algorithmensammlungen abzubilden versucht. Für den amerikanischen »Paramedic«-orientierten Rettungsdienst haben Wang et al. 2005 einen »Universal-Algorithmus« für das prähospitale Atemwegsmanagement definiert. Viel zu lange wurde offensichtlich auf den »Goldstandard« für bestimmte Prozesse abgehoben, ohne dabei zu berücksichtigen, dass Algorithmen immer auch den »Qualifikationsaspekt des versorgenden Teams« abbilden müssen. Behält man neben patientenbezogenen Kriterien auch Einsatzaspekte wie luft- oder bodengebundene Transportmittel, durchschnittliche Einsatz- bzw. Transportzeiten, Material- und Medikamenten-Standards der wichtigsten Zielkliniken, und, nicht zuletzt, den beruflichen Hintergrund und Erfahrungsstand des eingesetzten Rettungspersonals im Blickpunkt, dann wird klar, dass es, ausgehend von einem als optimal definierten »Universal-Algorithmus«, sehr wohl regionale und lokale Abweichungen und Ergänzungen geben kann oder sogar muss. Unter Umständen kann im Kontext der »Provider«-Kriterien *weniger* an Invasivität durchaus *mehr* sein, was am Beispiel der lange Zeit international sehr kontrovers geführten Diskussion um den Stellenwert der prähospitalen Intubation erkennbar wurde. So sind einige Algorithmen, die für innerklinische Anästhesieprozesse definiert wurden, für Notfallsituationen oder prähospitale Bedingungen nicht verwendbar. Ebenso müssen Algorithmen unter Umständen simplifiziert und angepasst werden, wenn Praktiker mit nur geringem Anästhesie-Hintergrund prähospitale Notfallmedizin betreiben, da bestimmte Fertigkeiten nicht verfügbar sind oder eine kognitive Überlastung im Einsatz vermieden werden soll (Lockey et al. 2014).

10.4 Checklisten

Eine Checkliste ist ein vordefiniertes Werkzeug zur Strukturierung eines spezifischen Prozesses. Ihre Funktion liegt in der Unterstützung von Konzep-

10

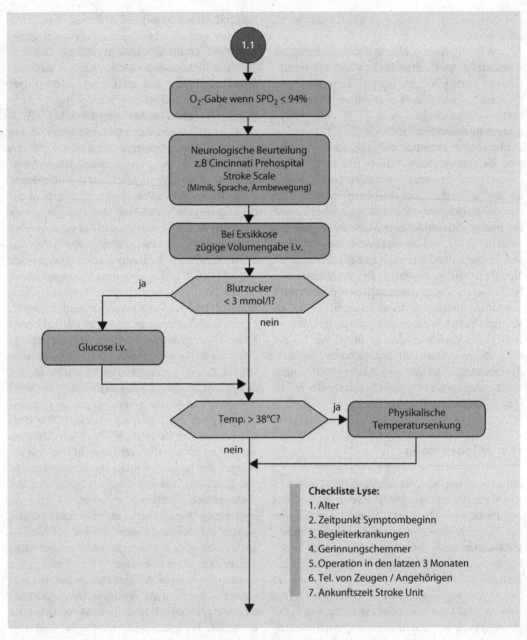

◘ Abb. 10.3   Algorithmus »Stroke« aus SMEDRIX 2.0 (Schweizerische Algorithmensammlung der (Swiss Medical Rescue Commission), 2010

ten und Erinnerung von Informationen, indem Begriffe explizit aufgeführt und kategorisiert werden (Hales et al. 2008). Die Struktur ist allerdings nur der eine Aspekt; der zweite ist, dass ein sinnvoller Einsatz einer Checkliste diese Struktur dann auch

erzwingt! In der Aviatik haben Checklisten explizit auch diesen Auftrag: Sie sollen sicherstellen, dass wirklich alle Schritte in den zum Teil komplexen Prozessen eingehalten und auch geprüft werden, Checklisten sind also auch ein Kontrollmedium.

Etablierte Hochrisikobereiche in Industrie oder Luftfahrt haben seit langem Checklisten in ihren Arbeitsalltag integriert. In der Medizin sind diese Elemente der Sicherheitskultur, deren Effekt unwidersprochen ist, nur punktuell, z. B. in Anästhesieabteilungen zum Geräte-Check oder vor der Anästhesie-Einleitung zur Überprüfung patientenbezogener Informationen und vollständig vorbereitetem Material und funktionierendem Monitoring. Auf Intensivstationen kommen Checklisten zur Hirntod-Diagnostik oder bei Kriterien für einen Therapie-Abbruch zum Einsatz. Letztgenannte stellen sicher, dass vor irreversiblen Entscheidungen wirklich alle Aspekte geprüft und entsprechend berücksichtigt wurden. Insofern ist die damit durchgeführte Kontrolle auch eine Schutzfunktion für Patienten und für das Behandlungsteam.

Zwischenzeitlich hat mit Unterstützung der WHO in etlichen Ländern eine Checklisten-Initiative für operative Teams Bedeutung erlangt. Aus den Erfahrungen der Risikoforschung war dabei evident, dass solche Aktivitäten nach ihrer Promotion nicht zum Selbstläufer werden dürfen, sondern ein enges Netz an Begleitung, Kontrolle und Compliance-Messung erfordern, bevor sie als selbstverständliche Tools im Alltag fixiert sind.

Notfallsituationen erfordern andere Checklisten als Standardsituationen der Luftfahrt und der elektiven Klinikprozesse. Dies gilt auch für die prähospitale Notfallmedizin, in der das durchaus zeitaufwändige Abarbeiten einer Checkliste nicht immer umsetzbar ist. Dennoch sind auch in diesem Bereich Checklisten für einen Teil der Abläufe und für eher kontrollierte Phasen eines Einsatzes sinnvoll. Beispiele hierfür sind Checks der Fahrzeug-, Geräte oder Material-Funktionalität am Morgen oder bei Schichtwechsel, eine Checkliste für eine strukturierte Anmeldung eines Patienten im Zielspital oder seine Übergabe im Rahmen eines geordneten Transfers und Übergaberapports. ◘ Abb. 10.4 zeigt ein Beispiel einer solchen Checkliste.

Denkbar ist auch eine Checkliste für die Durchführung einer prähospitalen Narkoseeinleitung im Sinne einer »Rapid Sequence Induction« (RSI), die abgearbeitet werden kann, während der Notarzt seinen noch spontan atmenden Patienten präoxygeniert. Damit auch in Notfallsituationen mit unmittelbarem Handlungszwang ein Zeitfenster für

ein solches Sicherheitswerkzeug gefunden werden kann, müssen kurze, sehr fokussierte und spezifisch entwickelte Checklisten zum Einsatz kommen; die sog. »Krisen-Checklisten« versuchen, gerade hier eine Lücke zu schließen (▶ Abschn. 10.6).

Generell bieten Checklisten eine Chance, medizinische Fehler, Vergessen wichtiger Details und andere Versäumnisse zu reduzieren. Dies gilt auch in prähospitalen Notfallsituationen, da auch hier stressbelastete Rahmenbedingungen Defizite von Erinnerungsvermögen, Vigilanz und kognitiven Funktionen triggern. Um eine hierfür geeignete Checkliste zu entwerfen, sollten einige wichtige Schritte berücksichtigt werden. ◘ Tab. 10.2 (modifiziert nach Hales 2014) fasst notwendige Punkte für eine erfolgreiche Checklistenentwicklung zusammen.

10.5 Memocards

Memocards nutzen die Dimensionen Beschränkung, Fokussierung und Konzentration, um kognitive Prozesse zu unterstützen. Sie haben weite Verbreitung im Gebiet des Lernens (Sprachen, Geistes- und Naturwissenschaften), des Unterrichtens oder Vortragens aber auch in der Unterstützung von operativen Prozessen gefunden. Sie benutzen häufig visuelle Verstärkungssignale durch graphische oder farbliche Hervorhebung und ermöglichen, entsprechend sortiert, das schnelle Rekapitulieren seltener und schwer aktiv erinnerbarer Inhalte. Beispiele sind Gefahrgut-Symbole oder Gefahrgut-Nummern, Scoring-Tabellen für »National Advisory Committee for Aeronautics – NACA« oder »Glasgow Coma-Scale – GCS«, Dosierungs- bzw. Berechnungshilfen für Kindernotfälle oder Triagierungskarten (◘ Abb. 10.5) für außerordentliche Lagen.

10.6 Krisen-Checklisten

Bei unvorhergesehenen plötzlich eingetretenen Ereignissen finden sogenannte »Crisis Checklists« als Orientierungshilfe für die verantwortlichen Personen zunehmende Verbreitung. Es handelt sich um Werkzeuge, die in kritischen Situationen standar-

1. Anmeldung

- Identifikation Ambulanz
- Patient (Geschlecht, Alter)
- Hauptproblem
- ABCDE / stabil – instabil
- Unmittelbarer Behandlungsbedarf
- Sonstige Probleme
- Eintreffzeit

2. Kurzrapport / Patienten-Check (ca 30 – 45 sek)

- Bereitschaft zum Rapport checken
- Ereignis (mit Unfallhergang)
- Stabil /instabil (ABCDE)
- Hauptproblem
Darauf folgt
- Gemeinsamer ABCDE-Check durch Rettungsdienst & Notfallstation
- Lebensrettende Massnahmen

3. Umlagerung & Übergabe der Verantwortung

- Umlagerung
- Übergabe der Verantwortung

4. Übergaberapport

- Vorstellung des Patienten
- Ereignis (mit Zeitpunkt)
- Verlauf vor Eintreffen RD
- Primary & Secondary Survey
- Hauptproblem
- Massnahmen
- Verlauf
- Einsatzprotokoll
- Patienteneffekten

▣ **Abb. 10.4**   Checklisten – Checkliste 7.4 »Anmeldung Zielspital und Übergabe« SMEDRIX 2.0 (Swiss Medical Rescue Commission)

disiertes Vorgehen, Teamwork und den Gesamtprozess verbessern. Die ursprünglich für innerklinische Notfälle entwickelten »Crisis Checklists« (Runciman et al. 1993) haben unter simulierten Bedingungen die erfolgreiche Bewältigung von Notfällen im Spital begünstigt. Kognitive Unterstützung durch spezifische Memocards korreliert mit einem signifikant besseren Management von Zwischenfällen im Operationssaal (Harrison et al. 2006), weshalb im Anästhesie-Umfeld eine Reihe von spezifischen Szenarien in Form solcher Krisenmanagement-Manuals beschrieben wurden (Runciman et al. 1993) (▶ www.cognitiveaids.org). Die hohe Variabilität der kritischen Ereignisse begünstigt unterschiedliche Reaktionen bzw. Regelverstöße durch verschiedene Teams; wenn nur

□ Tab. 10.2 Schlüsselgedanken für die Checklistenentwicklung (adaptiert nach Hales et al. 2008)

Definiere den Bedarf einer Checkliste
Identifiziere den Zweck und das Zielpublikum
Beachte bei der Entwicklung der Inhalte: – Breites Spektrum an Peer-Review-Literatur – Experten-Meinung – Konsensus der Meinungsbildner – Berücksichtigung der bisherigen Handhabung
Beachte für das Design: – Kontext der Checkliste – Leserlichkeit – Sinnvolle Kategorisierung der Information – Strukturierung der Check-Punkte – Beschränkung von Bildmaterial – Angemessener Einsatz von Farbgebung – Kein Gebrauch von Jargon-Begriffen/Einsatz eingeführter Terminologie – Klinisch nachvollziehbare Abläufe
Pilot-Test – Validierung der Checkliste in einer simulierten klinischen bzw. präklinischen Umgebung ist eine absolut zwingende Voraussetzung
Review-Prozess mit adäquater multidisziplinärer Beteiligung
Falls Aufsichts-Institutionen involviert sind: Freigabe der Checkliste vor der allgemeinen öffentlichen Implementierung
Trainingsplan für die zukünftige Nutzer-Gemeinschaft
Regelmäßiges periodisches Review unter Berücksichtigung der evidenz-basierten Anteile

nach dem Gedächtnis gehandelt wurde, ergab sich eine Fehlerrate von 24 % verglichen mit nur 4 %, wenn die Aktionen auf die entsprechende Crisis Checklist abgestützt waren (Ziewacz et al. 2011). Es braucht vermutlich eine subtile Balance in der Selektion von Situationen, die von solchen Checklisten profitieren.

Es ist unschwer vorstellbar, dass eine exzessive Flut solcher »Hilfen« rasch einen Abwehrreflex auslösen würde. Falls jedes Detail jeder Aufgabe Ziel einer Checklisten-Entwicklung würde, wäre die notfallmedizinische »Checklisten-Ermüdung« sicher in Reichweite; allerdings hat ein vernünftiger Einsatz zumindest in der Klinik die Versorgungsqualität verbessert (Hales et al. 2008). Wichtig ist, dass die Arbeit in Krisensituationen mit solchen Checklisten unbedingt trainiert werden muss, das haben uns andere Hochrisikobereiche eben voraus. In der Aviatik als Referenzbereich einer Checklisten-orientierten Arbeitswelt lernen Piloten sehr genau, wie man mit diesen Hilfsmitteln umgehen muss, und lernen heißt anwenden, weswegen in jedem Training Checklisten-Einsatz ein

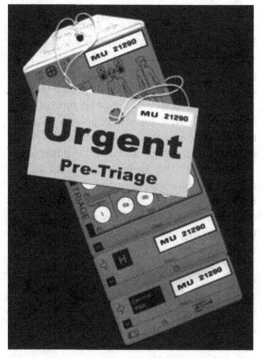

□ Abb. 10.5 Memocards – PLS-Karte CH (Patientenleitsystem)

fester Bestandteil ist. Solange in der Medizin ein solches systematisches Training fehlt bzw. als Zeitverschwendung oder kostentreibend eingeschätzt wird, werden auch solche Sicherheitswerkzeuge nicht funktional werden können.

10.7   Diskussion

Die prähospitale Notfallmedizin profitiert wie andere Risikobereiche von einer Optimierung ihrer von Natur aus eingeschränkten Arbeitsbedingungen. Patienten in einer lebensbedrohlichen Situation haben einen Anspruch darauf, dass durch intelligente Methoden der Prozessunterstützung ihre Versorgungsqualität verbessert wird. Standardsituationen sollten deshalb in Form von SOPs und Algorithmen beschrieben und mit kognitiven Hilfsmitteln wie Checklisten, Memocards oder Krisen-Checklisten unterstützt werden. Deren Nutzen ist in einer Vielzahl von Untersuchungen in simulierten und realen, vorwiegend klinischen Situationen bewiesen worden. Auch in der Präklinik gibt es Anhaltspunkte für eine Outcome-Verbesserung durch den Einsatz solcher Unterstützungssysteme im Rahmen des »Crisis Resource Managements«. Allerdings ist klar, dass sich die Implementierung dieser Prozesse einer Vielzahl von Hindernissen gegenüber sieht: Wenn es nicht gelingt, von den handelnden Personen entsprechendes Verständnis und Goodwill und von den Führungs-, Prozess- und Kostenverantwortlichen die notwendigen Rahmenbedingungen zu erhalten, dann sind diese Risikomanagement-Werkzeuge allenfalls eine Alibi-Aktivität. Sie müssen, um wirklich unter Alltagsbedingungen gelebt werden zu können, in enger Zusammenarbeit mit den notfallmedizinischen Akteuren entwickelt, den evidenzbasierten Erkenntnissen und aktuellen Guidelines angepasst und dann v. a. regelmäßig trainiert werden.

10.8   Fazit für die Praxis

»Standard Operating Procedures«, Algorithmen, Checklisten und Memocards sind wichtige Struktur- und Prozesshilfen auch für die prähospitale

Notfallmedizin. Damit sie in die täglichen internen Prozesse des Rettungsdienstes integriert werden können, müssen sie gemeinsam mit den jeweiligen Mitarbeitern entwickelt werden, dem aktuellen wissenschaftlichen Standard entsprechen und den spezifischen Rahmenbedingungen und Bedürfnissen angepasst sein. Um unter den stressbelasteten und mit vielen Störfaktoren versehenen Kriterien der Notfallmedizin wirklich funktional zu sein, müssen sämtliche dieser Werkzeuge intensiv trainiert und regelmäßig auf ihre Wirksamkeit überprüft werden.

Didaktische Anregungen

- Initial sollten die wichtigsten Bereiche innerhalb der betrieblichen Abläufe identifiziert werden, die von diesen Struktur- und Prozesshilfen (SOPs, Algorithmen, Checklisten, Memocards, Krisen-Checklisten) profitieren könnten.
- Eine Projektgruppe bildet geeignete Prozesse in geeigneter Form ab. Professionelle Unterstützung ist hier sehr hilfreich.
- Nach einer Pilotphase werden die abgebildeten Abläufe in den jeweiligen Teams simuliert und beübt. Für die definitive Umsetzung werden die gewonnenen Erkenntnisse implementiert. Es erfolgt die institutionelle Unterstützung und Supervision der dann verbindlichen SOPs.

Leitgedanken

- »Standard Operating Procedures«, Algorithmen, Checklisten, Memocards und Krisen-Checklisten sind wichtige Elemente des Risikomanagements.
- Diese Struktur- und Prozesshilfen verbessern Teamperformance und Behandlungsqualität gerade auch in der prähospitalen Notfallmedizin.
- Ihre Implementierung ist durchaus anspruchsvoll: Sie müssen entwickelt, begleitet, intensiv trainiert und reevaluiert werden.

Literatur

Bosse G, Schmidbauer W, Spies CD, Sorensen M, Francis RC, Bubser F, Krebs M, Kerner T (2011) Adherence to guideline-based standard operating procedures in prehospital emergency patients with chronic obstructive pulmonary disease. J Int Med Res 39(1):267–276

Cormen TH, Leiserson CE, Rivest R, Stein C (2007) Algorithmen - Eine Einführung. Oldenburg, München, Wien

Davis DP (2008) Prehospital intubation of brain-injured patients. Curr Opin Crit Care 14(2):142–148

Francis RC, Bubser F, Schmidbauer W, Spies CD, Sorensen M, Bosse G, Kerner T (2014) Effects of a standard operating procedure on prehospital emergency care of patients presenting with symptoms of the acute coronary syndrome. Eur J Emerg Med 21(3):236–239

Francis RC, Bubser F, Schmidbauer W, Spies CD, Sorensen M, Bubser F, Kerner T (2010) Standard operating procedures as a tool to improve medical documentation in preclinical emergency medicine. Emerg Med J 27(5):350–354

Hales B, Terblanche M, Fowler R, Sibbald W (2008) Development of medical checklists for improved quality of patient care. Int J Qual Health Care 20(1):22–30

Harris T, Lockey D (2011) Success in physician prehospital rapid sequence intubation: what is the effect of base speciality and length of anaesthetic training? Emerg Med J 28(3):225–229

Harrison TK, Manser T, Howard SK, Gaba DM (2006) Use of cognitive aids in a simulated anesthetic crisis. Anesth Analg 103(3):551–556

Lockey D J, Crewdson K, Lossius HM (2014) Pre-hospital anaesthesia: the same but different. Br J Anaesth 113(2):211–219

Nolan JP, Soar J, Zideman DA, Biarent D, Bossaert LL, Deakin C, Koster RW, Wyllie J, Bottiger B, (E. R. C. G. W. Group) (2010) European Resuscitation Council Guidelines for Resuscitation 2010, Section 1. Executive summary. Resuscitation 81(10):1219–1276

Rognas L, Hansen TM, Kirkegaard H, Tonnesen E (2013) Standard operating procedure changed pre-hospital critical care anaesthesiologists' behaviour: a quality control study. Scand J Trauma Resusc Emerg Med 21:84

Runciman WB, Webb RK, Klepper ID, Lee R, Williamson JA, Barker L (1993) The Australian Incident Monitoring Study. Crisis management-validation of an algorithm by analysis of 2000 incident reports. Anaesth Intensive Care 21(5):579–592

Sampalis JS, Lavoie A, Williams JI, Mulder DS, Kalina M (1993) Impact of on-site care, prehospital time, and level of in-hospital care on survival in severely injured patients. J Trauma 34(2):252–261

Sollid SJ, Lockey D, Lossius HM and g. Pre-hospital advanced airway management expert (2009) A consensus-based template for uniform reporting of data from pre-hospital advanced airway management. Scand J Trauma Resusc Emerg Med 17:58

Wang HE, Kupas DF, Greenwood MJ, Pinchalk ME, Mullins T, Gluckman W, Sweeney TA, Hostler D (2005) An algorithmic approach to prehospital airway management. Prehosp Emerg Care 9(2):145–155

Ziewacz JE, Arriaga AF, Bader AM, Berry WR, Edmondson L, Wong JM, Lipsitz SR, Hepner DL, Peyre S, Nelson S, Boorman DJ, Smink DS, Ashley SW, Gawande AA (2011) Crisis checklists for the operating room: development and pilot testing. J Am Coll Surg 213(2):212-217 e210

Risikomanagement-Methoden nach ONR 49000:2014

Systematische Analyse kritischer Ereignisse – Das London Protokoll

Reinhard Strametz, Heiko Müller, Bruno Brühwiler

A. Neumayr et al. (Hrsg.), *Risikomanagement in der prähospitalen Notfallmedizin*,
DOI 10.1007/978-3-662-48071-7_11, © Springer-Verlag Berlin Heidelberg 2016

Die Untersuchung medizinischer Behandlungsfehler liefert häufig nicht die Schuld Einzelner, sondern systemische Mängel in Organisationen und Prozessabläufen zu Tage. Die Analyse dieser Zwischenfälle schafft ein tieferes Verständnis für die Mechanismen und Ursachen, die diesen Behandlungsfehlern zugrunde liegen. Dieses Verständnis wiederum ermöglicht die Ableitung konkreter und wirksamer Maßnahmen zur Vermeidung künftiger Behandlungsfehler. Das London Protokoll (Taylor Adams und Vincent), basierend auf den Forschungsarbeiten von James Reason, bietet eine systematische Struktur zur Analyse und Bewältigung schwerer Zwischenfälle. Die systemischen Einflussfaktoren des Schadensfalles werden durch Sammlung und Verdichtung verfügbarer Informationen identifiziert und analysiert. Aufgrund der Detailtiefe der Untersuchung liefert die Schadenfallanalyse als Gegenstück zu CIRS-Plattformen wichtige Informationen, die weit über die einfache Analyse von Beinahe-Zwischenfällen hinausgehen. Anhand eines konkreten Schadensfalls aus der präklinischen Notfallversorgung eines Patienten wird der Prozessablauf des London Protokolls dargestellt.

11.1 Von der Fehlersuche zum systematischen Ansatz

11.1.1 Werden wir aus Schaden klug?

Behandlungsfehler verdeutlichen die Komplexität des medizinischen Versorgungsablaufs: Obgleich der erzielte Schaden in aller Regel auf einzelne, sogenannte unsichere Handlungen zurückzuführen ist, liegen die wahren Ursachen für diese Handlungen häufig im Verborgenen. Die Suche und Bestrafung des Schuldigen ist daher nicht nur unangebracht, sie verhindert vielmehr eine wirksame Bewältigung der eigentlichen Risiken im System sowohl im aktuellen Anlass als auch für zukünftige Vorfälle. Es ist deshalb grundsätzlich nicht nur aus Sicht des Patienten und der Mitarbeiter ratsam, eine non-punitive Unternehmenskultur anzustreben, sondern letztlich auch aus betriebswirtschaftlicher Betrachtung der Unternehmensführung. »Bestrafte« und negativ belastete Mitarbeiter werden sich in aller Regel zukünftig zweimal überlegen, ob sie kritische Vorfälle und Ereignisse melden, sich aktiv an Verbesserungsvorschlägen beteiligen oder andere Kollegen zu einem offenen Austausch ermutigen. Die systematische Analyse, Beurteilung und Bewältigung eingetretener Schadensfälle, beispielsweise mit Hilfe des hierfür entwickelten London Protokolls ist für die Verbesserung der Patienten- und Mitarbeitersicherheit daher unerlässlich.

11.1.2 Wie entstehen Behandlungsfehler?

Die Erkenntnis, dass Schadensereignisse Resultate einer komplexen Abfolge ungünstiger Faktoren sein können, ist weithin bekannt. So sprechen Medien, Laien und Entscheidungsträger häufig von einer »tragischen Verkettung unglücklicher Umstände«. Diese Feststellung impliziert oftmals – neben dem Erkennen der Komplexität – die Meinung, dass der vorliegende Schadensfall nicht hätte verhindert werden können, »da es 100 %ige Sicherheit nun einmal nicht gibt«. Bei genauerer Betrachtung entpuppen sich viele der »tragischen Umstände« als unsichere Handlungen, die wiederum auf Rahmenbedingungen beruhen, die Fehler begünstigen. Nicht selten sind diese Rahmenbedingungen Ausdruck fehlerhaft getroffener Managemententscheidungen oder mangelhafter Prozessabläufe. Diese Erkenntnis findet sich im Modell der organisationalen Unfallentstehung basierend auf den Erkenntnissen von James T. Reason wieder, dargestellt in modifizierter Form in ◘ Abb. 11.1 (nach Taylor-Adams und Vincent 2004).

Aus der Bandbreite der verschiedenen Arten möglicher Risikofaktoren wird deutlich, dass die genaue Kenntnis der im individuellen Fall vorliegenden Gefahrenquellen Grundvoraussetzung für die Aufarbeitung eines Schadenfalls und der Ableitung von Sicherheitsmaßnahmen ist. So erfordern Fehler im Prozessablauf eine entsprechende Prozessoptimierung, während risikobehaftete Arbeitsbedingungen ggf. einer technischen Lösung bedürfen und Teamfaktoren am ehesten durch nicht-technische Maßnahmen wie kontinuierliche Schulung, Coaching oder Supervision hinsichtlich dieser Thematik beeinflusst werden können.

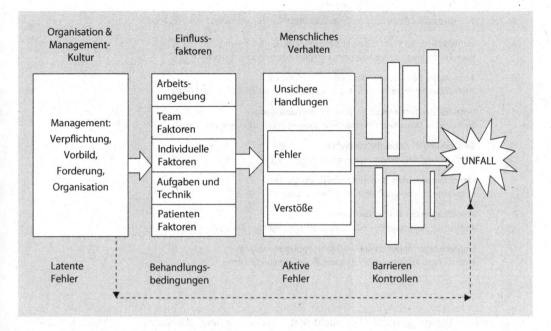

Abb. 11.1 Organisatorisches Unfall-Ursachen-Modell (adaptiert nach Taylor-Adams und Vincent 2004)

11.1.3 London Protokoll statt Root Cause Analysis!

Basierend auf den Arbeiten von James T. Reason (1993/1995) entwickelten Sally Taylor Adams und Charles Vincent das sogenannte London Protokoll. In diesem werden durch eine schrittweise Abfolge verschiedener Maßnahmen, kritische Ereignisse bzw. Schadensfälle systematisch aufgearbeitet (Taylor-Adams und Vincent 2004). Neben der Erkenntnis zu Faktoren, die den konkreten Schadensfall ausgelöst haben, ist die grundlegende Intention des London Protokolls, durch konkrete Verbesserungsmaßnahmen künftige Schadensfälle hinsichtlich Häufigkeit oder Schweregrad zu reduzieren. Der aus der Produktionswirtschaft entlehnte Begriff der Fehler-Ursachen-Analyse (engl. Root Cause Analysis bzw. RCA) greift somit zu kurz. Zum einen wird die Ursachen-Wirkungsbeziehung unangemessen vereinfacht und zum anderen der Schwerpunkt auf die Ursachenfindung gelenkt, während die Ursachenfindung im Risikomanagementprozess zwar unverzichtbar, aber eben nur Mittel zum Zweck ist.

11.2 Das London Protokoll in der Notfallmedizin

11.2.1 Die allgemeine Vorgehensweise

Grundlage des London Protokolls ist eine systematische Abfolge bestimmter Handlungsschritte, die in ◘ Tab. 11.1 dargestellt ist. Ausgehend von einem konkreten Ereignis muss zunächst die Feststellung getroffen werden, dass eine Schadensfallanalyse erfolgen soll. Diese Entscheidung sollte vom Ausmaß des Schadens und dem zu erwartenden Lerneffekt abhängen. Die Methode London Protokoll ist den klassischen Schadenfallanalysen zuzuordnen und damit ein reaktives Instrument im Risikomanagementsystem.

Sobald der Entschluss zur Durchführung eines London Protokolls gefallen ist, muss das Untersuchungsteam für den zugrundeliegenden Schadensfall zusammengestellt werden. Hierbei ist auf ausreichende Fachexpertise zu achten, die in aller Regel eine interprofessionelle Besetzung erforderlich macht. Mögliche Interessenkonflikte sind zwingend zu berücksichtigen. So sollte

☐ **Tab. 11.1**	Prozessablauf des London Protokolls (nach Taylor-Adams und Vincent, 2004)
A	Identifikation des Vorfalls und Entscheid für die Untersuchung *Vorfall mit schweren Konsequenzen, Vorkommnis mit hohem Lerneffekt*
B	Auswahl der Personen für das Untersuchungsteam *Interne/externe Experten für Risiko, Prozesse, Organisation, involviertes Team*
C	Organisation der Untersuchung und Datensammlung *Medizinische Dokumente, Protokolle, Aussagen, Beobachtungen, Interviews*
D	Bestimmung des Ablaufes des Vorfalls *Beschreibung, Zeitverhältnisse, involvierte Personen*
E	Identifikation von Patientensicherheits-Problemen *Herausfinden, was falsch gelaufen ist und warum*
F	Identifikation der Einflussfaktoren *Analyse der Fehlerquellen und Fehlerursachen gemäß den Einflussfaktoren*
G	Empfehlungen abgeben und Maßnahmenplan entwickeln *Maßnahmen, Verantwortung, Termine, Ressourcen und Kosten*

eine betroffene Person grundsätzlich nicht Mitglied des Untersuchungsteams sein. Ob direkte Vorgesetzte betroffener Personen geeignet sind, ist im Einzelfall kritisch auf Zielkonflikte und zukünftige Auswirkungen auf die weitere berufliche Zusammenarbeit aller Beteiligten zu prüfen. Grundsätzlich sollte eine disziplinarische Abhängigkeit zwischen Betroffenen und Untersuchenden möglichst vermieden werden, damit beispielsweise Beeinflussungen in der beruflichen Weiterentwicklung oder Leistungsbewertung ausgeschlossen werden können. Eine objektive, möglichst sanktionsfreie und lösungsorientierte Herangehensweise bildet die obligate Grundlage der Arbeit in der Kommission. Die Entscheidung zur Durchführung einer Schadensanalyse muss mit entsprechenden Befugnissen für das Untersuchungsteam verknüpft sein. Somit handelt es sich um ein Instrument mit klassischem Top-down-Ansatz. Zur Ermittlung der wahrscheinlichen Ursachen und kausalen Zusammenhänge des Schadensfalls ist eine mehr oder minder umfangreiche Sammlung von Informationen erforderlich. Die Befragung von Beteiligten und Zeugen, Einsicht in relevante Aufzeichnungen (z. B. Behandlungsdokumentation, Funkprotokolle etc.) oder gar eigene Untersuchungen (z. B. zum Aus-schluss eines Gerätedefekts durch technische Prüfung) helfen, die Sachlage zu objektivieren und können wertvolle Hinweise auf das tatsächliche Einsatzgeschehen geben. Hierbei ist eine zeitnahe Erhebung der Daten wichtig. Aussagen von Beteiligten und Zeugen können sich mit größerem Abstand zum Geschehen bewusst (Beeinflussung, Kommunikation mit Dritten) aber auch unbewusst (kognitive Verarbeitung/eigene Interpretation des Geschehens) verändern.

Kritischer Erfolgsfaktor des London Protokolls ist die strikte Trennung von der Feststellung des zeitlichen Ablaufs der Geschehnisse (rein beschreibende Tätigkeit) und der Ermittlung von Fehlerursachen und Fehlerquellen. Nach genauer Ermittlung des Ablaufs der Tatsachen wird mit der Ursachenanalyse begonnen. Nach Abschluss dieser erfolgt die Bewertung und Festlegung entsprechender Bewältigungsmaßnahmen. Auf diese Weise können aufgetretene Risiken zeitnah und ohne verzerrte Gewichtung über den gesamten Prozess identifiziert werden. Nach Abschluss der Risikobewertung sind präzise Korrekturmaßnahmen inklusive personeller Verantwortlichkeit und zeitlichem Rahmen abzugeben. Diese dienen den Risikoeignern als Entscheidungsgrundlage für konkrete Handlungen.

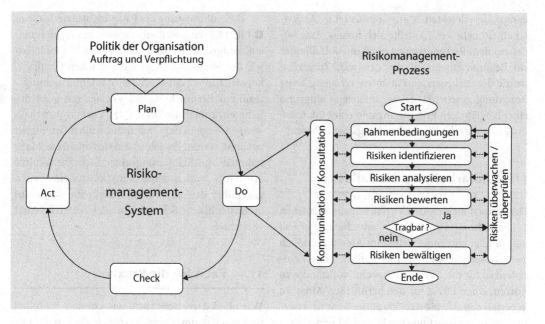

○ **Abb. 11.2**   Risikomanagement-System nach ISO 31000 und ONR 49001 (nach ISO 31000 und ONR 49001:2014, S. 6)

11.2.2 Einbindung der Fallanalyse ins klinische Risikomanagement

Ähnlich wie Critical Incident Reporting Systeme (CIRS) sind Schadenfallanalysen nur ein Baustein in einem übergeordneten Risikomanagement-System. Die Ergebnisse aus dem London Protokoll dienen dem kontinuierlichen Verbesserungsprozess im Sinne des Plan-Do-Check-Act (PDCA)-Zyklus. Konkrete Maßnahmen zur Sicherung und Steigerung der Patienten- und Mitarbeitersicherheit können veranlasst und umgesetzt werden. Dies lässt sich am Prozessmodell der ISO 31000, konkretisiert in der ONR 49000 wie in ○ Abb. 11.2 dargestellt verdeutlichen. Eine Schadenfallanalyse kann somit Ausgangspunkt der Betrachtung relevanter Risiken mittels Szenarioanalyse oder der genauen Betrachtung eines risikobehafteten Prozesses sein.

11.3 Fall aus der Praxis »Wo ist der Beatmungsbeutel?«

11.3.1 Vorbemerkung

Der vorliegende Fall basiert auf wahren Begebenheiten. Zum Schutz der beteiligten Personen sowie aus didaktischen Gründen wurde er stark verfremdet. Jegliche dadurch entstandene Ähnlichkeit mit anderen Begebenheiten ist zufällig und unbeabsichtigt. Im Fallbeispiel wird zur De-Identifikation durchgehend die männliche Berufsbezeichnung geschlechtsneutral verwendet, obgleich Frauen und Männer beteiligt waren.

11.3.2 Was war passiert?

Im Rahmen einer Rettungsdiensteinsatzes wurde ein notärztlich besetztes Rettungsmittel zu einer laufenden Herz-Lungen-Wiederbelebung (HLW) gerufen. Die Rettungssanitäter des bereits seit einigen Minuten anwesenden nicht-ärztlich besetzten Rettungsmittels führten eine HLW ohne Beatmung des Patienten durch. Auf Nachfrage des Notarztes, warum bisher keine Atemwegssicherung etabliert werden konnte oder nicht wenigstens eine Maskenbeatmung durchgeführt wurde, bekam der Notarzt die Antwort, der Beatmungsbeutel sei defekt. Es wurde der Beatmungsbeutel der Notarztbesatzung herbeigeholt. Der Patient wurde dadurch 12 Minuten nach Beginn der Reanimationsmaßnahmen erstmalig beatmet. Nach Beendigung der nicht erfolgreichen Reanimation bestand der Notarzt darauf, den defekten Beatmungsbeutel in Augenschein zu nehmen. Es stellte sich heraus, dass weder auf dem Rettungswagen noch im Notfallkoffer ein Beatmungsbeutel vorhanden war. Zusätzlich wurde der vorliegenden Patientenverfügung keine Beachtung geschenkt. Diese untersagte aufgrund einer langjährigen Erkrankung und einer infausten Prognose jegliche Wiederbelebungsmaßnahmen.

11.3.3 Aufarbeitung des Falles

Der Notarzt meldete den Vorfall seinem Ärztlichen Leiter Rettungsdienst. Dieser entschied, den Fall aufgrund gravierender Fehler im Ablauf gründlich zu untersuchen. Um das mutmaßlich hohe Lernpotenzial für die Zukunft möglichst vollständig zu nutzen, einen Effekt für den beruflichen Alltag zu generieren und keine Aspekte außer Acht zu lassen, wurde die Untersuchung mit Hilfe des London Protokolls strukturiert. Eine Untersuchungskommission, bestehend aus dem zuständigen Ärztlichen Leiter Rettungsdienst, einem (nicht am Vorfall beteiligten) Lehrrettungsassistenten, dem Leiter der zuständigen Leitstelle eines anderen Rettungsdienstbezirkes und einem klinischen Risikomanager (zertifizierte Person nach ONR 49003) wurde gegründet.

Diese nahm umgehend die angefertigten Gedächtnisprotokolle, die Patientendokumentation sowie die Funkaufzeichnungen in Augenschein und befragte basierend auf diesen Erkenntnissen zunächst die am Geschehen Beteiligten (Personal des Rettungswagens, Notarzt, Personal des notarztbesetzten Rettungsmittels, Disponent der Leitstelle). Auf der Grundlage dieser Befragungen wurde weiteres Personal der zuständigen Rettungswache befragt. Ebenso wurde die Dokumentation aus dem QM-System (Dienstanweisungen, Checklisten, Schulungsnachweise) der Rettungsdienstorganisation sowie aus der Geräteaufbereitung (Hygieneplan und Desinfektionsnachweise) eingesehen. Aus den eingeholten Informationen ergab sich folgender mutmaßlicher Hergang der Ereignisse (▶ Fall aus der Praxis).

Die Aufarbeitung des Falles identifizierte die in ◘ Tab. 11.2 dargestellten systemischen Fehlerquellen. Aufgrund der zahlreichen Risikofaktoren sowie der offensichtlich problematischen Gruppenkonstellationen entschied sich das Untersuchungsteam zur Besprechung des Vorfalls mit allen Beteiligten, zumal die Details des Vorfalls innerhalb weniger Tage in der Organisation allen Beteiligten bekannt waren. Es schlossen sich mehrere Maßnahmen zur Etablierung einer Sicherheitskultur an. Trotz vorhandener Sanktionsmöglichkeiten gegenüber den am Vorfall Beteiligten wurde auf arbeitsrechtliche Schritte von allen Seiten bewusst verzichtet.

11.4 Fazit für die Praxis

Wie oben dargestellt kann das London Protokoll im Einzelfall umfangreiche, tief im System der Organisation verwurzelte systematische Fehlerquellen identifizieren und zu deren Beseitigung beitragen. Es ist jedoch eine umfangreiche Aufarbeitung auf breiter Informationsbasis notwendig, weswegen die Methode beispielsweise für CIRS-Fälle oder kleine Schadensfälle ohne mutmaßlich hohen Lerneffekt maximal als helfende Checkliste anzusehen ist.

Die Trennung zwischen London Protokoll und CIRS ist aus zwei Gründen sehr wichtig: Erstens ist ein London Protokoll nicht anonym, sondern nennt alle Beteiligten, Handlungen und sogar mutmaßliche Absichten ausdrücklich beim Namen. Zweitens kann, anders als bei der Aufarbeitung von CIRS-Fällen, im Einzelfall bei Bekanntwerden bewusst eingegangener Verstöße insbesondere im Wiederholungsfall auch eine arbeitsrechtliche Würdigung (Abmahnung, Kündigung) als Konsequenz aus der Analyse erfolgen. Grundsätzlich wird aber auch beim London Protokoll der nonpunitive Ansatz als Grundgedanke des Risikomanagements verfolgt. Die interne und externe Kommunikation über Inhalte und Ergebnisse aus der Analyse des Vorfalls sind daher sorgfältig abzuwägen.

Fall aus der Praxis

Donnerstag, Tagschicht 7.00–19.00 Uhr

Der Rettungswagen (RTW) X ist mit dem Rettungsassistenten A, einem Rettungssanitäter B und einem Rettungsdienstpraktikanten C besetzt. Um 18:15 Uhr (45 Minuten vor Schichtende) erfolgt ein Einsatz mit Intubation und künstlicher Beatmung eines Patienten durch den Notarzt vor Ort. Beim Konnektieren des Beatmungsbeutels vergisst der Praktikant C, einen Atemwegsfilter zwischen den Beatmungsbeutel und den Tubus des Patienten anzubringen. Der zur Supervision eingeteilte Rettungsassistent A, zum Zeitpunkt des Fehlers mit anderen Aufgaben beschäftigt, bemerkt erst bei Transport ins Krankenhaus den Fehler und weist den Praktikanten C in Gegenwart des Notarztes unwirsch zurecht. Mit der lautstarken Anweisung, den Beutel »gefälligst« nach Schichtende noch der sachgemäßen Desinfektion zuzuführen, verabschiedet sich der Rettungsassistent A nach Transport und Übergabe des Patienten sowie Rückfahrt zur Wache um 20:50 Uhr von Praktikant C und Rettungssanitäter B. Aufgrund der angespannten Atmosphäre erfolgt nur eine kurze Übergabe an die nachfolgende Besatzung durch den Rettungssanitäter B, das Fahrzeug »wäre einsatzbereit, wenn der Depp nicht den Beutel falsch konnektiert hätte«. Der Praktikant C, nach Aussage von B vor versammelter Mannschaft sichtlich peinlich berührt, verschwindet um 20:52 Uhr in die Fahrzeughalle. Er nimmt den für den Notfallkoffer vorgesehenen Beatmungsbeutel aus dem Wagen und verschwindet damit im Obergeschoss der Wache. Er legt den Beatmungsbeutel gegen 20:55 Uhr ohne Supervision nach bestem Wissen in die dafür angesetzte Desinfektionslösung ein. Er verlässt danach, immer noch peinlich berührt, umgehend die Rettungswache, ohne sich von der Folgebesatzung zu verabschieden. Er ist im Glauben, die Folgebesatzung würde den Beatmungsbeutel schon ersetzt haben und den eingelegten Beatmungsbeutel nach vorgegebener Einwirkzeit aus der Desinfektion entnehmen.

Donnerstag, Nachtschicht 19:00 Uhr – Freitag 07:00 Uhr

Die Folgebesatzung, bestehend aus Rettungsassistent D und Rettungssanitäter E, registrierte jedoch die Entnahme des Beatmungsbeutels nicht, da sie davon ausging, der Rettungsassistent A hätte pflichtgemäß den Beatmungsbeutel ausgetauscht. Die Besatzung D und E erlebt eine ruhige Schicht mit nur zwei nicht-ärztlichen Verlegungsfahrten. Kurz vor Ende der Schicht am Freitag um 6:45 Uhr wird der RTW zu einer Bereitstellung für einen Feuerwehreinsatz alarmiert.

Freitag, Tagschicht 07:00–19:00 Uhr

Der Rettungswagen steht ca. 10 Kilometer von der Rettungswache entfernt bei einem Großbrand bereit, ein Ende des Einsatzes ist jedoch auch um 08:00 Uhr noch nicht absehbar. Rettungssanitäter E, der am Nachmittag in den Urlaub fahren möchte, reagiert auf diesen Umstand zunehmend gereizt. Entgegen der allgemein gültigen und unterschriebenen Dienstanweisung, Schichtübergaben ausschließlich auf der Rettungswache nach Checkliste durchzuführen, veranlasst Rettungssanitäter E durch massiven Druck auf Rettungsassistent D um 08:45 Uhr eine Fahrzeugübergabe am Einsatzort einzufordern. Mit einem PKW der Hilfsorganisation kommt um 09:10 Uhr die neue Besatzung bestehend aus Rettungsassistent G, Rettungssanitäter B und Praktikant C an das Fahrzeug. Nachdem die Stimmung auf der Anfahrt der neuen Besatzung, die das Vorgehen nicht gut findet, sich aber dem massiven Druck von Rettungssanitäter E beugt, auf einem Tiefpunkt ist, findet vor Ort keine Übergabe des RTW per Checkliste statt. Unter lautstarken Beschimpfungen des verantwortlichen Disponenten H, der »ja wohl genau die Übergabezeiten kenne und ausgerechnet uns zum Einsatzort schickt« verschwindet Rettungssanitäter E mit seinem Rettungsassistenten D um 09:12 Uhr im PKW der Hilfsorganisation. Zum Zeitpunkt der Alarmierung um 06:45 Uhr waren nach Einsicht des digitalen Einsatztagebuchs zwei weitere RTW anderer Hilfsorganisationen verfügbar, welche bereits ihren Schichtwechsel beendet hatten. Ein Austausch der alten Besatzung wäre in der Zeit von 07:00 Uhr bis 09:10 Uhr jederzeit möglich gewesen. Während Rettungsassistent G und Rettungssanitäter B den Aktionen der Feuerwehr folgen und mit alten Bekannten ins Gespräch kommen, kontrolliert Praktikant C aufgrund einer »bösen Vorahnung« den Notfallkoffer. Er stellt gegen 09:30 Uhr fest, dass sich kein Beatmungsbeutel im Koffer befindet und sucht daher den Beatmungsbeutel im RTW, um diesen als Ersatz in den Koffer zu räumen. Praktikant C stellt fest, dass sich auf dem RTW kein weiterer Beatmungsbeutel befindet. Aufgrund der eingesehenen Desinfektionspläne und Einsatzprotokolle vorangegangener Tage ist davon auszugehen, dass seit drei Tagen der auf dem Wagen vorgehaltene Beatmungsbeutel fehlte, da zu diesem Zeitpunkt ein Beatmungsbeutel in einem nahegelegenen Krankenhaus bei Patientenübergabe vergessen wurde. In der Angst, nochmals für seinen gestrigen Fehler jetzt vor seinen Kollegen der Freiwilligen Feuerwehr Y vorgeführt zu werden, in der auch Praktikant C Mitglied ist, beschließt er, das Fehlen des Beatmungsbeutels zu verschweigen. Nach Rückkehr auf die Wache wollte er diesen heimlich wieder in den Koffer legen und gleichzeitig einen neuen Beatmungsbeutel im Fahrzeug platzieren.

Die Bereitstellung am Einsatzort endet um 12:30 Uhr ohne Hilfeleistung. Auf der Rückfahrt zur Wache erhält der RTW um 12:40 Uhr kurz vor Erreichen der Rettungswache einen Einsatz zu einer »leblosen Person«. Aus Angst vor Konsequenzen verschweigt Praktikant C das Fehlen des Beatmungsbeutels noch immer, obgleich er sich nach eigenen Angaben über die möglichen Konsequenzen bewusst war. Er hoffte, dass das notarztbesetzte Rettungsmittel früher oder zeitgleich am Einsatzort eintreffen würde. Aufgrund einer Verzögerung auf der Anfahrt des notarztbesetzten Einsatzfahrzeuges auf dem Weg zum Einsatzort, trifft das notarztbesetzte Rettungsmittel schließlich erst 10 Minuten nach Beginn der Reanimationsmaßnahmen beim Patienten ein.

□ Tab. 11.2   Identifizierte Fehlerquellen und unsichere Handlungen im oben genannten Fallbeispiel

Einflussbereich	Typische Einflussfaktoren	Fehlerquellen im konkreten Fallbeispiel
Organisation und Kultur	Verpflichtung, Vorbildfunktionen, Forderung der Einhaltung von Standards, Organisationsabläufe	– Fehlende Vorbildfunktion des Rettungsdienstpersonals gegenüber Praktikanten – Fehlende Akzeptanz von Fehlern Auszubildender – Unkollegiales Verhalten des Disponenten durch Einsatzzuteilung (bzw. späteren Personaltausch) – Keine Klärung der Ablösung über Leitstelle auf kollegialem Weg – Keine Sicherheitskultur, da regelhaft Übergabekontrollen ausgelassen werden (fehlender Beatmungsbeutel im Fahrzeug wird mindestens 6 Schichten lang nicht bemerkt)
Arbeitsumgebung	Personal, Qualifikation, Arbeitslast und Schichten, Verfügbarkeit und Instandhaltung Technik, administrative Unterstützung	– Mehrfach fehlende Überwachung der Tätigkeit des Praktikanten (Konnektion des Beatmungsbeutel im Einsatz, Desinfektion/Austausch Beatmungsbeutel) – Vorgaben Hygieneplan des RD-Trägers (offenbar keine generelle Desinfektion nach Beatmung vorgesehen, gesetzliche Vorgaben?)
Team-Faktoren	Mündliche, schriftliche Kommunikation, Überwachung und Unterstützung, Team Strukturen (Ausgewogenheit, Führung)	– Disruptive Kommentare gegenüber C – Unkollegiales Verhalten gegenüber Kollegen – Akzeptanz offensichtlicher Verstöße gegen Dienstanweisungen – Unkollegiales Verhalten bei Fahrzeugkontrollen und Übergaben – Keine gemeinsame Übergabe- bzw. Nachbereitungsgespräche aller Beteiligten
Individuelle Faktoren	Kenntnisse und Fähigkeiten, Kompetenz Körperliche und psychische Gesundheit	– Verstärkung der Unsicherheit von Praktikant C – Keine Rückkopplung zwischen Beteiligten aufgrund psychischen Drucks – Angst vor Entdeckung eines Fehlers führt zum Vertuschungsversuch – Keine Kompensation persönlicher Befindlichkeiten / Stresssituationen (Überstunden)
Aufgaben und Technik	Aufgaben, Prozessgestaltung, strukturelle Klarheit, Richtlinien, Verfahrensanweisungen, Testergebnisse, Entscheidungshilfen	– Keine klare Abgrenzung der Supervisionstätigkeiten gegenüber Praktikant C – Keine Übernahme der Gesamtverantwortlichkeit für einen Prozess (wer etwas entnimmt, sorgt umgehend für Ersatz)
Patientenfaktoren	Zustand (Komplexität und Schweregrad), Sprache, Kommunikation, Persönlichkeit und soziale Faktoren	– Patientenverfügung nicht wahrgenommen
Fehler	Einschätzungsfehler durch natürliche Grenze oder falsche Annahme	– Vergessen des Ersatzes des Beatmungsbeutels im RTW nach Klinikübergabe – Annahme von C, D und E des Austauschs des Beatmungsbeutels durch Rettungsassistent A
Verstöße	Nichtbeachtung von Regeln durch Wissensmangel oder Inkaufnahme	– Irrtümer des Praktikanten (Konnektion Beatmungsbeutel) – Dienstübergabe außerhalb der Wache (Dienstanweisung!) – Übernahme eines Fahrzeugs ohne Kontrolle der Ausrüstung auf Vollständigkeit gemäß Checkliste (mind. 6 Schichten in Folge!)

11

Didaktische Anregungen

- Die Schadensfallanalyse (London Protokoll) darf nur nach ausdrücklichem Auftrag (Top-down-Ansatz) und in einem Team mit ausreichender Expertise (Vier-Augen/Ohren-Prinzip, vor allem bei Befragungen) erfolgen.
- Bei der Zusammenstellung eines Untersuchungsteams ist darauf zu achten, dass für alle Aspekte der Analyse ausreichend Expertise vorhanden ist.
- Die Untersuchenden sollten in keinem Abhängigkeitsverhältnis oder anderen Interessenkonflikt zu den Beteiligten stehen.

Leitgedanken

- Das London Protokoll ist eine sehr gut geeignete Methode zur Identifikation systemischer Mängel bei Schadensfällen, es ist für die Analyse von CIRS-Fällen jedoch ungeeignet.
- Für die Begleitung und Umsetzung der Korrekturmaßnahmen ist die Einbindung dieser Methode in ein präklinisches Risikomanagement erforderlich.
- Aufgrund des hohen Aufwands dieser Methode, sollte deren Einsatz zielgerichtet und erst ab einer festgelegten kritischen Schwelle erfolgen.

Literatur

ISO 31000:2009 Risk management - Principles and Guidelines ONR 49001:2014, Risikomanagement für Organisationen und Systeme - Risikomanagement - Umsetzung der ISO 31000 in die Praxis

Reason JT (1993) The human factor in medical accidents. In: Vincent CA (Hrsg) Medical Accidents. Oxford Medical Publications, Oxford

Reason JT (1995) Understanding adverse events: human factors. In: Vincent CA (Hrsg) Clinical Risk Management. BMJ Publications. London

Taylor-Adams S, Vincent C (2004) The London protocol
▶ http://www.imperial.ac.uk/cpssq/cpssq_publications/resources_tools/the_london_protocol/Zugriff:22.02.2015

Vincent C (2010) Patient Safety. Wiley-Blackwell

Szenario Analyse – Zehn zentrale Risiken im prähospitalen Setting

Agnes Neumayr, Andreas Karl, Michael Baubin

A. Neumayr et al. (Hrsg.), *Risikomanagement in der prähospitalen Notfallmedizin*,
DOI 10.1007/978-3-662-48071-7_12, © Springer-Verlag Berlin Heidelberg 2016

Die Szenarioanalyse wird als Top-down-Risikomanagement-(RM)-Methode durchgeführt und ist damit von der Geschäftsführung beauftragt. Mit ihr werden 10–15 wichtige Risiken einer Organisation identifiziert, noch bevor ein Schaden entstanden ist. Die Grundlage bildet der RM-Prozess: Man definiert die organisatorischen Rahmenbedingungen, analysiert die Ursachen der genannten 10 Risiken, bewertet deren Risikohäufigkeit und das potenzielle Schadensausmaß, definiert Maßnahmen zur Risikobewältigung, kommuniziert diese an die Mitarbeiter und evaluiert die Ergebnisse. In diesem Artikel wird die Szenarioanalyse am zentralen Dienstleistungsprozess der prähospitalen Notfallmedizin, dem Notfallprozess dargestellt. Ziel der Szenarioanalyse ist es, präventiv durch Vorbeugemaßnahmen die Häufigkeit und damit das Schadensausmaß der 10 genannten Risiken im prähospitalen Notfallprozess zu reduzieren.

wie menschliche Faktoren oder Kommunikation (Burghofer und Lackner 2010, Rall und Lackner 2010) in den Mittelpunkt. Ferner finden sich Ansätze, in denen die potenziellen Risiken anhand organisatorischer Prozessabläufe definiert werden (Notrufabfrage, medizinische Versorgung am Notfallort, Patientenübergabe) (Marung et al. 2011, Neumayr et al. 2014).

10 wichtige Risiken im prähospitalen Setting zu benennen, bleibt somit ein Versuch, der sich an wissenschaftlichen Publikationen, Fallbeispielen, Eingaben in notfallmedizinische Beinahe-Fehlermeldesysteme und eigenen Erfahrungswerten orientiert. In unserem Beitrag wurde als Grundlage der Risikobeurteilung, also der Gesamtheit aller Schritte im RM-Prozess (ONR 49000:2014), die Gefahrenliste zum prähospitalen Notfallprozess entwickelt. Aus dieser Gefahrenliste wurden 10 wichtige Risiken abgeleitet. (◘ Tab. 12.1).

12.1 Grundlagen der Risikobeurteilung: Gefahrenliste, Beinahefehler-Meldesysteme, Fallbeispiele

Bei der Literaturrecherche zu den 10 wichtigsten Risiken im prähospitalen Setting findet sich nur wenig wissenschaftliches Material zu dieser konkreten Themenstellung. Zwar scheinen Publikationen auf, die anhand von Einzelbeispielen auf die Fehlerhäufigkeit in der Notfallmedizin verweisen (St. Pierre et al. 2005, Kemper et al. 2012, Kaufmann et al. 2012), eine wissenschaftliche Aufstellung der tatsächlich größten 10 Risiken der prähospitalen Notfallmedizin, untermauert durch Daten z. B. über Schadensausmaß und Auftrittswahrscheinlichkeit, gibt es jedoch nicht. Der Versuch, aus der vorliegenden Literatur eine tabellarische Aufstellung zu machen, wird durch die unterschiedlichen Herangehensweisen erschwert. So setzen etwa Hohenstein et al. (2013) am konkreten Risikoszenario »kritische Zwischenfälle im Atemwegsmanagement« an und erörtern entsprechende Fehlerquellen wie Indikations-, Medikamenten-, Gerätefehler oder mangelhafte Fertigkeiten. Andere Autoren stellen einzelne Fehlerquellen

12.2 Der Risikomanagement-Prozess

◘ Abb. 12.1 zeigt die Schritte im Risikomanagement-Prozess, die im Anschluss exemplarisch vorgestellt werden.

▪ **Rahmenbedingungen definieren**
Der RM-Prozess beginnt mit der Festlegung der Rahmenbedingungen (◘ Abb. 12.1). Mit diesen definiert die Organisation Ziel und Zweck der Risikobeurteilung, deren Geltungsbereich, legt Verantwortlichkeiten fest und bestimmt die Geltungsdauer der Beurteilung (ONR 49001:2014), ◘ Tab. 12.2.

▪ **Risiken identifizieren: 10 wichtige Risiken im prähospitalen Notfallprozess**
Nachdem die Rahmenbedingungen definiert sind, werden als nächster Schritt 10 wichtige Risiken definiert. Dazu wird, auf der Grundlage der Gefahrenliste, eine Risikolandschaft erstellt (◘ Tab. 12.3).

▪ **Risiken analysieren: Definition der Risikotoleranzgrenze**
Unter Risikoanalyse versteht man laut ONR 49000:2014 die »systematische Ermittlung und den

◻ Tab. 12.1 Gefahrenliste prähospitale Notfallmedizin

1. Gefahrengebiet: Leitstelle

1.1 Notrufabfrage

1.1.1 Verfügbarkeit von Einsatzmitteln NEF/NAH/RTW, Logistik

1.1.2 Zeitintervalle: Alarmierungs-, Dispositionszeit etc., Hilfsfrist

1.1.3 Informationsübermittlung an Prozesspartner

1.1.4 Koordination der Prozesspartner am Notfallort

1.1.5 Anmeldung des Notfallpatienten im Zielkrankenhaus

1.2 Technik/IT: Navigation, Funkverkehr, Datenübermittlung, Stromausfall

2. Gefahrengebiet: Patientenpfad – prähospitale Patientenbehandlung

2.1 Behinderungen am Weg zum, am und vom Notfallort ins Zielkrankenhaus

2.1.1 Verkehrsunfall mit Einsatzmitteln

2.2 Ermittlung Diagnose: Fehldiagnose, unsichere/mangelnde Diagnose

2.3 Wahl der Therapie: Therapie nicht Leitlinien-konform, nicht Diagnosegerecht

2.3.1 Anlage von Kathetern und Drainagen

2.4 Tracerdiagnosen und besondere Notfälle: pädiatrische, psychiatrische etc.

2.4 Handhabung Medikamente

2.4.1 Dosierung, Verwechslung, falsche Medikamentenwahl

2.5 Handhabung Medizinprodukte

2.5.1 Unzureichende Ausbildung/Einschulung

2.5.2 Mangelnde Wartung, fehlende Kompatibilität, fehlende Ersatzgeräte/-teile

2.6 Versorgungszeiten und -umfang: Akutes Koronarsyndrom, Schlaganfall, SHT

2.7 Infektion und Hygiene

2.7.1 Handhabung Infektionstransporte, kontaminierte Materialien etc.

2.7.2 Hygienemaßnahmen: Schutzkleidung, Schutzbehälter, Desinfektion etc.

2.8 Medizinrechtliche Kriterien im Notfallgeschehen

3. Gefahrengebiet: Nahtstelle Notaufnahme

3.2 Übergabe mit/ohne Notarzt-Begleitung

3.2.1 Übergabe: Triage, Information, Dokumentation

3.3 Interhospitaltransport: Einweisung durch andere Krankenanstalten

4. Gefahrengebiet: Humane Faktoren

4.1 Aus- und Fortbildung, Fachkompetenz

4.2 Soziale und emotionale Kompetenz

4.3 Teambildung: Zusammenarbeit wechselnder Teams und zwischen Prozesspartner

4.4 Kommunikation unter Mitarbeitenden, unter Teams

4.5 Dokumentation: Lesbarkeit, Vollständigkeit, Weitergabe

5. Gefahrengebiet: Krisen- und Katastrophenmanagement – Großschadensfall

5.1 Bewältigung des Großschadensfalls vor Ort

5.2 Massen-Einweisung bei Großschadensfall

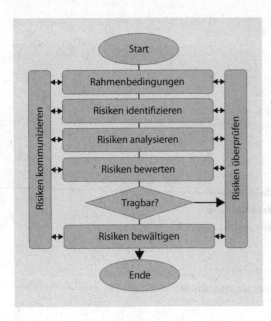

■ **Abb. 12.1**   Der Risikomanagement-Prozess

Gebrauch von Informationen, um ein Risiko zu verstehen und nach Wahrscheinlichkeit und Auswirkung auf eine Organisation oder ein System einzuschätzen. Die Risikoanalyse verschafft also die Grundlage für die Risikobewertung und die Risikobewältigung.« Um diese durchzuführen werden für die entsprechende Organisation die Risikokriterien definiert. Übertragen auf den Rettungsdienst sind dies (■ Tab. 12.4, ■ Tab. 12.5).

Anhand der Risikokriterien werden die 10 Risiken im Notfallprozess in die Risikomatrix eingetragen. Dabei unterscheidet man zwischen der Risikolandschaft im aktuellen IST-Zustand und jener im Soll-Zustand, also nach Umsetzung der genannten Maßnahmen. Bei der Zuordnung des Risikos zur Auftrittswahrscheinlichkeit und zum Schadensausmaß geht man immer vom schlimmstmöglichen Fall aus (■ Tab. 12.6, ■ Tab. 12.7).

■ **Risiken bewerten und bewältigen**
Im nächsten Schritt werden alle 10 Risiken einzeln bewertet und anhand von Maßnahmen in ihrer Häufigkeit reduziert, d. h. bewältigt. Die dazu notwendige Vorgehensweise wird nachfolgend an-

hand eines Beispiels exemplarisch beschrieben (■ Tab. 12.8).

■ **Risiken kommunizieren und kontrollieren**
Laut ONR 49000:2014 versteht man unter Risikokommunikation einen »andauernden oder wiederkehrenden Prozess innerhalb einer Organisation, um Informationen bzgl. des Umgangs mit Risiken mit den interessierten Kreisen auszutauschen«. Dazu werden vom Risikoeigner Kommunikationswege definiert und verantwortliche Personen festgelegt. Übermittelt werden alle aktuellen Informationen zum RM-System, den Umgang mit Beinahe-Fehlern, Risiken oder Schadensfällen, den getroffenen RM-Maßnahmen und den entsprechenden Kontrollmechanismen. Im ständigen Austausch mit den Mitarbeitern entsteht so ein Fehler- und Sicherheitsbewusstsein bzw. eine zunehmend »reifere« Sicherheitskultur im Unternehmen. Zuständig für die Risikokommunikation kann z. B. der zuständige Risikomanager eines Arbeitsbereichs sein, der auch für die Kontrolle der eingeführten Maßnahmen in den vorgegebenen Zeitabständen verantwortlich ist.

■ **Management Summary**
Als Abschluss jeder Szenarioanalyse wird eine Zusammenfassung mit expliziter Nennung der wichtigsten Erkenntnisse verfasst. Diese Zusammenfassung wird vom Risikoeigner mit Datum und Unterschrift bestätigt (■ Tab. 12.9).

12.3   Fazit für die Praxis

Die Szenarioanalyse ist als Top-down-Methode für präventive Maßnahmen zur Reduktion von Risiken geeignet und notwendig. Sie kann z. B. für die wichtigsten Prozesse einer Organisation wie dem Dienstleistungsprozess verwendet werden, um vorbeugend jene Schadensfälle abzuwenden, in denen Patienten gefährdet und damit die Reputation und die Leistungsfähigkeit einer Organisation beeinträchtigen werden. Sie wird im Auftrag des Risikoeigners, also der obersten Leitung einer Organisation, durchgeführt.

▣ **Tab. 12.2** Rahmenbedingungen der Szenarioanalyse

Organisation	Rotes Kreuz Tirol gemein. Rettungsdienst GmbH (RD GmbH)
Adresse	Steinbockallee 13, 6063 Rum, Österreich
Tätigkeit der Organisation	Die Erbringung von Leistungen des öffentlichen Rettungsdienstes (v. a. nach dem Tiroler Rettungsdienstgesetz), insbesondere in den Bereichen Notfallrettung, qualifizierter Krankentransport, notärztliche Versorgung und Großschadenshilfe
Anzahl Bezirks- und Ortsstellen	RKT: 11 Bezirksstellen, 41 Ortsstellen, 13 Notarztstützpunkte sowie 4 Partnerorganisationen (Johanniter Unfallhilfe, Samariterbund Tirol, Malteser Hospitaldienst, Österreichischer Rettungsdienst)
Anzahl Mitarbeiter	3139 Rettungssanitäter, darin enthalten 700 Notfallsanitäter, darin enthalten 360 mit Notkompetenz Arzneimittellehre, darin enthalten 327 mit Notkompetenz venöser Zugang (Stand Oktober 2014)
Anzahl Einsätze (Okt. 2014)	Gesamt Tirol: 355.503; Notarzteinsätze: 15.860; Rettungseinsätze: 132.376; Sanitätseinsätze 185.502; Ambulanztransporte: 20.078
Anzahl Fuhrpark	RKT-Fuhrpark: 224
Organisatorische Geltung	Wirkungsbereich der Rotes Kreuz Tirol gem. Rettungsdienst GmbH
Risikoeigner	Geschäftsführer RD GmbH Medizinischer Leiter RD GmbH
Risikomanager	RM/QM-Beauftragter
Inhaltlicher Umfang	Gefahrenliste zum prähospitalen Notfallprozess 2014
Status Risikobeurteilung	☐ In Bearbeitung
	✓ Freigegeben durch: Geschäftsführung: RD GmbH
Maßnahmen-Überwachung	☐ Monatlich
	✓ Quartalsweise
Gültigkeitsdauer bis	30.09.2017
Ziel/Zweck der Risikobeurteilung	Die Rotes Kreuz Tirol gem. Rettungsdienst GmbH beurteilt 10 wichtige Risiken der Patientensicherheit für den Bereich der prähospitalen Notfallmedizin. Die Risiken werden anhand des RM-Prozess identifiziert, analysiert, bewertet sowie Maßnahmen entwickelt, kommuniziert und evaluiert. Schadensausmaß und Auftrittswahrscheinlichkeit der genannten 10 Risiken sollen in den nächsten drei Jahren reduziert werden. Geschäftsrisiken sind nicht Gegenstand dieser Risikobeurteilung. Risiken der Betriebssicherheit (Arbeitnehmerschutz, Brandschutz) werden nur berücksichtigt, wenn sie im direkten Zusammenhang mit der Patientensicherheit von Bedeutung sind.

▫ Tab. 12.3 Risikolandschaft: 10 wichtige Risiken im prähospitalen Notfallprozess

1	**Informationsdefizite Nahtstelle Leitstelle**: bei der Alarmierung und Disposition; nicht stimmige Adress-angabe; mangelhafte Information zum Notfall durch Sprach- und Kommunikationsschwierigkeiten bei der Notrufabfrage, Interpretationsspielraum des Calltakers, akustisch schwieriges Verstehen der Patienten-Altersangabe über Funk wie 18 versus 80 Jahre; Informationsmangel zum Ressourceneinsatz, zu Vorerkrankungen bei (Dauer-)Patienten; Notarztteam überhaupt nicht alarmiert oder nicht indiziert; fehlende oder mangelhafte Voranmeldung im Krankenhaus
2	**Schwierige Fahrt-, Versorgungs- und Transportbedingungen**: schwierige Wetterverhältnisse, keine Rettungsgasse gebildet; schwierige Straßenbedingungen wie Glatteis, Schneefahrbahn, unbefestigte Straße; Fahrten entgegen dem Verkehrsfluss (antizyklisch); Kindergruppen bzw. Menschen mit Hörbehinderung auf der Fahrbahn; unkonzentrierte Verkehrsteilnehmer; geologische Bedingungen; schwierige Adress-Findung; eigener Verkehrsunfall mit Verletzten; mangelnde Fahrsicherheit und gefährlich überhöhte Fahrgeschwindigkeit des Einsatzfahrers; nicht einsatzbereites Fahrzeug z. B. bei halbleerem Tank, abgefahrene Reifen, Defekt der Warnanlage; Behinderung durch Schaulustige und Medien (eigenmächtiges Filmen); beengte räumliche Bedingungen etc.
3	**Schwierige Anamnese-Situation/fehlende Patientendaten/Diagnosefehler**: zu Vorerkrankungen, zur Vormedikation, zu bekannten Allergien, insbesondere wenn der Patient nicht ansprechbar, keine Angehörigen anwesend sind oder das Notfallgeschehen außerhalb der Wohnung ist
4	**Medikamentenfehler**: Medikamentenverwechslung, falsche Dosierung, falsche Anordnung, unvollständiges Medikamenten-Ampullarium, unzureichende Lagerung der aufgezogenen Spritzen, fehlerhafte Beschriftung, unzureichende Lagerung von Kühlmedikamenten, mangelhafte Kommunikation (Rückfrage, laute Wiederholung der Anordnung etc.)
5	**Gerätefehler inklusive Bedienungsfehler**: defekte Geräte wie EKG/Defibrillator, Beatmungsmaschine, Herzdruckmassage-Gerät, Perfusor; mangelhaftes Knowhow zur Bedienung der Geräte; fehlendes Gerätezubehör; Mitnahme der Geräte zum Notfallort verabsäumt, Notfallrucksäcke vertauscht etc.
6	**Nicht-Leitlinienkonforme Patientenversorgung**: Insbesondere bei den Tracerdiagnosen der prähospitalen Notfallmedizin: »Kardio Pulmonale Reanimation (CPR), Akutes Koronarsyndrom (ACS), Polytrauma (PT), Schädelhirntrauma (SHT), Stroke«; z. B.: nicht durchgeführtes und nicht nach 15 Min wiederholtes 12-Kanal EKG bei ACS; falsches Lagern/Umlagern bei Wirbelsäulenverletzung; nicht erkannter Pneumothorax; unerkannte Fehlintubation (nicht nüchterner Patient, widrige Lagerungsbedingungen, fehlende fachliche Kompetenz, fehlendes CO_2-Monitoring; zu lange Versorgungszeit etc.
7	**Infektionsübertragung und Hygienefehler**: nicht bekannter Infektionstransport, mangelnde Händehygiene und Schutzkleidung; keine ausreichende Zeit für Wiederaufbereitungsarbeiten; Nadelstichverletzung und Infektion etc.
8	**Kommunikations- und Kooperationsschwierigkeiten im Einsatzteam**: kein eingespieltes Team; mangelnde Kommunikation im Team; ungenügende Kooperation im Einsatz mit den Prozesspartnern Leitstelle, Feuerwehr, Polizei, Notaufnahme-Team; Übermüdung, ungenügende Qualifikation der Teammitglieder etc.
9	**Informationsdefizite Nahtstelle-Notaufnahme**: Informationsverluste bei der Übergabe; unvollständige Information; Schockraum nicht einsatzbereit, Schockraumteam nicht vorinformiert, unklare Rollen- und Aufgabenverteilung im Schockraum; eingeschränkte (Intensiv-) Bettenkapazität; Umlagern eines Wirbelsäulenverletzten ohne hinreichende Immobilisation, mangelhafte Übergabedokumentation etc.
10	**Medizinrechtliche Willensentscheidungen**: Alkohol- und Drogenabhängige, Verweigerung der Krankenhauseinlieferung; ethische Entscheidungsdilemmata wie »Do not attempt Resuscitation« (DNAR)-Entscheidungen; Patientenverfügung etc.

12

◘ Tab. 12.4 Definition der Häufigkeit des Auftretens eines Risikos

Risikokriterien zur Definition der Wahrscheinlichkeit	
Häufig (E)	einmal pro Monat
Möglich (D)	einmal pro Quartal
Selten (C)	einmal pro Jahr
Sehr selten (B)	einmal in 3 Jahren
Unwahrscheinlich (A)	weniger als einmal in 3 Jahren

◘ Tab. 12.5 Definition des Schadensausmaßes eines Risikos

Risikokriterien zur Definition der Auswirkungen			
Stufe	Patient	Leistungsfähigkeit	Begleiterscheinungen für die Organisation
Unbedeutend (1)	Behandlungsfehler, jedoch ohne Folgen (critical incident, near miss)	Die Leistungsfähigkeit des Rettungsdienstes bleibt unberührt	Notwendige Aufarbeitung des Beinahefehlers (z. B. Fehlermeldesystem)
Gering (2)	Leichte Körperverletzung mit vorübergehenden Beschwerden oder Schmerzen, bis zu drei Tagen verlängerte Hospitalisation. Patient und Angehörige müssen informiert werden	Die Leistungsfähigkeit des Rettungsdienstes bleibt unberührt, es entstehen kurzzeitige Aufregungen, Störungen im Betriebsablauf und Mehrkosten	Nachfragen von Angehörigen, Interesse der Medien. Externer Erklärungsbedarf, aber ohne direkte und anhaltende Folgen; Information an Haftpflichtversicherung und ggf. Einleiten von weiteren Schritten
Spürbar (3)	Schwere Körperverletzung ohne Dauerfolgen, mehr als drei Tage verlängerte Hospitalisation, Patient und Angehörige müssen informiert werden	Vorübergehende Minderung der Leistungsfähigkeit des Rettungsdienstes, es entstehen deutliche Mehrkosten aus der Behandlung sowie aus den zusätzlichen Störungen des Betriebsablaufes	Aktive Medienarbeit; intensive Kommunikation mit den Betroffenen und deren Angehörigen; Kommunikation mit dem Haftpflichtversicherer; Tätigwerden desselben
Kritisch (4)	Schwere Körperverletzung mit Dauerfolgen ohne dauerhafte Pflegebedürftigkeit jedoch mit Berufseinschränkung	Durch die Konzentration des Rettungsdienstes auf dieses Ereignis wird dessen Leistungsfähigkeit beeinträchtigt	Aktive Medienarbeit; intensive Kommunikation mit den Betroffenen und deren Angehörigen; Kommunikation mit dem Haftpflichtversicherer; Tätigwerden desselben; Patienten bevorzugen mitunter andere Rettungsdienste
Katastrophal (5)	Schwere Körperverletzung mit Dauerfolgen und dauerhafter Pflegebedürftigkeit, Tod des Patienten	Die Fortführung des Rettungsdienstes mit dem bisherigen Leistungsspektrum ist bedroht	Die Reputation wird irreparabel geschädigt (z. B. durch Strafrechtsklagen, negative Berichterstattung), die Kapazitätsauslastung ist nicht mehr sichergestellt

◩ Tab. 12.6 Risikolandschaft IST

Die Risikomatrix					
häufig					
möglich		8	3,4,5,9		
selten			1,2	6	
sehr selten			7,10		
unwahrscheinlich					
	unbedeutend	gering	spürbar	kritisch	katastrophal

◩ Tab. 12.7 Risikolandschaft SOLL

häufig					
möglich					
selten		8	3,4,9		
sehr selten		5	1,2,6		
unwahrscheinlich		7	10		
	unbedeutend	gering	spürbar	kritisch	katastrophal

◩ Tab. 12.8 Risikobewertung und Risikobewältigung

Risiko Nr. 6	**Nicht-Leitlinienkonforme Patientenversorgung – unerkannte Fehlintubation**
Risikoeigner	Medizinischer Leiter RD GmbH, (Name); Ärztliche Leiter der jeweiligen Notarzt-Stützpunkte

Ausgangslage: Die endotracheale Intubation gilt als Gold-Standard der Atemwegssicherung. Atemwegssicherung ist bei Narkoseeinleitung, bei tiefer, nicht behandelbarer Bewusstlosigkeit und unter Reanimation indiziert. Die Fehlintubation in die Speiseröhre gilt als klassische »Komplikation«. Unter schwierigen Bedingungen steigt diese Komplikationsrate.

Das Risiko besteht darin, dass bei unerkannten Fehlintubationen insbesondere bei Langzeit-Relaxation die lebensnotwendige O_2 Zufuhr in die Lunge und die CO_2 Ausfuhr aus der Lunge verhindert wird.

Konsequenzen: Schwerer Patientenschaden, in letzter Konsequenz Tod des Patienten. Reputationsschaden, strafrechtliche Konsequenzen.

Gefahrengebiet	2. Gefahrengebiet: prähospitale Patientenbehandlung 4. Gefahrengebiet: Humane Faktoren
Gefahrenbereich	2.2. Ermittlung Diagnose und Wahl der Therapie 2.3 Wahl der Therapie: Therapie nicht Leitlinien-konform, nicht Diagnose-gerecht 4.1 Aus- und Fortbildung, Fachkompetenz
Ursachen des Risikos	– Nicht nüchterner Patient – Optimale Lagerung nicht möglich, widrige Örtlichkeit z. B. Straßengraben, direkte Sonneneinstrahlung – Fehlende Erfahrung und Unsicherheit bei jungen Notärzten und nicht-Anästhesisten – Nicht-Anwendung der Kapnometrie/-graphie – Nicht-Anwendung bzw. Verlassen auf unsichere andere Methoden zur Kontrolle der Tubuslage

12

▣ **Tab. 12.8** Fortsetzung

✓ Risiko vermeiden	Frühwarnindikatoren/Trend
☐ Risiko vermindern	✓ Kapnographie nicht dokumentiert
☐ Risiko überwachen	✓ Kapnometrie zeigt keinen oder extrem niederen Kohlendioxid (CO_2) Wert
☐ Risiko akzeptieren	

Nr.	Bestehende Maßnahmen	Wer?	Bis wann?	Ø Arbeitszeit
1.	Notärzte am Notarzteinsatzfahrzeug (NEF) Innsbruck werden erst nach mindestens einem Jahr Anästhesie-Erfahrung am NEF eingesetzt	Ärztl. Stützpunktleiter und Stellvertreter		
2.	Einzelne Notärzte am NEF Telfs, die nicht Anästhesisten sind, müssen vorher ein Anästhesie-Praktikum absolvieren: Checkliste mit Unterschrift vom Facharzt zu: > 20 Intubations-Narkoseeinleitungen plus 5 bei Kindern in den letzten 2 Monaten vor Notarzteinschulung	Ärztl. Stützpunktleiter und Stellvertreter		
3.	Das Kapnometrie-Monitoring ist auf allen Notarztrettungsmittel als Standard eingeführt	-»-		
4.	Einschulung in die Kapnometrie/-graphie bei jeder Notarzteinschulung	-»-		
5.	Themen-Integration in alle Notarztaus- und -fortbildungen über 3 Jahre: Als Back-up-Standard: Auskultationstechnik nach Intubation; Tubus beschlägt sich; Tubustiefe nach Lebensalter und Geschlecht; Tubusfixation	Ärztekammer	Seit 1.1.2011 bis 31.12.2014	40 Std.

Nr.	Neue Maßnahmen	Wer?	Bis wann?	Ø Arbeitszeit
1.	Qualitätssicherung durch Notarzt-Protokollkontrolle aller Einsätze mit »National Advisory Committee for Aeronautics« (NACA) > 3 innerhalb eines Monats (n= ca. 20/Monat)	Ärztl. Stützpunktleiter und Stellvertreter	1.7.2014	3 Std./Monat; kontinuierlich
2.	Wiederholte Intubationspraxis im OP für Nichtanästhesisten 2 mal im Jahr à 4 Std.	Ärztl. Stützpunktleiter	1.7.2014	30 Std.
3.	Implementierung ins NEF Manual: Bewusstseinsbildung zur verpflichtenden Anwendung der Kapnometrie	Stellvertretender ärztlicher Stützpunktleiter	31.6.2014	5 Std.
4.	Simulatortraining	Ärztlicher Stützpunktleiter	Derzeit in Verhandlung, Entscheidung bis 31.12.2015	40 Std.

▣ **Tab. 12.9** Management Summary zur Szenarioanalyse

Management Summary

Zu den drei wichtigsten Risiken im Bereich der prähospitalen Notfallmedizin gehören:
– Medikamentenfehler
– Unerkannte Fehlintubation
– Gerätefehler inklusive Bedienungsfehler
Bei allen drei Risiken ist es möglich und realistisch, mit den vorgeschlagenen Maßnahmen das Auftreten der Risiken vor allem in ihrer Eintrittswahrscheinlichkeit zu vermindern.
Die Patientensicherheit kann nur dann verbessert werden, wenn die vorgeschlagenen Maßnahmen umgesetzt und deren Wirkung regelmäßig kontrolliert werden.

Datum, Unterschrift Risikoeigner: ....

Didaktische Anregungen

- Der Risikoeigner verpflichtet sich im Rahmen der Implementierung eines RM-Systems zur Durchführung von RM-Methoden.
- Mit Hilfe der Szenarioanalyse werden im Auftrag der obersten Leitung 10 wichtige Risiken einer Organisation (eines Prozesses, Arbeitsbereiches) anhand des RM-Prozesses identifiziert, analysiert, bewertet und Maßnahmen zu deren Bewältigung erarbeitet, kommuniziert und überprüft.
- Der Risikoeigner ist zudem verpflichtet, die Wirksamkeit der gesetzten Maßnahmen zu evaluieren und diese, in einem festgelegten Zeitraum, zu aktualisieren.

Leitgedanken

- Im Mittelpunkt der Szenarioanalyse steht die Patienten- und Mitarbeitersicherheit.
- Die Szenarioanalyse verfolgt einen Top-down-Ansatz, mit welchem präventiv die potenziell gravierendsten Schadensfälle einer Organisation benannt bzw. minimiert und bewältigt werden sollen.
- Die Szenarioanalyse fördert die kritische Auseinandersetzung mit möglichen Risiken einer Organisation. Mit ihrer Hilfe wird das Fehler- und Sicherheitsbewusstsein der Mitarbeiter intensiviert bzw. die Sicherheitskultur innerhalb der Organisation gestärkt.

Literatur

Burghofer K, Lackner CK (2010) Kommunikation. Risikofaktor in der Akutmedizin. Notfall Rettungsmed 13:363–367

Hohenstein C, Schultheis K, Winning J, Rupp R, Fleischmann T (2013) Kritische Zwischenfälle im Atemwegsmanagement der präklinischen Notfallmedizin. Auswertung der Datenbank CIRS-Notfallmedizin. Anaesthesist 62:720–727

Hohenstein C, Fleischmann T, Hempel D (2011) Kritische Ereignisse in der Notfallmedizin. Notfallmedizin up2date 6. DOI: ▶ http://dx.doi.org/10.1055/s-0030-1271041

Kaufmann J, Laschat M, Wappler F (2012) Medikamentenfehler bei Kindernotfällen. Eine systematische Analyse. Dtsch Ärztebl Int 109(38): 609–16. DOI: 10.3238/ar6tebol2012.0609

Kemper JC, Lukas RP, Blömker G, Van Aken HK, Bohn A (2012) Beschriftest du noch oder klebst du schon? DIVI-Standardspritzenaufkleber im Rettungsdienst. Notfall Rettungsmed 15:612–616

Marung H, Wirtz S, Oppermann S, Moecke H (2011) Patientensicherheit – wo steht der Rettungsdienst? Der Notarzt 27:258–265

Neumayr A, Ganster A, Schinnerl A, Baubin M (2014) Unterschätzte Gefahr am Notfallort. Ein Plädoyer zur Einführung von Risikomanagement. Notfall Rettungsmed 17:25–31

ONR 49000:2014, ONR 49001:2014

Rall M, Lackner CK (2010) Crisis Resource Management (CRM). Der Faktor Mensch in der Akutmedizin. Notfall Rettungsmed 13:349–356

St. Pierre M, Hofinger G, Buerschaper C (2005) Notfallmanagement. Human Factors in der Akutmedizin. Springer Medizin Verlag Heidelberg.

12

CIRS: Generelle Anforderungen an effektive Systeme

Von der institutionellen Einbettung über die Anonymisierung und Analyse bis zur effektiven Implementierung von Verbesserungen in der Realität

Christian Hohenstein, Thomas Fleischmann

A. Neumayr et al. (Hrsg.), *Risikomanagement in der prähospitalen Notfallmedizin*,
DOI 10.1007/978-3-662-48071-7_13, © Springer-Verlag Berlin Heidelberg 2016

Critical Incident Reporting Systems (CIRS) haben sich als Teil eines Risikomanagements sowohl in der Aviation als auch in der Medizin bewährt. Um das Potenzial eines CIRS voll zu nutzen, ist es neben der Implementierung einer einfach nutzbaren Webseite wichtig, die gemeldeten Zwischenfälle zeitnah zu extrahieren, anonymisieren, analysieren und letztlich allen Mitarbeitern gegenüber Veränderungen des Systems transparent zu initiieren. Ein Expertenteam bestehend aus verschiedenen Berufsgruppen hat die Hauptaufgabe, Möglichkeiten zur Prävention von den gemeldeten Zwischenfällen zu erarbeiten, die in der Folge umgesetzt werden. Teure und aufwändige Lösungen werden in der Realität aus Kostengründen häufig nicht umgesetzt, günstige und einfache Lösungen sind meist realisierbar und gleichzeitig sehr effektiv.

13.1   Einführung

Die Menschen, die akut und schwer erkranken oder sich verletzen, bitten im deutschsprachigen Raum in dieser Situation meist den Rettungsdienst um Hilfe. Die Diagnostik und Therapie ist bei diesem Patientengut aber häufig besonders schwierig, da schlechte Arbeitsbedingungen vorliegen. Zusätzlich zum schweren Krankheitsbild ist das Personal mit schlechten Lichtverhältnissen, generellem Chaos mit ungeordneten Gegebenheiten und schwierigen Kommunikationssituationen konfrontiert. Ferner sind die Möglichkeiten der Diagnostik und Therapie limitiert. Es ist unstrittig, dass dies für Patienten und Mitarbeiter des Rettungsdienstes eine Hochrisikosituation darstellt. Um welche Risiken es sich tatsächlich handelt, kann man unter anderem durch anonyme Meldungen aus einem Critical Incident Reporting System (CIRS) erfahren. Dies hat in der Luft- und Raumfahrt aufschlussreiche Ergebnisse gebracht, aber auch schon in der Medizin. Der Beitrag beschreibt, wie ein CIRS in der Praxis erfolgreich eingesetzt werden kann (Wright et al. 1991).

13.2   Critical Incident Reporting System (CIRS)

Zu den häufigsten Todesursachen in der Medizin gehören medizinische Fehler. Sie verursachen Leid und kosten das Gesundheitssystem sehr viel Geld (Kohn et al. 1999). Es fällt gerade Ärzten schwer, dies vor sich selbst und noch mehr vor anderen zuzugeben, sind sie doch als ehemalige Spitzenschüler, die seit Jahren zur Zulassung zum Medizinstudium einen Numerus Clausus von 1,0 erreichen müssen, fehlerfreies Arbeiten gewohnt. Zum einen existiert bis heute eine sogenannte »Blame Culture«, bei der einzelne Kollegen bei Auftreten von Fehlern stigmatisiert werden, zum anderen ist die Null-Fehler-Mentalität noch weit verbreitet (Leape 1994, S. 1851–7). Ferner können Behandlungsfehler bei den Ärzten zu schweren Symptomen führen. Dies ist als »medical malpractice stress syndrome« bekannt (Committee on Professional L 2001, S. 65–6; Kelly 2008). Zunehmend wird gefordert, dass die Fehlerkultur in der Medizin geändert werden sollte, weil dies zur Erhöhung der Patientensicherheit beiträgt, wenn es nicht sogar Voraussetzung hierfür ist (Ascherl 2013, S. 113–6; Brown 2013, S. 30–1; Gorini et al. 2012, S. 671–5; Hoffman und Kanzaria 2014; Mooney 2011). Ebenso würde dies auch die Belastungen bei den Ärzten, wahrscheinlich aber auch bei den Rettungsassistenten und -sanitätern, erheblich lindern. Behandlungsfehlern oder schweren Zwischenfällen mit Patientenschaden liegen in der Regel eine Verkettung ungünstiger Umstände zugrunde. Sie sind häufig nicht ursächlich bei einem Individuum zu suchen, sondern oft im System verankert, auch wenn Gerichte dies manchmal anders zu sehen scheinen (Reason 2000, S. 768–70).

Ein CIRS kann dazu dienen, Zwischenfälle zu identifizieren, die auf anderem Wege Verantwortungspersonen nicht bekannt geworden wären. Erstmalig beschrieben von Flanagan im Jahre 1954, nutzt sowohl die US Airforce als auch US Navy und inzwischen die zivile Luftfahrt und National Aeronautics and Space Aviation (NASA) dieses System (► http://asrs.arc.nasa.gov. Stand: Juli 2015; O'Connor P et al. 2007, S. 214–26). Insbesondere die Anästhesie und Intensivmedizin hat die Vorteile von CIR-Systemen schon länger genutzt, aber in jüngerer Zeit entdecken zunehmend auch andere Fachabteilungen wie chirurgische Fächer, die Pädiatrie oder Psychiatrie das CIRS für sich (Buckley et al. 1997, p 403–9; Frey and Schwappach 2010, p 649–53; Kantelhardt et al. 2011, S. 15–21; Moss et al. 2005, p 729–32). In der Notfallmedizin, speziell in der präklinischen Notfallmedizin, ist über

CIRS bisher wenig publiziert worden. Hier besteht noch ein erheblicher Bedarf für dieses risikoreiche Arbeitsgebiet.

Ein CIRS kann in einer kleineren oder größeren Abteilung aber auch als überregionales oder nationales System etabliert werden. Wichtig ist bei der Einführung eines CIRS, die Mitarbeiter von der Sinnhaftigkeit hiervon zu überzeugen. Nur durch das Schaffen einer intrinsischen Motivation der Mitarbeiter erhält das System Meldungen. Doch gilt es, die Motivation nicht nur am Anfang zu erzeugen, sondern diese aufrecht zu erhalten oder sogar im Verlauf noch zu verstärken. Hierfür ist es notwendig, den Mitarbeitern zu vergewissern, dass ihre Meldungen zu Veränderungen im System führen und sie durch eigene Meldungen aktiv das System mit gestalten können. Feedback, Expertenkommentare und spürbare Veränderungen des Systems sind Motivatoren (Reed et al. 2014, p 546–55).

13.2.1 Implementierung eines CIRS

Am Anfang der institutionellen Einführung eines CIRS steht die Erkenntnis, dass auch im betroffenen Bereich Fehler geschehen können, verbunden mit der Bereitschaft, aus diesen Ereignissen Erkenntnisse zu gewinnen und Veränderungen einzuleiten. Die Einführung eines CIRS benötigt Ressourcen, wie Mitarbeiter, Zeit und IT. Diese Ressourcen werden dem unmittelbaren Zweck der Organisation, zum Beispiel dem Rettungsdienst, entzogen und stehen damit der Kernaufgabe, etwa der Patientenversorgung, nicht mehr zur Verfügung. Der Einsatz dieser Ressourcen ist daher nur dann sinnvoll, wenn auch die Bereitschaft und die Möglichkeit bestehen, am Bestehenden etwas zu ändern, sei es am eingesetzten Material, an der Ausbildung oder am Verhalten. Den eingesetzten Ressourcen muss also ein Nutzen gegenüber stehen, der vor allem in der Vermeidung künftiger kritischer Ereignisse liegt. Dies wirkt sich immateriell über die Vermeidung von Leid bei Patienten und Mitarbeitern aus und materiell zum Beispiel durch die Senkung der Kosten für Fehler-Nacharbeitung oder Rechtsbeistand.

Nach der Implementierung erfordert ein CIRS Pflege und damit fortlaufend weitere Ressourcen. Geschieht dies nicht, ist die Einrichtung eines

CIRS nicht nur eine Verschwendung der Ressourcen, sondern sogar kontraproduktiv. Es kann dann von den Mitarbeitern rasch als nicht ernst gemeinte Alibi-Aktion angesehen werden, die das Ansehen der Leitung der Organisation möglicherweise sogar schwächt. Das Ausmaß der Ressourcen, die für Einrichtung und Pflege eines CIRS erforderlich sind, sowie die hohe Innenwirkung und je nach Kommunikationsstrategie auch Außenwirkung dieses Vorhabens sollte dem Entscheidungsträger klar sein, bevor ein CIRS eingerichtet wird.

Nachdem die Entscheidung für die Einrichtung eines CIRS getroffen wurde, sollte dies breit an alle Mitarbeiter kommuniziert werden. Der nächste Schritt ist dann die Einrichtung einer gut aufgestellten Arbeitsgruppe. Wichtig ist, dass Vertreter aus allen wesentlichen Arbeitsbereichen teilnehmen, um eine möglichst breite Akzeptanz sicherzustellen. Die meisten CIRS sind Intranet- oder Web-basiert, sodass ein IT-Vertreter von Anfang an anwesend sein sollte, ebenso wie Beauftragte für Datenschutz und der Betriebsrat. Die Kernaufgabe dieser Arbeitsgruppe besteht in der Festlegung eines Formulars, in dem später die Meldungen erfolgen sollen. Bei dessen Gestaltung muss die strukturierte Abfrage sinnvoller Rahmendaten und Angaben bestimmt werden, bei denen jedoch die Gestaltung der Abfrage die Identifikation der beteiligten Personen einschließlich des Mitteilers von vornherein ausschließen muss. Im Rettungsdienst könnte zum Beispiel die Abfrage der Tageszeit des Einsatzes wichtig sein, während das genaue Einsatzdatum nicht erfragt werden sollte.

Für den Erfolg der Einrichtung eines CIRS empfiehlt es sich ausdrücklich, von Anfang an sachkundige Hilfe in Anspruch zu nehmen. Idealerweise gibt es Mitarbeiter, die bereits an anderer Stelle Erfahrungen mit der Einführung und Pflege eines CIRS gemacht haben. Sind solche Mitarbeiter nicht verfügbar, dann kann die Hinzuziehung externer Berater wichtig für den Erfolg des Projektes sein.

Die Güte des CIRS-Formulars hängt sehr von einer guten Struktur ab. Eine Mischung von frei auszufüllenden und vorstrukturierten Drop-down-Feldern sichert Auswertbarkeit, Aussagekraft und Akzeptanz. Das Formular sollte nicht zu umfangreich sein, da dies abschrecken und die Auswertung

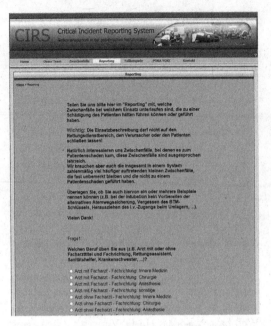

◨ Abb. 13.1 Maske eines CIRS

erschweren kann. Die Frage nach Problemlösungsvorschlägen des Mitteilers am Ende des Formulars ist zweischneidig zu sehen. Dafür spricht, dass die Problemlösungsfähigkeit der Mitteiler angesprochen werden kann. Dagegen spricht, dass manche Mitteiler dann die Umsetzung genau dieser Vorschläge erwarten und enttäuscht sind, wenn dies nicht geschieht.

Nach der Festlegung des Formulars ist der nächste Schritt die Umsetzung in Intranet oder Web durch die IT. Es muss auch hier für alle Mitarbeiter erkennbar sichergestellt sein, dass eine Rückverfolgung des Mitteilers nicht möglich ist. Dies kann zum Beispiel durch ein für alle Mitarbeiter identisches Log-In mit demselben Benutzernamen und Passwort erfolgen. Das Vertrauen der Mitarbeiter in die sichere Gewährleistung der Anonymität, die sich auch in IT-Maßnahmen zeigt, ist von entscheidender Bedeutung für das Eingehen von Meldungen.

Nachdem das Formular festgelegt und von der IT umgesetzt wurde, sollte eine Auftaktveranstaltung erfolgen, in der möglichst viele Mitarbeiter über Sinn und Arbeitsweise eines CIRS informiert werden. Wichtig ist, mit großer Deutlichkeit zu betonen, dass es dabei um ein Lernen aus Ereignissen

geht und definitiv nicht um Schuldzuweisungen an Personen. Durch diese Auftaktveranstaltungen werden aber Erwartungen der Mitarbeiter geweckt, die im möglichen Rahmen auch erfüllt werden müssen. Dies bedeutet, dass die eingehenden Meldungen zum ersten sachkundig analysiert werden, dass zum zweiten auch daraus resultierende Veränderungen umgesetzt und diese zum dritten auch kommuniziert werden müssen. Geschieht dies nicht, dann wandelt sich die Erwartung der Mitarbeiter in Enttäuschung, die diejenigen, die sich zuvor für CIRS stark gemacht haben, diskreditieren kann.

Daher muss nach der Auftaktveranstaltung eine strukturierte und zeitlich sorgsam getaktete Auswertung der eingehenden Meldungen erfolgen. Dies sollte durch eine Arbeitsgruppe erfolgen, in der sich wieder Vertreter der wesentlichen Bereiche befinden. Diese ständige Arbeitsgruppe kann in der Regel jedoch deutlich kleiner sein als die deutlich breiter aufgestellte Arbeitsgruppe, die das CIRS einrichtete. Die Mitglieder der ständigen Auswertungsgruppe sollten den Mitarbeitern bekannt sein und ihr Vertrauen genießen. Wichtig ist, dass nicht zulange mit der Auswertung der Meldungen und der Umsetzung erster Maßnahmen gewartet wird. Sonst besteht die Gefahr, dass die Meldungen rasch wieder versiegen. Es hat sich sehr bewährt, in zunächst kürzeren, dann etwas verlängerten Abständen in großem Rahmen, zum Beispiel bei einer Mitarbeiterversammlung, über die eingegangenen Meldungen und die umgesetzten Maßnahmen zu berichten. Für die Erhaltung des CIRS ist dies von großer Bedeutung. Dennoch zeigt sich an vielen Stellen, dass die Zahl der eingehenden Meldungen auf lange Sicht abnimmt - auch ein CIRS hat einen Lebenszyklus. Daher gilt es die Zeit zu nutzen, in der CIRS wächst und blüht (◨ Abb. 13.1).

13.2.2 **Datenanalyse und Anonymisierung**

Die eingegebenen Daten müssen von einer, maximal zwei autorisierten Personen eingesehen werden können, die die Berichte anonymisieren. Eine häufige Angst ist, dass es zu Rückverfolgungen bei spektakulären oder allgemein bekannten Fällen kommt. Diese Angst ist umso größer, je kleiner der Bereich ist, in dem ein CIRS eingeführt werden soll. Hier spielt die Anonymisierung eine entscheidende Rolle. Die anonymisierende Person muss es verstehen, die Berichte so zu lesen und einzuordnen, dass sie den Zwischenfall im Rahmen der Systemschwäche aufarbeitet. Damit ist so gut wie jeder Fall, egal wie spektakulär und bekannt er im Arbeitsbereich ist, so veränderbar (und damit zu anonymisieren), dass er nicht mehr als der eine solche Fall erkennbar ist.

Beispiel: Bei der Versorgung eines verletzten 3-jährigen Mädchens, welches in der Nacht die Treppe herunter stürzt, kommt es zu einer Medikamentenüberdosierung vom Fentanyl in 10-facher Dosis. Das Kind wird apnoeisch, die Versuche der Maskenbeatmung scheitern. Der Intubationsversuch scheitert zweimal, beim dritten Versuch ist diese erfolgreich. Wegen eines abgeschwächten Atemgeräuschs links kommt es zur Anlage einer Thoraxdrainage, obwohl lediglich der Tubus zu tief liegt.

Dieser Fall wird in jedem Rettungsdienstbereich Aufmerksamkeit erregen, Gerüchte werden über die Ursachen die wahren Umstände verwischen, es wird zu Schuldzuweisungen und Stigmatisierungen kommen. Möglicherweise wird es in einem CIRS zu einer emotional gefärbten Meldung kommen, vielleicht mit oder ohne Namensnennung, wobei die Namen bei diesem Kasus ohnehin bekannt sein dürften (■ Abb. 13.2).

13.2.3 Analyse und Anonymisierung des eingegebenen Fallbeispiels

Die nüchterne Analyse dieses Falles ergibt als Ursprungsproblematik eine simple Medikamentenverwechslung. Diese Tatsache, eine Überdosierung von Fentanyl, lässt sich problemlos in einen veränderten Fall einbringen. Zum einen besteht die Möglichkeit, das 3-jährige Mädchen bei einem Nachteinsatz zu einem 10-jährigen Jungen bei einem Tageinsatz zu wandeln. Der eigentliche Zwischenfall, den es gilt zu bearbeiten, ist von diesen Daten unbeeinflusst. Die später folgenden Fehler, wie Fehlintubationen, einseitige Intubation und dann fälschliche Thoraxdrainagen-Anlage ist vorerst von

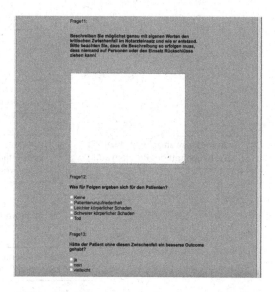

■ **Abb. 13.2** CIRS-Maske zur Beschreibung des kritischen Zwischenfalls

der Medikamentenverwechslung unabhängig und muss nicht zwingend mit erwähnt werden. Somit wäre ein Grundproblem identifiziert und in einen Kontext gebracht, der den eigentlichen Fall nicht mehr erkennen lässt. Die anderen Probleme, die im Verlauf auftraten, können in einem oder mehreren separaten Fällen mit ähnlicher weiterer Veränderung aufgearbeitet werden (■ Abb. 13.3).

13.2.4 Bewertung und Maßnahmenumsetzung

Das Entscheidende nach der Extraktion und Anonymisierung der Fälle ist die Aufarbeitung. Verschiedene Techniken eignen sich hierfür. Sehr professionell, aber entsprechend aufwändig ist eine Failure Mode and Effect Analysis (FMEA). Eine Expertengruppe analysiert die Zwischenfälle, standardisiert und bewertet diese nach einem Punktesystem (Auftretenshäufigkeit, -schwere, -erkennbarkeit), aus der sich die Risikoprioritätszahl (RPZ) ergibt. Je höher diese ist, desto wichtiger ist die Verhinderung dieses Zwischenfalls (■ Tab. 13.1).

Natürlich ist die Vergabe von Punkten bei den einzelnen Bereichen zwischen 1–10, welche dann multipliziert die RPZ ergeben (Minimum 1,

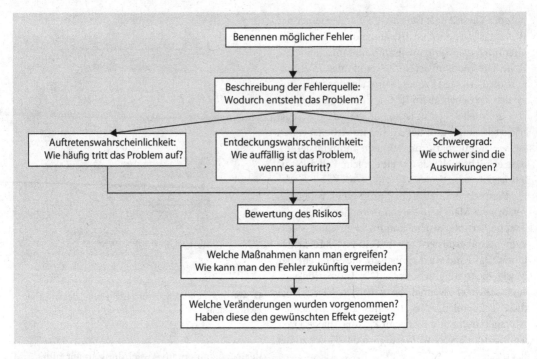

Benennen möglicher Fehler

Beschreibung der Fehlerquelle:
Wodurch entsteht das Problem?

Auftretenswahrscheinlichkeit:
Wie häufig tritt das Problem auf?

Entdeckungswahrscheinlichkeit:
Wie auffällig ist das Problem,
wenn es auftritt?

Schweregrad:
Wie schwer sind die
Auswirkungen?

Bewertung des Risikos

Welche Maßnahmen kann man ergreifen?
Wie kann man den Fehler zukünftig vermeiden?

Welche Veränderungen wurden vorgenommen?
Haben diese den gewünschten Effekt gezeigt?

Abb. 13.3 Standardisierter Ablauf der Failure Mode and Effect Analysis (FMEA)

Tab. 13.1 Errechnung der Risikoprioritätszahl RPZ

Zwischenfall	Auftretensschwere	Auftretenshäufigkeit	Erkennbarkeit	RPZ
Laryngoskopspatel bricht	9	1	1	9
Überdosierung von Adrenalin	5	3	6	90

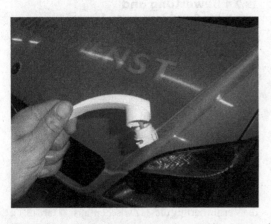

Abb. 13.4 Abgebrochener Laryngoskopspatel

Maximum 1000), auch einer gewissen subjektiven Einschätzung unterlegen. Dennoch spiegelt eine hohe RPZ eine hohe Priorität wider und es geht vor allem um das Herausfiltern von Extremen – um welche Bereiche muss man sich sofort kümmern und um welche überhaupt nicht (**Abb. 13.4**).

Der gebrochene Laryngoskopspatel scheint auf den ersten Blick ein schwer wiegendes Problem darzustellen. Doch dies kommt kaum vor und wird sofort erkannt, sodass umgehend andere Atemwegssicherungsmaßnahmen eingeleitet werden (Maskenbeatmung, Larynxtubus, zweites Laryngoskop) und daher eine Schädigung des Patienten unwahrscheinlich ist. Sollte allerdings kein

Ersatzlaryngoskop vorhanden sein, so ist dies ein anderer auch anders zu beurteilender Zwischenfall. Eine Überdosierung von Adrenalin passiert wahrscheinlich viel häufiger als ein Bruch des Laryngoskopspatels und führt regelmäßig zur Patientenschädigung, wird aber oft gar nicht als Überdosierung erkannt.

Diese FMEA-Methodik ist in den 1940er Jahren entstanden und in der Wirtschaft ein übliches Handwerkszeug des Risikomanagements, aber inzwischen auch in der Medizin zur Erhöhung der Patientensicherheit empfohlen und erfolgreich eingesetzt (Woodhouse et al. 2004, S. 32–6; Alamry et al. 2014; Kuo et al. 2013, S. 626–38). Eine simple und praktisch gut anwendbare Technik ist die Suche nach der eigentlichen Ursache, die sog. Root-Cause-Analysis (RCA). Jeder Zwischenfall wird so analysiert, dass das eigentliche Grundproblem analysiert wird. Diese Methode ist wesentlich einfacher durchzuführen und auch im Risikomanagement der Medizin üblich (Simmons 2001, S. 2–12).

Wenn die Berichte anonymisiert und das Problem für die beschriebenen Zwischenfälle skizziert ist, besteht die Aufgabe, sich eine Präventivstrategie zu überlegen, damit dieser Zwischenfall entweder weniger wahrscheinlich oder gar nicht mehr auftreten kann. Immer sollte man nach einer einfachen und günstigen Poka-Yoke-Methode suchen, die Fehler in hohem Maße ausschließen kann (Hahnenkamp et al. 2013, S. 423–79; Shingo 1986). Beispiele aus dem Alltag sind unterschiedliche Stecker, die für eine korrekte Steckverbindung sorgen oder in der Medizin ein Rückschlagventil, bei dem eine Medikamentenapplikation nicht mehr in den Infusionsschlauch möglich ist. Veränderungen zur Erhöhung der Patientensicherheit als Folge von CIRS-Meldungen sollten zur Motivationssteigerung transparent den Mitarbeitern mitgeteilt werden.

13.3 Fazit für die Praxis

Ein Critical Incident Reporting System kann Fehler aufdecken, die ohne dieses Meldesystem unbeachtet bleiben. Einrichtung und Pflege eines CIRS erfordern jedoch Ressourcen, die der Kernaufgabe der Organisation zunächst entzogen werden. Der Einsatz dieser Ressourcen ist nur sinnvoll, wenn die Bereitschaft besteht, aus den eingehenden Meldungen Änderungen abzuleiten. Eine breit angelegte Arbeitsgruppe sollte dann ein Formular entwickeln, in dem die Meldungen vorstrukturiert eingegeben werden können. Gestaltung und Güte des Formulars haben großen Einfluss auf die Auswertbarkeit der eingehenden Meldungen. Nach der Verabschiedung des Formulars wird dieses in Intranet oder Web eingestellt. Sowohl durch die Gestaltung des Formulars als auch durch die IT-Umsetzung muss für alle Mitarbeiter erkennbar sein, dass eine Identifikation der Beteiligten und der Mitteiler weder möglich noch gewünscht ist. Als nächster Schritt sollte eine Auftaktveranstaltung erfolgen, in der möglichst viele Mitarbeiter über Sinn und Arbeitsweise eines CIRS informiert werden. In der folgenden Zeit muss eine strukturierte Auswertung der eingehenden Meldungen erfolgen. Dafür bewährte Instrumente sind Failure Mode and Effect Analysis (FMEA) und Root Cause Analysis (RCA). Die Analyse muss in der Erarbeitung von Maßnahmen münden, die die Wahrscheinlichkeit des Wiederauftretens des kritischen Ereignisses reduzieren. Die Meldungen und die Maßnahmen müssen breit kommuniziert werden, sonst versiegen die Meldungen rasch und die anfängliche Erwartungshaltung weicht der Enttäuschung.

Didaktische Anregungen
- Ein CIRS sollte über eine professionell erstellte Website eingerichtet werden und gleichzeitig einfach, zügig und offen für jedermann nutzbar sein.
- Es muss klar sein, dass sensible Daten streng vertraulich behandelt werden.
- Die gesetzten Maßnahmen zur Verhinderung oder Minimierung gemeldeter Beinahefehler müssen an die Mitarbeiter kommuniziert und ihre Effektivität muss evaluiert werden.

Leitgedanken

- Die präklinische Notfallmedizin ist ein Hochrisikobereich mit viel Verbesserungspotenzial in der Patientensicherheit.
- Ein CIRS ist für diesen Bereich sehr geeignet, um Zwischenfälle zu identifizieren und zu klassifizieren.
- Regelmäßige Meldungen sind zu erwarten, wenn es zügige Umsetzungen und Systemveränderungen gibt, die transparent an die Mitarbeiter weiter gegeben werden.

Literatur

Alamry A, Owais SM, Marini AM, Al-Dorzi H, Alsolamy S, Arabi Y (2014) Application of Failure Mode Effect Analysis to Improve the Care of Septic Patients Admitted Through the Emergency Department. Journal of patient safety 12. PubMed PMID:25119786

Ascherl R (2013) Reporting system for implant failure: "We need a new No-Blame Culture". Zeitschrift fur Orthopadie und Unfallchirurgie 151(2):113–6, PubMed PMID: 23755388. Meldesystem fur Implantatversagen: "Wir brauchen eine neue No-Blame-Kultur"

Brown K (2013) Leadership. We can end the culture of blame. The Health service journal. 31;123(6337):30-1. PubMed PMID:23488421

Buckley TA, Short TG, Rowbottom YM, Oh TE (1997) Critical incident reporting in the intensive care unit. Anaesthesia 52(5):403–9. PubMed PMID:9165956

Committee on Professional L. Coping with the stress of malpractice litigation. International journal of gynaecology and obstetrics: the official organ of the International Federation of Gynaecology and Obstetrics. 2001 Jul;74(1):65–6. PubMed PMID:11480402

Frey B, Schwappach D (2010) Critical incident monitoring in paediatric and adult critical care: from reporting to improved patient outcomes? Current opinion in critical care 16(6):649–53. PubMed PMID:20930624

Gorini A, Miglioretti M, Pravettoni G (2012) A new perspective on blame culture: an experimental study. Journal of evaluation in clinical practice. 18(3):671–5. PubMed PMID:22435605. ▶ http://asrs.arc.nasa.gov. Stand: November 2014

Hahnenkamp C, Rohe J, Schleppers A, Sanguino A, St Pierre M, Rhaiem T et al. (2013) Das Ruckschlagventil im Infusionssystem–ein kleines Detail fur mehr Patientensicherheit? Zeitschrift fur Evidenz, Fortbildung und Qualitat im Gesundheitswesen 107(6):423–7. PubMed PMID:24205514

Hoffman JR, Kanzaria HK (2014) Intolerance of error and culture of blame drive medical excess. Bmj 349:g5702. PubMed PMID:25315302.

Kantelhardt P, Muller M, Giese A, Rohde V, Kantelhardt SR (2011) Implementation of a critical incident reporting system in a neurosurgical department. Central European neurosurgery 72(1):15–21. PubMed PMID:20024886

Kelly JDt. Malpractice stress. Orthopedics. 2008 Oct;31(10). PubMed PMID:19226021

Kohn LT, Corrigan JM, Donaldson M (1999) To err is human. Building a safer health system. National Academy press, Washington DC

Kuo FY, Huang WC, Chiou KR, Mar GY, Cheng CC, Chung CC et al. (2013) The effect of failure mode and effect analysis on reducing percutaneous coronary intervention hospital door-to-balloon time and mortality in ST segment elevation myocardial infarction. BMJ quality & safety 22(8):626–38. PubMed PMID:23457371

Leape LL (1994) Error in medicine. JAMA: the journal of the American Medical Association. Dec 21;272(23):1851-7. PubMed PMID:7503827

Mooney H (2011) Out of hours GPs' "culture of avoiding blame" is putting patients at risk. Bmj 343:d7841. PubMed PMID:22134991

Moss SJ, Embleton ND, Fenton AC (2005) Towards safer neonatal transfer: the importance of critical incident review. Archives of disease in childhood. 90(7):729–32. PubMed PMID:15871980. Pubmed Central PMCID:1720466

O'Connor P, O'Dea A, Melton J (2007) A methodology for identifying human error in U.S. Navy diving accidents. Human factors 49(2):214–26. PubMed PMID:17447664

Reason J (2000) Human error: models and management. Bmj 18;320(7237):768-70. PubMed PMID:10720363. Pubmed Central PMCID:1117770

Reed S, Arnal D, Frank O, Gomez-Arnau JI, Hansen J, Lester O, et al. (2014) National critical incident reporting systems relevant to anaesthesia: a European survey. British journal of anaesthesia 112(3):546–55. PubMed PMID:24318857

Simmons JC (2001) How root-cause analysis can improve patient safety. The Quality letter for healthcare leaders 13(10):2–12. PubMed PMID:11757346

Shingo S (1986) Zero Quality Control: Source Inspection and the Poka-Yoke-System. Productivity Press, Cambridge

Woodhouse S, Burney B, Coste K (2004) To err is human: improving patient safety through failure mode and effect analysis. Clinical leadership & management review: the journal of CLMA 18(1):32–6. PubMed PMID:14968751

Wright D, Mackenzie SJ, Buchan I, Cairns CS, Price LE (1991) Critical incidents in the intensive therapy unit. Lancet 14;338(8768):676-8. PubMed PMID:1679483

13

Prozessgefährdungsanalyse am Beispiel des Notfallprozesses

Johann Kainz, Markus Pock, Gerhard Prause

A. Neumayr et al. (Hrsg.), *Risikomanagement in der prähospitalen Notfallmedizin*,
DOI 10.1007/978-3-662-48071-7_14, © Springer-Verlag Berlin Heidelberg 2016

Die Notfall- und Akutmedizin zählt zu den risikoreichsten Teilbereichen in der Medizin. Entscheidungen rasch treffen zu müssen und zügig zu handeln, fördert die Anfälligkeit für fehlerhafte Vorgänge. Umso wichtiger ist es, »Fehler« rechtzeitig zu erkennen, um eine zielorientierte Handlungsfähigkeit zu erhalten. Der beste Zugang hierfür ist, schon a priori, also bevor ein Fehler passieren kann, mögliche Risiken aufzudecken. Nicht jedes Risiko lässt sich verhindern aber das Wissen, welche potenziellen Gefahren grundsätzlich auftreten können, erleichtert einen situationsangepassten Umgang oder auch die Akzeptanz eines gewissen Gefährdungsausmaßes. Der Bogen der Versorgung von Notfallpatienten spannt sich von der Alarmierung bis zur Übergabe in eine weitere Behandlungseinheit. Der Begriff »Notfallprozess« beschreibt einzelne Abläufe, die zur Versorgung beitragen, einander wechselseitig beeinflussen und aufeinander einwirken. Eine Methode zur differenzierten Risikoinventur von Prozessen ist die »Failure Mode and Effects Analysis« (FMEA). Dabei zeigt sich, dass Humanfaktoren die größte Risikoquelle darstellen. Mit gezielten Maßnahmen wie Teamtraining oder etwa der Unterstützung durch computerbasierte Algorithmen und Checklisten, lassen sich aber auch in diesem Versorgungssegment Gefahrenquellen reduzieren oder sogar eliminieren.

14.1 Einleitung

Die prähospitale Notfallmedizin umfasst ein breites Spektrum verschiedener medizinischer Konditionen und wechselnder Umgebungsbedingungen. Vom »Onset« des Notfalls bis hin zur Übergabe im Zielkrankenhaus sind viele helfende Hände beteiligt, die den gesamten Notfallprozess in unterschiedlicher Art und Weise mehr oder weniger beeinflussen. Prozesse können auch in diesem Bezug definiert werden als eine Aneinanderreihung von Abläufen, die einander wechselseitig beeinflussen. Bezogen auf den Prozess »Notfall« ergeben sich verschiedene Perspektiven, die in unterschiedlichem Maß die Effektivität und die Effizienz der Rettungskette beeinflussen und auch ergebnisrelevant sind. Die genaue Betrachtung der einzelnen Arbeitsabläufe spielt für Überlegungen in den

Bereichen Qualitätsmanagement und Risikomanagement eine wesentliche Rolle. Dass die Bereiche Notfall-, Rettungs- und Katastrophenmedizin zu Hochrisikobereichen gehören, liegt in der Natur des Unvorhersehbaren. Keine Notfallsituation gleicht der anderen und das Zusammenwirken unterschiedlicher Personengruppen im Gesamtprozess birgt per se zahlreiche Risiken. Modernes Risikomanagement bedeutet daher unter anderem eine detaillierte Analyse und eine wiederkehrende Betrachtung der einzelnen Abläufe.

Eine Risikoinventur, die Lenkung einzelner Variablen aber auch die Akzeptanz gewisser Risiken gehören genauso zum Repertoire, wie auch die kontinuierliche Überprüfung der Effektivität der Bewältigungsstrategien zu verschiedenen Ereignissen. Die Industrie hat über viele Jahre, und vor allem aus der Erfahrung heraus, viele Methoden entwickelt, um Risiken zu erkennen. Dabei haben sich prospektive Ansätze besonders bewährt, weil mit Hilfe solcher Verfahren Gefahren a priori erkannt und behandelt werden können. In der Erkenntnis, dass kein Mensch und auch keine Maschine zu hundert Prozent fehlerfrei arbeiten kann, wurde in den 1990er Jahren des vorigen Jahrhunderts vom japanischen Ingenieur Shigeo Shingo das Grundprinzip des sogenannten »**Poka Yoke**« erfunden (Kaminske und Sondermann 2013). Mit einfachen Maßnahmen werden durch dieses Prinzip gewisse Fehler schon im Vorhinein nicht zugelassen: Beispielsweise lässt sich die Türe einer modernen Waschmaschine erst öffnen, wenn das Wasser komplett abgelaufen ist.

Bezogen auf die Komplexität von Notfallsituationen ist der Ansatz dieser Fehlervermeidungsstrategie von besonderer Bedeutung, weil es hierbei sehr rasch zu kumulativen Effekten und zur Entstehung von Folgefehlern kommen kann. Als typisches Beispiel hierfür wäre das Bereithalten eines Ersatzlaryngoskops und einer Atemwegsalternative zu nennen – wenn die Intubation nicht ausgeführt werden kann, weil das Gerät defekt ist oder eine Intubationsschwierigkeit vorliegt – schon im Voraus wird so eine kritische Situation vermieden. Moderne technische Unterstützung bietet heute weitgehende Sicherheiten aber keineswegs vollkommene Fehlerfreiheit. Der Mensch als potenzielle »Fehlerquelle« darf in diesem Zusammenhang nicht unter-

❏	Verbesserung der Standards und der Versorgungsqualität
❏	Optimierung der Strukturqualität
❏	Steuerung der Prozessqualität
❏	Nachhaltige positive Beeinflussung der Ergebnisqualität
❏	Steigerung der Effizienz des Gesundheitssystems
❏	Zunahme der Organisationskompetenz
❏	Implementierung und Aufrechterhaltung von Fehlermeldesystemen
❏	Unterstützung des Fehlermanagements
❏	Empowerment professioneller Notfallmedizin

◘ **Abb. 14.1** Mögliche Ergebnisse einer angepassten Risikopolitik

schätzt werden, vor allem auch unter dem Gesichtspunkt, dass Notfallsituationen eine hohe Eigendynamik haben. Unterschiedliche Fehleranalysesysteme ermöglichen es heute, sehr genau zu skizzieren, an welchen Stellen diverser Abläufe Fehler auftreten können. Dies setzt eine genaue Betrachtung der Kern- und Unterstützungsprozesse im Verfahren mit Notfallszenarien voraus. Aus der Sicht des Risikomanagements sind unberücksichtigte Szenarien oft der Auftakt für eine weitere Schwächung von Systemen, weshalb ein größtmöglicher Weitwinkel in der Betrachtung bzw. Evaluation dieser Szenarien von Bedeutung ist.

14.2 Ziele des Risikomanagements im Notfallprozess

Das Erkennen und das Vermeiden potenzieller Gefahren ist unumstritten eine zentrale Aufgabe des Risikomanagements. Daneben gibt es aber auch andere Dimensionen »risikoreicher« Sachverhalte, die unter anderem im Sinne der Weiterentwicklung bzw. Verbesserung von Prozessen kalkuliert werden müssen. Die zunehmende Steigerung der Qualitätsansprüche in der Medizin macht auch vor der Notfallversorgung keinen Halt. Schadensfälle und Haftpflichtansprüche sind Themen, die zunehmend Einzug in den notfallmedizinischen Alltag finden. Eine objektive Bewertung unerwarteter Ereignisse und die prospektive systematische Zerlegung und Betrachtung von Abläufen ermöglichen es, ein Gesamtbild zu fassen und eine Entscheidung

über den Umgang mit Risiken zu treffen. Latente Fehler im Bereich der Organisationsebene, fehlerbegünstigende Faktoren (z. B. technische Gegebenheiten, Ausbildungsstrukturen, patientenseitige Faktoren) und fehlerhafte Vorgänge sind potenzielle Ursachen für Störungen im Prozessablauf. Nicht jedes erkannte Risiko allerdings ist vermeidbar, manche Risiken müssen auch akzeptiert werden. In ◘ Abb. 14.1 sind Ziele und mögliche positive Auswirkungen einer angepassten Risikopolitik dargestellt.

Die nachhaltige positive Beeinflussung der Ergebnisqualität steht im Zentrum des Versorgungsziels. Strukturmängel und Prozessdefizite gelten als negative Einflussfaktoren und führen konsekutiv auch zu einer eingeschränkten Steuerbarkeit notfallmedizinischer Behandlungspfade.

14.3 Der Notfallprozess – eine Analyse

Der Notfallprozess oder auch Notfallbehandlungspfad definiert die genaue Vorgehensweise bei Eintreten einer Notfallsituation. Er regelt die einzelnen Schritte der Patientenversorgung von der Alarmierung (Notruf) bis zur Übergabe des Patienten in einer weiteren Behandlungseinheit. Besondere Herausforderungen bei Prozessen dieser Art sind die notwendige Flexibilität und die situationsgerechte Adaptierung, wo letztere sinnvoll und notwendig ist. Grundsätzlich trägt die Betrachtung des Notfallversorgungsablaufs wesentlich zur Entwick-

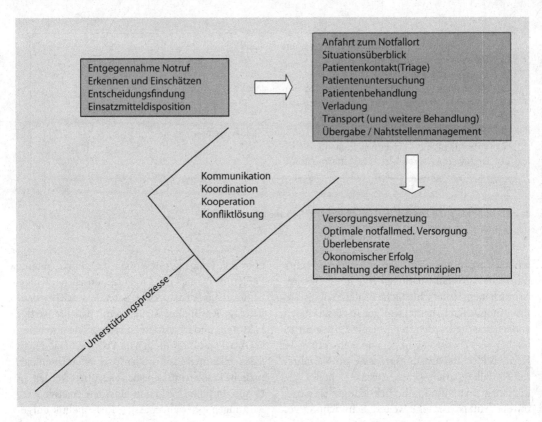

Abb. 14.2　Notfallprozess und Einflussfaktoren

lung des Situationsbewusstseins und damit auch zur Fokussierung risikoreicher Situationen bei. Die Zerlegung in einzelne Prozessschritte und die Betrachtung der Input- und Output-Faktoren ermöglichen es, die Vogelperspektive zu verlassen, eine detaillierte Inventur möglicher Fehlerquellen vorzunehmen und Beziehungsebenen herzustellen (■ Abb. 14.2).

Auf der Seite der Inputfaktoren ist die Entgegennahme des Notrufs der Start der professionellen Rettungskette. Das richtige Erkennen, Einschätzen und Gewichten der vorliegenden Situation ist wesentlich für den korrekten Prozessstart. Protokollgestützte Abfragesysteme unterstützen dabei die Arbeit des Leitstellendisponenten und strukturieren die eingehende Information zielgerecht. Dadurch kann unter maximalem Zeitgewinn mit wenig Aufwand das korrekte Einsatzmittel entsendet werden. Bis zum Eintreffen der professio-

nellen Hilfe vor Ort ist es außerdem möglich, dem Anrufenden eine protokollgestützte Anleitung zur Ersten Hilfe zu geben. Auf dem Weg zum Einsatzort erfolgen an Hand der Vorabinformation durch die disponierende Leitstelle bereits Überlegungen zum einsatztaktischen Handeln sowie zur rettungstechnischen und medizinischen Versorgung. Für die Entscheidung über die grundlegende Vorgehensweise ist der »erste Eindruck« am Einsatzort entscheidend. Der patientennahe Prozess beginnt (■ Abb. 14.3).

Während des Transportes ist eine lückenlose Überwachung Teil der Strategie, rechtzeitig erkennen zu können, wenn sich eine kritische Situation ankündigt. Dies setzt aber voraus, dass das Personal (vom Notarzt bis zum Sanitäter) entsprechend geschult ist, die Situation durch wiederkehrenden Rundblick im Auge zu haben. Die Übergabe des Patienten an eine weitere Behandlungseinheit stellt

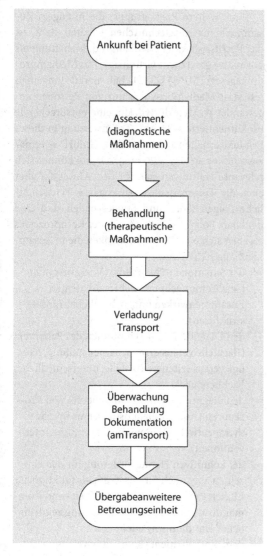

Abb. 14.3 Prozess Workflow

Tab. 14.1	Beispiel für die Kategorisierung von Risiken im Notfallprozess
Patientenrisiken	Rechtsrisiken
Personalrisiken	Technische Risiken
Ökonomische Risiken	Organisationsrisiken
Imagerisiken	Qualitätsrisiken

14.4 Wann ist der Prozess gefährdet (»Risikoinventur«)?

Bei der Betrachtung und Bewertung von Abläufen ergibt sich die zentrale Frage, ob ein Prozess grundsätzlich fähig ist aber auch ob der Prozess beherrscht ist. Kommt es zu Abweichungen, so ist eine Korrektur unmittelbar notwendig, um die Zielvorgaben zu erreichen. Die Inventur potenzieller Gefahren ist eine wichtige Basis für diese Prozessevaluation und außerdem eine Entscheidungsgrundlage für mögliche Verbesserungen. Im Rahmen der Risikoerhebung ergeben sich Risiken aus verschiedenen Kategorien, die entlang des Versorgungspfades wirksam werden können. Personenbezogene Risiken, die sowohl den Patienten als auch die Rettungsdienstmannschaft betreffen können, gehören genauso zum Repertoire potenzieller Fehlerquellen, wie auch ökonomische Risiken, technische Risiken oder etwa Rechtsrisiken. Bei Betrachtung des Notfallprozesses fallen daraus grundsätzlich mehrere Risikokategorien ins Auge, die in ihrer Ausprägung mehr oder weniger variieren und entlang des gesamten Prozesses auftreten können (Tab. 14.1).

das Ende des patientennahen Prozesses für den Rettungsdienst dar. Wird der Prozessoutput als Zielerreichung definiert, dann stehen eine sinnvolle Vernetzung der Versorgungsstrukturen (z. B. Ressourcenallokation), die korrekte Zuweisung, die medizinische optimale Versorgung, die Überlebensrate und letztlich auch der ökonomische Erfolg innerhalb der rechtlichen Rahmenbedingungen im Vordergrund.

14.4.1 Prozess-Input – die ersten Schritte in das Risiko

Bereits beim Eingang der Alarmmeldung ergeben sich verschiedene Aspekte in der Beurteilung potenzieller Risiken. Grundsätzlich erfolgt der Informationstransfer durch den Anrufenden. Naturgemäß sind die Angaben von in Not geratenen Personen oder Begleitpersonen und Beobachtern oder beauftragten Anrufenden, nicht immer einfach zu objektivieren – gelegentlich besteht auch eine sprachliche Barriere. Elektronische Abfragesysteme sind eine gute Unterstützung weil sie »small and simple« und vor allem nach stets gleichem Schema anwendbar sind. Allerdings sind solche Systeme in ihrer Bedienbarkeit wenig flexibel, mit dem Risiko, dass ein hochwertiges Einsatzmittel zu einer medizinischen Bagatelle entsendet wird und daher für einen tatsächlich notwendigen Einsatz nicht zur Verfügung steht. Aus ökonomischer Sicht sind solche Fehldispositionen auch ein wirtschaftliches Risiko, weil sie in einem stark kostenkonsumierenden Segment der Gesundheitsversorgung zu nicht finanziell abgegoltenem Güterverbrauch beitragen. Wie überall entlang der Prozesskette ist ein fundiertes Feedback auch im Inputschenkel essenziell für eine kontinuierliche Verbesserung. Fehlt die kritische Betrachtung des eigenen Leistungsvollzuges, dann ergeben sich administrative Risiken, die zu Leistungskonflikten und zum Effizienzverlust führen können. Somit fehlen Erfolgsfaktoren für eine Schlüsselposition im Prozessanstoß.

14.4.2 Kern- und Unterstützungsprozess – viele Risikoeinflussfaktoren

Unter den in ◨ Tab. 14.1 erwähnten Risiken sind hier vor allem personenbezogene Risiken und technische Risiken zu erwähnen. Technische Risiken beziehen sich unter anderem auf eine uneinheitliche Ausrüstung, unerwartete Ausfälle von notwendigen Gerätschaften und Anwenderprobleme. Bereits Kohn und Kollegen weisen in ihrem Werk »To err is human« (2000) sinngemäß darauf hin, dass die Wahrscheinlichkeit für Fehler zunimmt, wenn technische Geräte zur Anwendung kommen, die zwar für den gleichen Zweck hergestellt wurden, aber anders aussehen. Daraus lässt sich ableiten, dass die Verwendung unterschiedlicher Produkte, welche in ihrer Anwendung nicht ausreichend und wiederkehrend geschult wurden, eine beträchtliche Fehlerquelle darstellt. Hinzu kommt, dass der plötzliche Ausfall technischer Geräte (Beatmungsgerät, Defibrillator etc.) wenige Alternativen offen lässt.

Eine weitere Risikogruppe, die in engem Zusammenhang mit technischen Geräten steht, ist das Rechtsrisiko der Medizinproduktehaftung als normative gesetzliche Grundlage. Das Medizinproduktegesetz (MPG) § 83 (1) hält hierzu sinngemäß fest, dass Medizinprodukte nur von Personen angewendet werden dürfen, die eine entsprechende (dokumentierte § 83 Abs. 3) Einweisung in dieses Produkt erhalten haben (Jusline GmbH, ▶ http://www.jusline.at/111._MPG,html). Daraus können sich relevante Haftungsfragen für den Anwender aber auch die Trägerorganisation ergeben. Wirtschaftliche Folgeschäden und Imageschäden sind eine denkbare Folge. Bei Betrachtung des Kernprozesses ergeben sich eine Reihe von Risiken die in Zusammenhang stehen mit:

— der Situation am Notfallort (Verkehrsunfall, Gefahrenumgebung, mehrere Patienten, Zusammenwirken unterschiedlicher Einsatzstrukturen),
— den Diagnosen und Symptomen des Patienten (Bagatelle versus dringliche Behandlung, häufige versus seltenere Notfälle, unterschiedliche Fachbereiche),
— den diagnostischen und therapeutischen Prozeduren (Routinediagnostik versus invasive therapeutische Maßnahmen, komplexe Interventionen),
— der kognitiven Herausforderung für den einzelnen aber auch für das Team als funktionelle Einheit (Verantwortlichkeiten, Leit- und Kommandostrukturen, Fehleinschätzung zeitdringlicher Handlungen) oder
— dem Notfallpatient (kooperativ versus aggressiv) und den Angehörigen.

Die Systemgestaltung hat also enorme Wichtigkeit in der Interaktion von Mensch und Technik (St. Piere und Hofinger 2014). Zu diesem breiten potenziellen Risikofeld treten noch Ungewissheiten und das wiederkehrend »Neue« in verschiedenen Notfallsituationen. Beides spielt eine nicht unwesentliche Rolle bei der Entstehung gefährlicher Zustände. Gerade im Umfeld komplexer Situationen, wie etwa beim Massenanfall von Verletzten (MANV), aggregieren die genannten Risiken und fördern die Entwicklung eigendynamisch orientierter Prozesse – diese werden unbeherrschbar und unkontrollierbar. Dieses Phänomen lässt sich aber durchaus auch im vergleichsweise einfachen Notfallszenario beobachten und wird durch mangelnde Kommunikation und fehlende Teamstruktur sowie häufige Personalwechsel im Team verursacht oder zumindest begünstigt. Man spricht in diesem Zusammenhang auch von »Change Based Risk«, weil es sich um eine direkte Folge von Prozessveränderungen handelt. Ein weiteres Risikofeld stellt die Nahtstelle zum innerklinischen Bereich dar. Hierbei geht es in erster Linie um versorgungsorientierte Risiken, die sich zum Beispiel aus mangelnder Dokumentation und/oder Kommunikation im Sinne des Informationsverlustes ergeben. Beispielsweise werden nicht selten Medikamente (Infusionen etc.), die präklinisch verabreicht wurden, nicht dokumentiert und werden auch nicht mündlich übergeben, weil dies schlichtweg vergessen wird. Die Bedeutung sich daraus ergebender Folgefehler ist abhängig von der Potenz des Vorfehlers. So kann es beispielsweise durch unbeabsichtigte zweifache Medikation zu unerwünschten, und möglicherweise auch unerklärbaren, kumulativen Nebenwirkungen kommen.

14.4.3 Output Faktoren – Stellgrößen im Prozess

Integrierte Versorgung, als fachübergreifendes und sektorenübergreifendes Modell, hat auch im notfallmedizinischen Bereich durchaus Bedeutung. Komplexe Behandlungsprozesse beginnen nämlich bereits im präklinischen Setting. Definierte Behandlungspfade, die auf neuestem wissenschaftlichem Stand beruhen, sollten nicht erst innerklinisch starten und sind die Basis für eine optimale medizinische Versorgung. Die Beeinflussung der Überlebensrate durch eine fachgerechte Behandlung vor Ort ist heute für viele Notfallsituationen gesichert. Der Output des präklinischen Notfallversorgungsprozesses ist aus der Sicht des Notarzt- und Rettungsdienstes eine externe Risikoquelle. Es entsteht ein Dominoeffekt in umgekehrter Richtung: Fehlerhaftes Nahtstellenmanagement, mangelnde Kommunikation, Unterschiede in den Behandlungspfaden, fehlender Informationstransfer etc. sind Risikofelder, die per se, und in umgekehrter Richtung, Risiken im Kernprozess auslösen können. Wenn beispielsweise die innerklinische Vorgehensweise in Bezug auf die primäre Patientenzuweisung zu Schockraum, Ambulanz oder Intensivstation nicht geregelt ist, führt das zu einer Verzögerung der Transportmodalitäten im Kernprozess der präklinischen Versorgung (z. B. zeitliche Verzögerung notwendiger weiterführender Maßnahmen). Noch deutlicher wird dieser Einfluss, wenn Unterschiede im diagnostisch-therapeutischen Ansatz zwischen innerklinischem und präklinischem Vorgehen bestehen. Somit ist der Prozessoutput, wenngleich auch indirekt, auch Stellgröße im Ablauf der prähospitalen Notfallversorgung.

14.5 FMEA-Prozess – Methode zur differenzierten Risikoinventur

Die »Failure Mode and Effects Analysis« (FMEA) folgt dem Gedanken der Fehlervorsorge. Im Zentrum steht eine systematische Vorgehensweise in der Identifikation möglicher Schwachstellen in einer Produktionslinie aber auch in einem Prozess (Austrian Standards Institute 2010, S. 11ff). Die »Prozess-FMEA« ist damit ein probates Tool, um vorausschauend potenzielle Risiken zu erkennen, zu bewerten und über den Umgang mit den erkannten Risiken zu entscheiden. Auftreten, Bedeutung und Wahrscheinlichkeit des Entdeckens von Fehlern sind die Pfeiler der FMEA und das Produkt der drei Säulen ergibt die sogenannte Risikopotenzzahl (RPZ), deren Wert darüber entscheidet, wie mit Risiken umgegangen werden soll. Das Repertoire reicht vom sofortigen Stopp eines Prozesses bei hohem Gefährdungsgrad, bis hin zur Akzeptanz bzw. freiwilligen Übernahme des Risikos (Austrian Standards Institute 2010, S. 25ff). In Bezug auf den Notfallprozess ergibt sich, wie bereits beschrieben, eine Reihe von Risiken – ◘ Abb. 14.4 zeigt einen Abriss einer FMEA zum Notfallprozess in Form einer Risikomatrix. Je genauer der Prozess in seine einzelnen Systemelemente zerlegt wird, desto genauer gelingt die Fehler-Identifikation.

Fehlerort	Potentieller Fehler	Fehlerfolge	Fehlerursache	A	B	E	RPZ	empfohlene Maßnahme	getroffene Maßnahme	A	B	E	RPZ
				Zustand jetzt					**Zustand nach Maßnahme**				
1. Entgegennahme Notruf	Missverständnisse	Notruf falsch angelegt	Anwenderfehler	7	7	6	294	Schulung »Call Taker« IT gestütztes Abfragesystem	Schulung	6	7	6	252
2. Erkennen Einschätzen	Fehleinschätzung	Disposition falsches Rettungsmittel	Anwenderfehler	7	7	6	294	IT Stütze / Schulung	AMPDS implementiert + Schulung	3	7	3	63
3. Disposition	Fehlerhafte Disposition	Zeitfaktor / Hilfsfrist	Anwenderfehler / geographischer Irrtum	7	8	5	280	IT Stütze / Schulung	Disponentenschulung / automatisierte Standortkennung	3	8	3	72
4. Notfallort	nicht erkannte Gefahrenzone	Personal- u. Patientengefährdung	SOP Sicherer Einsatz nicht vorhanden / missachtet	8	8	6	384	SOP »physician in training«	Teamtraining - Gefahrenzone Feedbacksystem	3	8	2	48
5. Notfalldiagnose	Fehldiagnose	Behandlungsfehler / Zuweisungsfehler	Ausbildungsdefizit	6	6	5	180	technischer Support Skill-Training	»on scene-« Training Praxis + Theorie	3	6	3	54
6. Notfallversorgung	Medikationsfehler	unerwünschte Arzneiwirkung	Trainingsdefizit / kein RM Bewusstsein	7	8	3	168	Vier Augen- Prinzip	Training Vier Augen-Prinzip im Notfallszenario	3	8	3	72
7. Notfallversorgung	Algorithmusfehler	Personal- u. Patientengefährdung	mangelndes Teamtraining	6	6	4	144	Teamtraining	Teamtraining + Debriefing	3	6	2	36
8. Kernprozess »Übergabe«	Informationsdefizit	Folgefehler	kein Standard	9	7	4	252	Arbeitsanweisung / Standard - »KIS«Übergabe	»on scene-« Training Praxis + Theorie	4	7	3	84
9. Ökonomischer Erfolg	Leistungsabgeltung / Deckungsbeiträge	negative Finanzkennzahlen	Abrechnungsmodalität	4	5	3	60	operatives Controlling	Ist-Soll Vergleich Ressourcenoptimierung	2	2	2	8

A = Auftreten		B = Bedeutung		RPZ
unwahrscheinlich	1	kaum	1	
sehr gering	2 bis 3	unbedeutend	2 bis 3	hoch >1000
gering	4 bis 6	mäßig schwer	4 bis 6	mittel 250 bis 1000
mäßig	7 bis 8	schwer	7 bis 8	gering 125 bis 250
hoch	9 bis 10	sehr schwer	9 bis 10	keine 1 bis 125

E = Entdeckungswahrsch.	
hoch	1
mäßig	2 bis 3
gering	4 bis 6
sehr gering	7 bis 8
unwahrscheinlich	9 bis 10

◘ Abb. 14.4 Auszug FMEA Notfallprozess

Auffallend im Auszug sind die höheren RPZ Werte in den Bereichen der Notrufentgegennahme und im Kernprozess der Notfallversorgung. Diese höheren Werte sind zum überwiegenden Teil bedingt durch humane Faktoren. Sie können aber durch wenige Maßnahmen effektiv reduziert werden.

14.6 Fazit für die Praxis

Hochrisikofelder wie die Notfallmedizin stehen im Fokus der Risikoevaluation. Von der Entgegennahme eines Notrufs über die Disposition des korrekten Einsatzmittels bis hin zur Übergabe des Patienten an das Krankenhaus gibt es viele interne und externe Risikoquellen. Die Betrachtung der einzelnen Abläufe und deren wechselseitige Be-einflussung sind die Grundlage dafür, reelle und potenzielle Gefahren auszumachen. Die FMEA, ursprünglich für die Zielsteuerung im Herstellungsprozess in der Industrie entwickelt, kann auch bei der »Zerlegung« des Notfallprozesses und der Fokussierung potenzieller Gefahren hilfreich sein. Neben offensichtlichen Risikofeldern, wie beispielsweise personeller und technischer Risiken, sind beispielsweise auch Rechts- und Wirtschaftsrisiken zu kalkulieren, wenn es um die Erfassung möglicher Gefahren entlang des Notfallbehandlungspfades geht. Wichtig ist dabei insbesondere, die Verkettung und die Ursache-Wirk-Beziehung im Auge zu behalten. Schon aus der genuinen Definition des Terminus »Prozess« geht hervor, dass sich Abläufe wechselseitig beeinflussen. Daraus ist abzuleiten, dass es den Dominoeffekt auch »Bottom-up« gibt. Ein entsprechend weit gefasster Blick ermöglicht es, auch jene Risiken zu erkennen, die zunächst nicht so sehr in das Auge springen aber möglicherweise eine hohe Risikopotenz haben.

Didaktische Anregungen

- Die Grundvoraussetzung für das Erkennen potenzieller Risiken innerhalb einer Ablaufabfolge ist, die Vogelperspektive zu verlassen und eine detaillierte Einsicht in die Prozessstruktur zu nehmen.
- Der Fokus der Prozessinventur liegt in der Betrachtung des Kernprozesses, weil dieser mit Risiken verschiedener Kategorien behaftet ist, die sich wechselseitig beeinflussen und kumulativ wirken können.
- Neben Risiken, die sich vor allem aus internen Quellen des Notfallprozesses rekrutieren, gibt es auch externe Quellen, wie beispielsweise Einflüsse in der Zusammenarbeit zwischen verschiedenen Einsatzorganisationen, die das Risikoportfolio ergänzen und die in der Regel schwer kalkulierbar sind.

Leitgedanken

- Der Notfallprozess regelt die einzelnen Schritte der Patientenversorgung vom Notruf bis zur Übergabe des Patienten an eine geeignete Behandlungseinheit.
- Risikoreiche Sachverhalte können nicht nur die unmittelbaren Patientenprozesse (Diagnose, Behandlung, Transport etc.) betreffen, sondern auch rechtliche und ökonomische Auswirkungen haben.
- Das Ursache-Wirk-Prinzip ist auch im notfallmedizinischen Prozess in beide Richtungen denkbar.

Literatur

Austrian Standards Institute Österreichisches Normungsinstitut (ON) (Hrsg.) (2010) ONR 49002-2 »Risikomanagement für Organisationen und Systeme« Leitfaden für die der Methoden der Risikobeurteilung. S. 11ff

Austrian Standards Institute Österreichisches Normungsinstitut (ON) (Hrsg.) (2010) »Risikomanagement Grundsätze und Richtlinien (ISO 3100:2009)« S. 25ff

Jusline GmbH ▶ http://www.jusline.at/111._MPG.html Zugriff: 23.02.2015

Kamiske G.F, Sondermann JP (2013) Poka Yoke. Carl Hanser Verlag München

Kohn LT, Corrigan LM, Donaldson MS (Hrsg.) (2000) »To err is human: building a safer health sys-tem«. National Academy Press Washington, DC, 5

St. Piere M, Hofinger G (2014) Human Factors und Patientensicherheit in der Akutmedizin. Springer-Verlag, Berlin Heidelberg

Risikoassessment zur Schadensprävention in der präklinischen Notfallmedizin

Martin Meilwes

A. Neumayr et al. (Hrsg.), *Risikomanagement in der prähospitalen Notfallmedizin*,
DOI 10.1007/978-3-662-48071-7_15, © Springer-Verlag Berlin Heidelberg 2016

Ein wichtiges Instrument des präklinischen Risikomanagements ist das Risikoassessment. Unter Berücksichtigung der besonderen Risikokonstellationen in der Notfall- und Rettungsmedizin ermöglicht es eine frühzeitige Identifikation risikobehafteter Tätigkeiten und kann so zur prospektiven Schadenprävention und somit zur weiteren Verbesserung der Patientensicherheit genutzt werden. Grundlage des Risikoassessments sind u. a. differenzierte Schadenfallanalysen, die Berücksichtigung von Expertenwissen und die Beachtung der spezifischen gesetzlichen Bestimmungen. Dieses Wissen wird im Risikoassessment genutzt, um praxisorientiert vor Ort die Versorgungsprozesse zu »risikoadjustieren«, d. h., patientensicherheitsgefährdende Risiken zu identifizieren, zu analysieren, eine Risikobewertung vorzunehmen und auf Basis umsetzbarer Empfehlungen die Patienten- und die Mitarbeitersicherheit effektiv zu verbessern. Im Sinne eines vollständigen Risikomanagementprozesses erfolgt durch die Evaluation der Ergebnisse des Risikoassessments und durch die abgestimmte Nutzung einer kontinuierlichen Risikodetektion (wie z. B. durch ein Critical Incident Reporting System) eine wirkungsvolle Risikokontrolle.

Mit dem Risikoassessment/Risikoaudit in der präklinischen Notfallmedizin steht ein wirkungsvolles Instrument des präklinischen Risikomanagements (RM) zur Verfügung. Es erlaubt, orientiert an abgestimmten Expertenwissen und lernbar gemachter Schadenserfahrung, die konkreten, patientenorientierten Versorgungsprozesse, die begleitende Einsatzorganisation und die notfallmedizinischen Standards zu risikoadjustieren und damit die Patientensicherheit erfolgreich zu verbessern.

15.1 Das Risikoassessment als praxisorientierter Bestandteil des RM-Prozesses

Grundvoraussetzung für eine gesteuerte und systematische Verbesserung der Patientensicherheit in der präklinischen Versorgung ist eine realistische Erfassung der aktuellen Risikosituation. Hierbei ist wichtig, sowohl die bestehenden Stärken als auch die patientengefährdenden Risiken eindeutig

zu identifizieren. Kurz gesagt: Vor der risikoadjustierten Therapie der präklinischen Versorgung ist eine umfassende Anamnese und Diagnostik des bestehenden Rettungssystems notwendig. Die Qualität und Prozesstiefe des jeweiligen Risikoassessments bestimmen dabei entscheidend die sich hieraus ableitenden Verbesserungsmaßnahmen und somit den nachhaltigen Erfolg dieses Risikomanagementinstruments.

In der internationalen Norm zum Risikomanagement, der ISO 31000:2009-11, findet sich dieser Ansatz in dem klassischen Prozessmodel aus Risikoidentifikation, Risikobewertung, Risikobewältigung und Risikoevaluation wieder (Krause 2012). Das Risikoassessment deckt im Sinne dieses Modells in einem ersten Schritt die Risikoidentifikation und -bewertung ab und gibt praxisorientierte Empfehlungen zur Risikobewältigung. In einem zweiten Schritt empfiehlt sich nach der strukturierten Umsetzung der Empfehlungen aus dem Risikoassessment eine Evaluation der umgesetzten, die Patientensicherheit verbessernden Maßnahmen durch ein Folgeassessment, in dem der Umsetzungsstand der aus dem Risikoassessment abgeleiteten Empfehlungen systematisch hinterfragt und bewertet wird. Somit ermöglicht das Risikoassessment die vollständige Umsetzung des bereits angesprochenen, an der ISO 31000 orientierten Risikomanagementprozesses.

15.2 »Schadenserfahrung« und Expertenwissen als Grundlage des Risikoassessments

Zur inhaltlichen Gestaltung des Risikoassessments in der präklinischen Notfallmedizin ist es notwendig, nachvollziehbare und anerkannte »Bezugspunkte« für die Patientensicherheit in der präklinischen Versorgung zu nutzen. Unter Berücksichtigung der Annahme, dass eine Patientengefährdung und im schlimmsten Fall der Patientenschaden greifbarer Ausdruck des Fehlens von Patientensicherheit sind, bietet es sich an, systematisch Anspruchsstellungen zu Patientenschäden in der präklinischen Notfallmedizin auf den »schadenstiftenden« Prozessschritt hin auszuwerten. Somit wird der einzelne Schaden zum Indikator für konkrete Risiken in der Patientenversorgung, die im präklinischen Risikomanagement genutzt werden können, um die Patientensicherheit wirkungsvoll zu verbessern. Durch systematische Auswertungen von Schadensfällen besteht somit die Möglichkeit, belastbare Aussagen zum Schadensausmaß und der Eintrittswahrscheinlichkeit identifizierter fehlerhafter Prozessschritte treffen zu können. So kann nachfolgend für jedes Risiko ein spezifischer Platz auf dem Risikoportfolio definiert und somit eine nachvollziehbare Priorisierung der Risiken im Sinne einer Gefährdungsanalyse vorgenommen werden (Meilwes 2012).

Die Gesellschaft für Risiko-Beratung mbH (GRB) beschäftigt sich mittlerweile seit über 20 Jahren mit der Beratung von Einrichtungen im Gesundheitswesen im deutschsprachigen und europäischen Raum zur risikoadjustierten Verbesserung der Patientensicherheit. Hierzu kann anonymisiert auf einen Datenbestand von mehr als 200.000 Anspruchsstellungen des Mutterunternehmens, der Ecclesia-Versicherungsdienst GmbH in Detmold, systematisiert zurückgegriffen werden. Bei der Analyse der Schadensdatenbestände im Bereich der präklinischen Notfallmedizin wird allerdings deutlich, dass in diesem spezifischen Bereich die auswertbaren Schadensdatenbestände weniger umfänglich sind als im klinischen Bereich, da Anspruchsstellungen zu Patientenschäden im Rettungsdienst in der Regel direkt über die kommunalen Träger des Rettungsdienstes abgewickelt werden.

Gleichwohl lassen sich aus den verfügbaren Auswertungen Ursachenmuster für Patientenschäden identifizieren, die als wesentlicher Bestandteil eines Risikoassessments in der präklinischen Notfallmedizin genutzt werden können. Es hat sich dabei bewährt, zu den konkret im Versorgungsprozess identifizierten Risiken praxisorientierte Präventionsmaßnahmen abzuleiten, die den wesentlichen Bestandteil des »Assessmentkatalogs« darstellen (◻ Abb. 15.1).

Neben den aus der Schadensauswertung abgeleiteten Präventionsmaßnahmen und den grundlegenden gesetzlichen Vorgaben (z. B. Landesrettungsdienstgesetze, Hygienevorschriften, Medizinproduktegesetz, Straßenverkehrsordnung/-zulassungsordnung) ist ein weiterer Bestandteil des Risikoassessments die Überprüfung der Einhaltung spezifischer Vorgaben und Empfehlungen der Fachgesellschaften und -verbände und relevantes Expertenwissen aus der wissenschaftlichen Fachliteratur.

So entwickelte beispielsweise eine Expertengruppe in Deutschland für den Rettungsdienst eine Liste von »Never Events«, dies sind Ereignisse, die im Rahmen der Patientenversorgung keinesfalls eintreten dürfen (Marung et al. 2013). Diese »Never Events« im Rettungsdienst sind geordnet nach: Ereignissen in der medizinischen Versorgung, Ereignissen in der Organisation des Rettungsdienstes, chirurgischen Ereignissen, Ereignissen im Zusammenhang mit Produkten und Geräten, Ereignissen durch Umwelteinflüsse, Ereignissen aufgrund mangelndem Patienten- und Mitarbeiterschutzes, kriminellen Ereignissen.

Die Strategie, »Never Events« für Gesundheitseinrichtungen zu definieren und verbindliche Festlegungen zu treffen, die dafür sicher sorgen sollen, dass ein »Never Event« in der Praxis auch tatsächlich nicht eintritt, wurde in den USA entwickelt und findet mittlerweile auch in Europa stärkere Beachtung (Wachter 2010).

Die einzelnen Punkte der von Marung et al. (2013) erarbeiteten Liste der »Never Events« für den Rettungsdienst, die durch eine umfängliche Befragung von Experten in Form eines Delphi-Verfahrens anschließend validiert wurde, ist besonders geeignet, inhaltlich in ein Risikoassessment integriert zu werden. Ein Delphi-Verfahren ist eine mehrstufige Methode zur Befragung von Experten, bei dem nach jeder Befragungsrunde die Ergebnisse zusammengefasst und den Experten zur erneuten Kommentierung zugesandt werden (Hoffmann et al. 2004). Für das Risikoassessment können so zu den einzelnen zu vermeidenden Ereignissen prozessorientiert Präventionsmaßnahmen abgeleitet und in den »Assessmentkatalog« übernommen werden.

Der für das präklinische Risikoassessment genutzte Katalog an Präventionsmaßnahmen ist wie im klinischen Bereich nach den vier Hauptkategorien »Behandlung«, »Dokumentation«, »Aufklärung« und »Organisation« geordnet. Unter diesen vier Hauptkategorien lassen sich alle Risikothemen zuordnen, die unter den Gesichtspunkten von Patientensicherheit und/oder forensischem Risiko-

Organisation im Rettungsdienst
Notfallsanitätergesetz

Präventionsmaßnahme(soll)	Präventionsmaßnahme(ist)	Risiko	Empfehlung
In einer schriftlichen »Wachordnung« sind die täglich / regelmäßig durchzuführenden Aufgaben des Rettungsdienstpersonals (Überprüfung der Fahrzeuge/ Funktionsprüfungen der vorgehaltenen Medizin- und Kommunikationstechnik, Kontrolle und Auffüllen der Verbrauchsmaterialien etc.) verbindlich geregelt.			
Es sind klare Zuständigkeiten und Verantwortlichkeiten innerhalb der Rettungswache / des Rettungsdienstbereichs benannt und schriftlich beschrieben (z. B. Ärztlicher Leiter Rettungsdienst, Wachleiter, Leitender Notarzt, Organisatorischer Leiter Rettungsdienst, Desinfektor, Gerätebeauftragter).			
Die durchzuführenden Überprüfungen und Funktionsprüfungen werden personenbezogen dokumentiert. Ebenfalls wird der Zeitpunkt der Prüfung festgehalten.			
Die vorgehaltenen Medikamente und Sterilgüter werden sachgerecht und ordnungsgemäß gelagert und regelmäßig auf ihren Verfall und ihre Vollständigkeit überprüft (intern und durch Arzt / Apotheker).			

◘ **Abb. 15.1**   Auszug aus einem Assessmentkatalog

management in der Patientenversorgung Bedeutung erlangen können (Meilwes 2007).

Auch wenn durch die Nutzung standardisierter Auditinstrumente/Assessmentkataloge und fest definierter Standardbewertungen die auditorbezogenen Bewertungsdifferenzen möglichst reduziert werden können, ist das Expertenwissen des jeweiligen Auditors für den zu untersuchenden Leistungsbereich zwingend erforderlich. Ein die Patientensicherheit gefährdendes Risiko realisiert sich sehr konkret und unmittelbar in der Kommunikation zwischen Leitstelle und Hilfesuchendem, im Zusammenspiel zwischen der Leitstelle und den einzelnen Rettungsmitteln, in der rettungsdienstlichen Versorgung an der Einsatzstelle, im Rettungsmittel inklusive des Transportes und an der Schnittstelle zur klinischen Weiterversorgung. Deshalb muss der jeweilige Auditor neben allgemeinen Kenntnissen zur Schadensprävention, Methodik und Projektorganisation auch über ausreichend »prozesstiefe« Kenntnisse der Abläufe in der präklinischen Notfallversorgung verfügen. Nur dies ermöglicht ihm ein notwendiges Prozessverständnis und eine grundlegende Akzeptanz bei den Gesprächspartnern und Mitarbeitern vor Ort.

15.3 Die Durchführung des Risikoassessments in der präklinischen Notfallmedizin

Die Durchführung eines Risikoassessments in der präklinischen Notfallmedizin/im Rettungsdienst bedarf einer strukturierten und gut abgestimmten Vorplanung. Mit dem Auftraggeber muss der Umfang/der Radius des Assessments klar definiert und die Zuständigkeiten und Verantwortlichkeiten verbindlich abgestimmt werden.

Es hat sich bewährt, vor Durchführung des eigentlichen Assessments auf Grundlage einer Checkliste bestimmte Unterlagen zusammenstellen und durch den Auditor sichten zu lassen

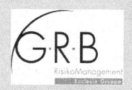

Risikoassessment im Rettungsdienst

Rettungsdienstbereich / Rettungswache: _____

Interner Projektkoordinator: _____

Liste der zu sichtenden Unterlagen		
☒ Gültiger Rettungsdienstbedarfsplan	☒	Behandlungsstandards / SOP's
☒ Organigramm des Rettungsdienstbereichs inkl. aller Funktionsträger	☒	Schulungen / Fortbildungen inkl. Nachweise
☒ Qualitätsmanagement-Handbuch	☒	Rettungsdienstprotokolle / Einsatzdokumentation aller Rettungsmittel
☒ Leitstellenordnung inkl. Vorgaben zur Alarm- und Ausrückeordnung	☒	Aufklärungs- / Einwilligungsformulare
☒ Leitstelle – Vorgaben zur Telefonreanimation	☒	Sonstige Dokumentationsunterlagen (z.B. Massenanfall für Verletzte)
☒ Schriftliche Regelungen Leitstelle (Richtlinien Dienstanweisungen...)	☒	Vorliegende Einsatzauswertungen, Auswertungen der Eintreffzeiten, etc.
☒ Wachordnung inkl. Prüf- und Checklisten Wache	☒	Vorliegende Audit-, Prüf- und Begehungsprotokolle
☒ Vereinbarungen mit Krankenhäusern, Ärzten etc.	☒	Hygiene- und Desinfektionspläne Wache und Fahrzeuge
☒ Konzept Großschadensfall / U-ManV-Konzept etc.	☒	Prüf- und Checklisten Fahrzeuge und Ausstattung
☒ Logistikregelungen (Apotheke, Verbrauchsgüter, Medizin-, Funk- und Fahrzeugtechnik)	☒	Unterlagen zum Beschwerdemanagement, CIRS, Fallanalysen etc.
☒ Übersicht zur Kommunikationsstrukturen (Übergaben, Besprechungen, Fortbildungen)	☒	Sonstige Organisationsunterlagen
☐	☐	
☐	☐	

Wir bitten Sie, die Unterlagen, soweit vorhanden, zusammenzustellen und uns elektronisch und/oder postalisch möglichst bis 14 Tage vor Projektbeginn zuzusenden. Hiermit ermöglichen Sie uns eine gezielte Vorgehensweise während der Projektwoche.

Herzlichen Dank für Ihre Mitarbeit.

Bei Fragen erbitten wir Ihren Anruf unter der Telefonnummer 0049 5231 / 603 - 358

Ihr GRB-Team

◘ Abb. 15.2   Beispiel »Liste der zu sichtenden Unterlagen«

(◘ Abb. 15.2). Hierzu gehören (soweit vorhanden) z. B. der Rettungsdienstbedarfsplan, das Qualitätsmanagementhandbuch, die Leitstellen- und Wachordnung, Standards und SOPs, relevante Dienst- und Verfahrensanweisungen, Vorgaben zur Alarm- und Ausrückeordnung, Hygieneordnung und Desinfektionspläne, Prüflisten und -nachweise, das rettungsdienstliche Dokumentationssystem,

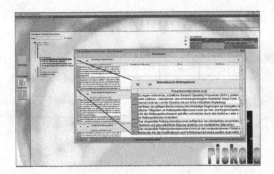

Abb. 15.3   Assessmentkatalog im Audittool »riskala«

Schulungs- und Fortbildungspläne/-nachweise, vorliegende Audit- oder Begehungsprotokolle.

Durch die strukturierte Sichtung der o. g. Unterlagen wird eine systematische und effektive Vorbereitung auf das eigentliche Assessment erheblich erleichtert. Das Assessment vor Ort erfolgt auf Basis eines zuvor mit allen Beteiligten abgestimmten Assessmentplans, der aus teilstrukturierten Interviews, der Begehung einzelner Bereiche und der teilnehmenden Beobachtung in der Praxis besteht (■ Abb. 15.3).

Vor Durchführung des eigentlichen Assessments vor Ort muss sichergestellt sein, dass alle Mitarbeiter über das anstehende Risikoassessment, insbesondere das konkrete Ziel, das grundlegende Konzept, den geplanten Ablauf und die Form der Ergebnisaufbereitung ausreichend informiert sind. Wichtig ist hierbei auch, mögliche Befürchtungen von Mitarbeitern (z. B. persönliche Überprüfung, Leistungskontrolle, Rationalisierung) auszuräumen, um eine breite Akzeptanz für das Projekt und eine größtmögliche Bereitschaft zu einer offenen und vertrauensvollen Kommunikation aufzubauen. Da die Gewährleistung und Verbesserung der Patientensicherheit unmittelbar verknüpft ist mit der Sicherheit der Mitarbeiter (sowohl physische, wie z. B. Hygienerisiken, aber insbesondere auch forensische Risiken, wie z. B. Übernahme- und Organisationsverschulden), findet sich in der Regel eine große Bereitschaft aller Beteiligten zur aktiven Mitarbeit im Assessment. Üblicherweise erfolgt die Information in einer für alle verfügbaren Mitarbeiter zugänglichen Einführungsveranstaltung und wird zusätzlich unterstützt durch ein schriftliches Informationsschreiben an alle Beteiligten. Nach Klärung letzter noch offener Fragen sollte zum Ende der Einführungsveranstaltung der endgültige Assessmentplan vorliegen und das eigentliche Assessment beginnen können.

Die Interviewteilnehmer im Risikoassessment rekrutieren sich sowohl aus leitenden Mitarbeitern (Ärztlicher Leiter Rettungsdienst, Leiter Rettungsdienst, Leiter der Leitstelle, Wachleiter, Leitende Notärzte, Organisatorische Leiter Rettungsdienst etc.), fachlich besonders eingebundenen Mitarbeitern (Qualitätsmanagementbeauftragte, Hygienebeauftragte, Apotheker etc.) und Mitarbeitern aus dem Bereich des ärztlichen und nichtärztlichen Einsatzpersonals.

Im Rahmen der teilnehmenden Beobachtung werden die in den Interviews thematisierten Präventionsmaßnahmen noch einmal auf ihren Erreichungs- und Durchdringungsgrad in der Praxis hinterfragt. Hierbei ist darauf zu achten, dass durch die Unplanbarkeit der jeweiligen Einsätze und durch das vom Personal ggf. als besondere Beobachtungssituation wahrgenommene Szenario durch den Auditor keine Unter- oder Überbewertung vorgenommen wird. In diesem Zusammenhang muss im Vorfeld des Audits klargestellt werden, dass ein Risikoassessment in keiner Weise eine »Nachexamination« der Interviewten oder im Einsatz begleiteten Mitarbeiter darstellt. Sowohl in der internen Kommunikation als auch im schriftlichen Bericht erfolgt eine Darstellung und Bearbeitung ausschließlich auf der Sachebene. Selbstverständlich ist an der Einsatzstelle, beim Transport und bei der Übergabe im Krankenhaus darauf zu achten, dass es durch die Präsenz des Auditors nicht zu Irritationen oder Zusatzgefährdungen kommt (z. B. durch weitestgehende Integration des Risikoauditors in das Rettungsdienstteam).

Die Gesellschaft für Risiko-Beratung mbH nutzt für alle Risikoassessments als standardisiertes und EDV-gestütztes Assessment-Tool die selbst entwickelte Software »riskala«. Sie beinhaltet alle Präventionsmaßnahmen nach den spezifischen Assessmentanforderungen und stellt eine vollständige und einheitliche Dokumentation während des Assessments sicher. In dieser Software sind die Be-

4.17 *Organisation im Rettungsdienst*

Nr	Präventionsmaßnahme	Risiko	Empfehlung
992	In einem Betriebshandbuch sind die täglich / rogolmäßig durchzuführenden Aufgaben des Rettungsdienstpersonals (Überprüfung der Fahrzeuge / Funktionsprüfungen der vorgehaltenen Medzin- und Kommumkadonstechnik, Kontrolle und Auffüllen cer Verbrauchsmatenal en etc.) verbindlich geregelt.		
993	Es sind klare Zuständigkeiten und Verantwortlichkeiten innerhalb der Rettungswache / des Rettungsdienstbereichs benannt und schnftlich beschrieben (z.B Ärztlicher Leiter.ottungsdicnsl, wacntoiter, Desinfektor vom Kanton, Gerätebeauftragter etc.).		
994	De durchzuführenden Überprüfungen und Funktionsprüfungen werden personen- und zeitpunktzuordnenbar dokumentiert.		
995		Die derzeitige Lagerung von Medikamenten, Sterilgütern. Verbandmitteln findet in nicht luftdicht schließenden Schränken in der Fahrzeughalle (RTW-Halle) statt. Hier hängt auch de Einsatz- / Schutzkleidung des eingesetzten Personals ungeschützt an Kleiderhaken. Hierdurch entsteht eine Kontamination mit Fahrzeugabgasen, Russ- und Staubpartikeln, erhöhten Luttfeuchbgket etc.. Ein Altpapiercontainer/ Abfalllager für Verpackungsmaterial ohne feuerbeständigen Schutz in eher Nebengarage stellt zudem eine gravierende zusätzliche Gefahrenquelle dar. Der Zugang zu den Rettungsdienstgaragen und zur benachbarten Garage (Altpapier/Verpackungen / Warenannahme) ist ungehindert auch für "Dritte" möglich.	Da die derzeitige räumliche Situation im Bereich der vom Rettungsdienst genutzten Fahrzeughallen unter hygienischen und brandschutztechnischen Gesichtspunkten problematisch ist, sollte das räumliche Gesamtkonzept überarbeitet werden. Im Gebäudekörper integrierte Fahrzeughallen sollten vom restlichen Baukörper feuerbeständig (zumindest Feuerwiderstandszeit von 30 Minuten) abgetrennt werden. Garagen, Lager- und Technikbereiche sollten vor unbefugten Zutritt geschützt werden (Diebstahl, Datenschutz. Sabotage, Brandstiftung etc.).
996	Alle eingesetzten Rettungsmittel entsprechen den einschlägigen Normierungen und Bestimmungen.		

◘ **Abb. 15.4** Auszug Assessmentbericht

wertungen zu Schadensausmaß und Eintrittswahrscheinlichkeiten hinterlegt, der Assessmentbericht und die graphischen Darstellungen (z. B. Risikoportfolios) können automatisiert generiert und die Umsetzung der empfohlenen Präventionsmaßnahmen nach dem Risikoassessment vom Kunden dokumentiert werden. Auf dieselbe Weise kann das Folgeassessment/das Reaudit durchgeführt werden (◘ Abb. 15.4).

Durch die Nutzung dieses kontinuierlich aktualisierten und standardisierten Assessmentinstrumentes ist es zudem möglich, themen- oder einrichtungsbezogene Vergleiche anzustellen bzw. einen Sicherheitsindex für einzelne Sicherheitskategorien der jeweiligen Einrichtung als greifbare Orientierungsgröße für die umgesetzten Sicherheitsmaßnahmen zu berechnen.

Bereits vor Durchführung des Risikoassessments muss ein Konsens darüber erzielt werden, dass alle Beteiligten, insbesondere aber die organisations- und leitungsverantwortlichen Mitarbeiter, ausdrücklich dazu bereit sind, die im Risikoassessment aufgedeckten Schwachstellen risikopräventiv

und suffizient zu bearbeiten und sich nach einem definierten Zeitraum (in der Regel 9–12 Monate) einem Folgeassessment im Sinne einer Evaluation zu unterziehen.

In der Praxis bedeutet dies, dass nach dem Risikoassessment ein schriftlicher Assessmentbericht zur Verfügung steht, der sowohl die bereits umgesetzten und im Alltag »gelebten« Präventionsmaßnahmen als auch die identifizierten Schwachstellen und sicherheitsgefährdenden Risiken darstellt, gekoppelt mit einer Bewertung der Eintrittswahrscheinlichkeit und des Schadensausmaßes. In einem differenzierten Maßnahmenkatalog werden neben den angesprochenen Risiken jeweils konkrete und realistische Empfehlungen zur umsetzbaren Risikomodifikation gegeben. Dieser Maßnahmenkatalog bildet die Grundlage für eine zeit- und ergebnisorientierte Bearbeitung der Ergebnisse des Risikoassessments. Er dient, durch die vorgegebene Dokumentation des aktuellen Umsetzungsstandes der Empfehlungen durch die Organisation, als Nachweis im Sinne einer Selbstbewertung vor dem vereinbarten Folgeassessment.

15.4 Erfahrungen und Ergebnisse zu Risikoassessments

Im Gegensatz zum klinischen liegen im präklinischen Bereich deutlich weniger Erfahrungen zur Anwendung und zu Ergebnissen systematischer Risikoassessments vor. Zwar haben in den letzten Jahren viele Rettungsdienste ein Qualitätsmanagementsystem implementiert und sich einer entsprechenden Zertifizierung (in der Regel nach DIN EN ISO 9001:2008) unterzogen, doch gibt es weiterhin kaum Erfahrungen mit spezifischen Risikoassessments.

Auch wenn bereits im Rahmen der Einführung und Umsetzung eines Qualitätsmanagementsystems systematisch an der Verbesserung der Patientensicherheit gearbeitet wird, so unterscheidet sich der spezifische Fokus, die bewusste Risikoadjustierung und die sicherheitsorientierte Prozesstiefe im Rahmen eines Risikoassessments erheblich von einem primär an einem QM-System/einer Zertifizierungsvorgabe orientierten QM-Audit. Viele Gesundheitseinrichtungen im klinischen Bereich nutzen deshalb bewusst das Risikoassessment als ergänzendes Instrument, das einerseits unmittelbar der Verbesserung der Patientensicherheit und des patientenorientierten Risikomanagements dient, andererseits auch die Durchdringung der Vorgaben des Qualitätsmanagements in spezifischen, mit der Patientensicherheit in Zusammenhang stehenden Punkten hinterfragt (Meilwes 2003).

Verschiedene Erfahrungsberichte und empirische Studien in Gesundheitseinrichtungen kommen zu dem Schluss, dass durch Risikoassessments und die daraus abgeleitete Risikomodifikation nicht nur die Patienten- und Mitarbeitersicherheit erhöht, sondern auch die Sensibilisierung zu Risiken und die Kommunikation im Behandlungsteam deutlich verbessert werden konnte (Meurer et al. 2004; Koppenberg et al. 2006; Gausmann 2010).

Das Risikoassessment stellt ein wirkungsvolles Instrument eines präklinischen Risikomanagements dar. Es ist sinnvoll, im Rahmen des Aufbaus eines umfassenden Risikomanagement-Systems die verschiedenen Risikomanagement-Instrumente sinnvoll miteinander zu verknüpfen. So konnte beispielsweise in einer Studie von Kessels-Habraken et al. 2010 empirisch nachgewiesen werden, dass die Durchführung eines Risikoassessments vor Einführung eines Critical Incident Reporting Systems (CIRS) positive Effekte für das Spektrum und die Meldefrequenz der Meldungen im Fehlermeldesystem hatte. Auch unter Berücksichtigung der bereits angesprochenen ISO 31000 ist es empfehlenswert, die verschiedenen Instrumente des präklinischen Risikomanagements in einer aufeinander abgestimmten Planung miteinander zu vernetzen und die hieraus ableitbaren gegenseitigen Synergien bewusst zu nutzen (■ Abb. 15.5).

15.5 Fazit für die Praxis

Das Risikoassessment ist ein zentrales Instrument im kontinuierlichen Verbesserungsprozess zur Fortentwicklung der Patientensicherheit und zur Absicherung der Organisation »Rettungsdienst« vor unberechtigten Anspruchsstellungen. Es ist ein wichtiger Bestandteil des Risikomanagementprozesses. Ein solches Assessment kann keine losgelöste Einzelaktivität darstellen, sondern ist die Grundlage für eine gesteuerte und systematische sicherheitsorientierte Organisationsentwicklung.

Didaktische Anregungen

- Risikoassessments benötigen eine strukturierte und mit allen Beteiligten abgestimmte gute Vorbereitung und eine offene Kommunikation über die Ziele des Assessments.
- Das Risikoassessment thematisiert und bearbeitet das Thema Sicherheit auf der Sachebene und ist kein Instrument zur Bewertung und Sanktionierung von Mitarbeitern.
- Transparenz, Offenheit und Kooperation im Assessment sind die Garanten für eine wirkungsvolle Verbesserung der Sicherheit im Rettungsdienst.

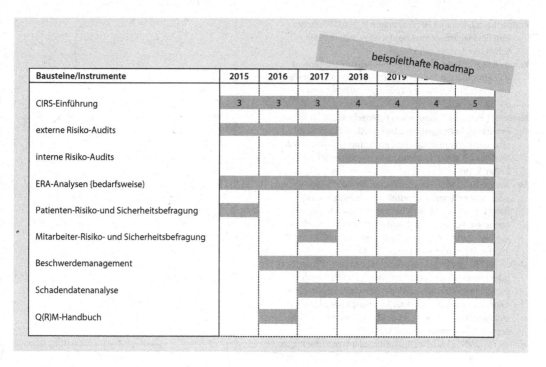

beispielthafte Roadmap

Bausteine/Instrumente	2015	2016	2017	2018	2019		
CIRS-Einführung	3	3	3	4	4	4	5
externe Risiko-Audits							
interne Risiko-Audits							
ERA-Analysen (bedarfsweise)							
Patienten-Risiko-und Sicherheitsbefragung							
Mitarbeiter-Risiko- und Sicherheitsbefragung							
Beschwerdemanagement							
Schadendatenanalyse							
Q(R)M-Handbuch							

Abb. 15.5 Beispiel einer »Roadmap« vernetzter Risikomanagement-Aktivitäten

Leitgedanken

- Das Risikoassessment ist ein zentraler und praxisorientierter Bestandteil eines erfolgreichen Risikomanagements in der präklinischen Notfallmedizin.
- Differenzierte Schadenfallanalysen und -auswertungen, spezifisches Fachwissen, die einschlägigen gesetzlichen Vorgaben und Praxiserfahrung sind Grundlage eines risikoadjustierten Assessmentkatalogs.
- Die nachhaltige Umsetzung der praxisorientierten Empfehlungen aus dem Risikoassessment ist die grundlegende Voraussetzung für einen die Patienten- und Mitarbeitersicherheit verbessernden Erfolg des Risikomanagements der jeweiligen Einrichtung.

Literatur

DIN EN ISO 9001:2008, Beuth-Verlag, Berlin

Gausmann P (2010) Konzeptionierung und empirische Evidenz eines computergestützten Beratungsverfahrens für Krankenhäuser, Weingarten

Gausmann P, Marung H. (2013) Aufbau eines strukturierten Risikomanagements im Rettungsdienst. In: Moecke H, Marung H, Oppermann S. Praxishandbuch Qualitäts- und Risikomanagement im Rettungsdienst. MWV Medizinisch Wissenschaftliche Verlagsgesellschaft, Berlin, S. 193–199

Hoffman JC, Fischer I, Höhne W, Zeitz M, Selbmann HK (2004) Methodische Grundlagen für die Ableitung von Konsensusempfehlungen. Zeitschrift für Gastroenterologie. 42(9). S. 84–87

ISO 31000:2009-11, International Organization for Standardization, Genf

Kessels-Habraken M, De Jonge J, Van der Schaaf T, Rutte C (2010) Prospective risk analysis prior to retrospective incident reporting and analysis as a means to enhance incidence reporting behavior: a quasi-experimental field study. Soc Sci Med 70:1309-1316 (▶ www.ncbi.nlm.nih.gov/pubmed/20202731)

Koppenberg J, Sinniger HP, Gausmann P (2006) Klinisches
Risikomanagement am Ospidal d`Engiadina Bassa.
Schweizer Ärztezeitung 87:36
Krause A (2012) Safety Clip: Klinisches Risikomanagement
in medizinischen Zentren - welchen Nutzen bringt die
Norm ISO 31000? Passion Chirurgie 2(07/08): Artikel
03_02
Marung H, Poloczek S, Gausmann P, Moecke H (2013) »Never
Events« im Rettungsdienst. In: Praxishandbuch Quali-
täts- und Risikomanagement im Rettungsdienst. MWV
Medizinisch Wissenschaftliche Verlagsgesellschaft,
Berlin, S. 195–196
Meilwes M (2003) Klinisches Risikomanagement – Ergänzung
oder notwendiger Bestandteil des Qualitätsmanagements? In: Geisen R, Mühlbauer BH (Hrsg) Qualitätsmanagement konkret – die Krankenhauspraxis zwischen
externer Zertifizierung und internen Managementkon-
zepten. LIT-Verlag, Münster, S. 28–39
Meilwes M (2003) Klinisches Risikomanagement – Ergänzung
oder notwendiger Bestandteil des Qualitätsmanagements? In: Geisen R, Mühlbauer BH (Hrsg) Qualitätsmanagement konkret – die Krankenhauspraxis zwischen
externer Zertifizierung und internen Managementkon-
zepten. LIT-Verlag, Münster, S. 28–39
Meilwes M (2007) Klinisches Risikomanagement in der Praxis.
In: Ennker J (Hrsg) Risikomanagement in der operativen
Praxis. Steinkopff, Darmstadt
Meilwes M (2012) Notfall Rettungsmed 15:30–34. DOI 10.1007/
s10049-011-1496-y. online publiziert: 19. Januar 2012.
Springer-Verlag
Meurer AM, Meilwes M, Eckhardt A, Rompe JD et al. (2004)
Risikoanalyse und Risikomanagement in der Klinik – ein
Erfahrungsbericht. Gesundheitsökonomie und Quali-
tätsmanagement 9
Wachter RM (2010) Liste der 28 »Never events« des National
Quality Forum (Anhang VI). In: Koppenberg J, Gaus-
mann P, Henniger M (Hrsg) Fokus Patientensicherheit. 1.
Auflage. ABW Wissenschaftsverlagsgesellschaft Berlin,
S. 219–220

15

Risikomanagement bei den Prozesspartnern im prähospitalen Notfallprozess

Risikomanagement in Leitstellen

Gernot Vergeiner

A. Neumayr et al. (Hrsg.), *Risikomanagement in der prähospitalen Notfallmedizin*,
DOI 10.1007/978-3-662-48071-7_16, © Springer-Verlag Berlin Heidelberg 2016

Moderne Leitstellen stellen eine große Herausforderung an die dort arbeitenden Menschen dar. Das zu bewältigende Leistungsspektrum und die Intensität der Arbeit rechtfertigen die Zuordnung der Leitstellenmitarbeiter zu den sogenannten »High Responsibility Teams«. Die Entwicklung der Leitstellen in den letzten beiden Dekaden war vor allem durch technische Innovationen geprägt. Eine solche, eher einseitige Entwicklung, birgt die Gefahr nicht professioneller Verhaltensweisen und damit erhöhter Risiken für Fehlleistungen durch die Mitarbeiter. Um dem entgegenzuwirken, ist ein umfassendes Risikomanagement erforderlich und vor allem muss die Professionalität der Mitarbeiter konsequent gefördert werden. Human Factor Training im Zusammenhang mit Crew Resource Management kann optimal in den Leitstellenbereich übertragen werden und leistet langfristig einen wesentlichen Beitrag zur Entstehung einer Sicherheitskultur in der Normen und Werte gelebt und Risiken laufend minimiert werden. Das vorliegende Kapitel zeigt anhand strukturiert dargestellter Beispiele aus dem Leitstellenalltag die Zusammenhänge zwischen technischen und menschlichen Faktoren auf und vermittelt Strategien zur Risikominimierung in Leitstellen.

16.1   Einleitung

Leitstellen bearbeiten Notrufe, alarmieren Einsatzkräfte und leisten in vielfältiger Art Einsatzunterstützung. Die Arbeit in einer modernen Leitstelle erfordert speziell ausgebildetes und trainiertes Personal. Das Leitstellenpersonal arbeitet in einem immer komplexer werdenden organisatorischen und technischen Umfeld. Die Anforderungen an Leitstellen verändern sich und steigen stetig.

Die hohe Verantwortung im komplexen Arbeitsumfeld und die Tatsache, dass die Ergebnisse in der Regel nicht reversibel sind, man Verantwortung für das Leben anderer übernimmt, Situationen nicht abgebrochen werden können, Arbeitsunterbrechungen nur bedingt möglich sind, um keinen Schaden am Team, den Organisationen und an Dritten zu verursachen und das ständige Bewegen

in einem öffentlichen Umfeld, auf welches auch die Medien die Aufmerksamkeit richten, lassen es zu, Leitstellenteams als High Responsibility Teams zu definieren (Hagemann et al. 2011, S. 24). Neben den operativen Aufgaben ist es zur Risikominimierung zwingend notwendig, unaufhörlich 24 Stunden täglich, einen Überblick über das gesamte Spektrum der Prozesse zu bewahren, sowohl an einsatzstarken wie -schwachen Tagen (Mayr 2014, S. 59).

Die rechtlichen Rahmenbedingungen für Leitstellen sind abhängig von der Organisationsform sehr unterschiedlich und reichen von einer öffentlichen Einrichtung besetzt mit Beamten über durch Einsatzorganisationen betriebene Leitstellen, zum Teil mit öffentlich rechtlichem Auftrag, bis zu Leitstellen, die als Gesellschaft mit beschränkter Haftung geführt werden. Diese unterschiedlichen Organisationsformen führen zu differierenden Qualitätsansprüchen und Risikobewertungen.

Risiken und daraus resultierende Fehler können auf der Arbeitsebene einer Leitstelle in ihren Auswirkungen das gesamte Unternehmen bzw. den Betreiber/Träger der Leitstelle treffen und stellen dann ein Unternehmensrisiko dar. Im Leitstellenbereich ist Risikomanagement als Teil des Managementsystems bisher nicht explizit zu finden. In den meisten Leitstellen decken die Bereiche Prozessmanagement, Qualitätsmanagement und Fehlermanagement, Teile eines Risikomanagementsystems ab oder werden als solches verstanden.

Clawson (2009) führt aus, dass alle evaluierten Klagen gegen Leitstellen oder Disponenten (auch fallengelassene oder beigelegte) niemals Leitstellen betroffen haben, die nach nationalen Qualitätsstandards agierten. Diese Leitstellen erfüllten zur Vermeidung der bekannten Dispositionsrisiken folgende Qualitätsstandards:

- Standardisierte Notrufabfrage
- Professionelle Aus- und Fortbildung des Personals
- Starke medizinische Leitung
- Umfassende Dokumentation aller Fälle
- Durchführung einer Qualitätssicherung der Notrufgespräche
- Konzept zur Mitarbeiterentwicklung
- Implementiertes Risiko- und Qualitätsmanagementsystem

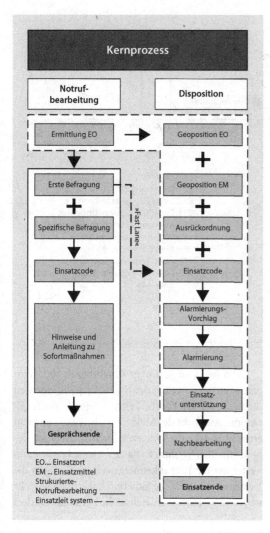

Abb. 16.1 Kernprozess der Leitstelle Tirol (Vergeiner und Endres 2013)

16.2 Risikofaktoren in einer Leitstelle

Die Hauptaufgabe einer Notrufleitstelle ist die Entgegennahme und Bearbeitung von Notrufen. Die aus dem Notrufgespräch gewonnen Informationen müssen durch den Disponenten nach vorgegebenen Kriterien in ihrer Dringlichkeit eingestuft werden. Die Einstufung des jeweiligen Notfalles in Verbindung mit der Örtlichkeit des Notfalles führt zur Festlegung, welche Einsatzmittel in Bezug auf Qualität und Quantität alarmiert

Zu überwachnde sicherheistsrelevante Faktoren:

Alarmierungserfolg (technisch)

Ausrücken der alarmierten Kräfte

Eintreffen der alarmierten Kräfte

Abb. 16.2 Überwachte sicherheitsrelevante Faktoren

werden müssen. Dieser Ablauf wird als Kernprozess einer Leitstelle verstanden (Vergeiner 2013, S. 107) (Abb. 16.1).

Verbunden ist dieser Ablauf in der Regel mit hohem Zeitdruck in Bezug auf die möglichst rasche Durchführung der Alarmierung. In weiterer Folge überwacht die Leitstelle sicherheitsrelevante Faktoren (Abb. 16.2) und unterstützt die alarmierten Einsatzkräfte bei der Durchführung des Einsatzes.

Der geschilderte Arbeitsprozess ist komplex, in der Regel hoch technisiert, in den Kommunikationsmöglichkeiten eingeschränkt und zeitlich kritisch. Er besteht in hohem Ausmaß aus emotionsbelasteter Kommunikation zwischen Hilfe suchendem Bürger und Disponenten, wie auch zwischen Disponenten und Einsatzkräften. Jeder dieser Faktoren birgt das Risiko für Fehler mit gravierenden Auswirkungen auf Menschenleben und Sachwerte in sich.

Im Zusammenhang mit der Notrufbearbeitung und Disposition gibt es aus operativer Sicht zahlreiche Problembereiche, die teils erhebliche Risiken darstellen. Aufgabe jeder Leitstelle ist es, diese Risikobereiche zu kennen und im Sinne des Risikomanagements laufend zu beobachten. Auf Basis langjähriger Beobachtung weisen Clawson et al. (2009) 14 Punkte aus, die Risikobereiche im Rahmen der Disposition darstellen. Die Auswirkungen von Fehlern aus operativen Risiken treffen in den meisten Fällen jene Personen, die Hilfe suchen. Sie können in weiterer Folge rechtlich und wirtschaftlich massive Konsequenzen für eine Leitstellenorganisation haben.

Nachfolgend werden exemplarisch vier fiktive Beispiele für Risikobereiche im operativen Leitstellenbetrieb näher betrachtet. Drei der Beispiele beziehen sich dabei auf den Bereich der Notrufbe-

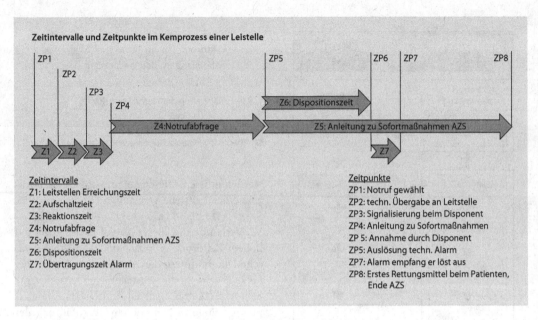

Zeitintervalle und Zeitpunkte im Kernprozess einer Leistelle

Zeitintervalle
Z1: Leitstellen Erreichungszeit
Z2: Aufschaltzeit
Z3: Reaktionszeit
Z4: Notrufabfrage
Z5: Anleitung zu Sofortmaßnahmen AZS
Z6: Dispositionszeit
Z7: Übertragungszeit Alarm

Zeitpunkte
ZP1: Notruf gewählt
ZP2: techn. Übergabe an Leitstelle
ZP3: Signalisierung beim Disponent
ZP4: Anleitung zu Sofortmaßnahmen
ZP 5: Annahme durch Disponent
ZP5: Auslösung techn. Alarm
ZP7: Alarm empfang er löst aus
ZP8: Erstes Rettungsmittel beim Patienten, Ende AZS

☑ **Abb. 16.3**   Zeitstrahl

arbeitung und ein Beispiel behandelt ein organisatorisches Risiko. Die Darstellung gliedert sich, angelehnt an die Vorgehensweise im Risikomanagement nach ISO 31000, wie folgt:

— Beschreibung des identifizierten Risikos
— Mögliche Ursachen
— Mögliche Auswirkungen
— Risikoprävention
— Restrisiko

16.2.1 Notruf wird nicht oder verzögert entgegengenommen

■ **Beschreibung des identifizierten Risikos**
Die Entgegennahme von Notrufen gehört zur Kernaufgabe einer Leitstelle. Notrufe müssen dazu technisch an die jeweilige Leitstelle herangeführt, im internen Kommunikationssystem verarbeitet und einem Disponenten zugestellt werden. Dieser Zeitabschnitt, auch Gesprächsaufbauzeit genannt, setzt sich nach Vergeiner (1999) aus Leitstellenerreichungszeit und Aufschaltzeit zusammen. Nach Horst (2015) schließt an die Aufschaltzeit die Reaktionszeit an, bis der Disponent den Anruf tatsächlich entgegennimmt (☑ Abb. 16.3).

Kommt es im gesamten Zeitabschnitt zu Verzögerungen oder erreicht der Notruf den Disponenten nicht, so entsteht für die Leitstelle eine kritische Situation: Aus Sicht des Melders ist die Leitstelle nicht erreichbar oder die Wartezeit bis zur Annahme des Notrufes dauert ihm zu lange. Der Melder kann weder die Ursache erkennen noch weiß er, wo die Verantwortung für die Situation tatsächlich liegt. Er wird sich im Beschwerdefall an die Leitstelle wenden.

■ **Mögliche Ursachen**
— Am Beginn des Meldeweges steht der Melder selbst. Dieser kann Probleme bei der Notrufabsetzung haben: Er kennt die Notrufnummer nicht, wählt eine falsche Nummer oder befindet sich außerhalb des Mobilfunkversorgungsgebietes.
— Technische Störungen und Ausfälle im Mobilfunknetz oder Festnetz führen möglicherweise dazu, dass die Leitstelle nicht erreicht werden kann. Der Ausbau moderner Telekommunikationsnetze mit immer weniger dezentralen Vermittlungsstellen führt zudem zu neuen Risiken.
— Technische Störungen und Ausfälle im Kommunikationssystem der Leitstelle können

wiederum dazu führen, dass Notrufe nicht bis zum Disponenten gelangen. Fehler im Callrouting bewirken, dass Notrufe nicht richtig oder zeitgerecht zugestellt werden.

- Zeitliche Verzögerungen bei der Notrufannahme (Reaktionszeit) entstehen auf Basis organisatorischer Mängel. Eine Unterbesetzung der Leitstelle kann eine Überlastung der Mitarbeiter bewirken und die Wartezeit erhöhen, bis ein Anruf entgegen genommen wird. In diesem Zusammenhang stellen Kommunikationssysteme in Leitstellen, die Notrufe auf allen Arbeitsplätzen gleichzeitig signalisieren, eine latente Fehlerquelle dar, da die Verantwortlichkeit für die Annahme des Notrufes nicht mehr klar geregelt ist.
- Besonders kritisch sind Zeiten des Schichtwechsels in Leitstellen. Die Informationsübergabe von einem Disponenten zum nächsten reduziert die Aufmerksamkeit und verzögert die Annahme von eingehenden Notrufen.
- Unzureichende Regelungen oder fehlende Qualitätssicherung bei bestehenden Regelungen z. B. bzgl. der Arbeit am Notruf, kann unprofessionelles Verhalten fördern oder die Motivation der Mitarbeiter, Notrufe möglichst rasch entgegen zu nehmen, reduzieren.

■ **Mögliche Auswirkungen**

Jede Verzögerung bei der Notrufannahme bedeutet Zeitverlust und kann eine nicht vorhersehbare Vergrößerung eines Schadens bewirken. Dies betrifft Menschen genauso wie Schäden an Sachwerten. Verzögerungen bei der Notrufannahme können zu einer Beschwerde durch den Melder bei der Leitstelle führen. Die Ursachenforschung und gegebenenfalls die Beweisführung sind für die Leitstelle mit einem hohen Aufwand verbunden. Wendet sich der Beschwerdeführer an Medienvertreter, ist man mit Anfragen durch Medien und mit medialer Berichterstattung konfrontiert. Die emotionale Belastung der Mitarbeiter steigt. Verzögerungen, insbesondere wenn kausale Zusammenhänge mit Schäden hergestellt werden können, bergen zudem das Risiko rechtlicher Folgen.

■ **Risikoprävention**

Risiken im Bereich der Reaktionszeit müssen durch eine aufkommensgerechte Personaleinsatzplanung,

durch organisatorische Vorkehrungen, wie z. B. Überlaufrouting in einem Leitstellenverbund, und durch entsprechende Sensibilisierung und Motivation der Mitarbeiter in Bezug auf ihre Verantwortung, ihren Berufsethos und ihr Sicherheitsdenken im Rahmen eines »Human Factor Training« ausgeschlossen werden.

Technische Risiken im Verantwortungsbereich der Leitstelle müssen durch entsprechende Redundanz- und Rückfallszenarien reduziert bzw. abgefangen werden. Technische Vorkehrungen müssen gewährleisten, dass Störungen und Ausfälle im Kommunikationssystem durch die Mitarbeiter unmittelbar erkannt werden. Die Mitarbeiter müssen in Rückfallszenarien regelmäßig trainiert und deren Beherrschung überprüft werden.

Das Kommunikationssystem der Leitstelle muss so aufgebaut sein, dass ein Notruf, der den jeweiligen Verantwortungsbereich der Leitstelle nicht erreicht hat, zweifelsfrei bewiesen werden kann. Generell ist die Aufschaltzeit und Reaktionszeit, wie auch die Anzahl der wartenden Anrufe in einer Leitstelle so zu visualisieren, dass jeder Mitarbeiter den aktuellen Systemzustand erkennen kann. Bei Überschreitung von Grenzwerten muss mit genau festgelegten Schritten reagiert werden (◘ Abb. 16.4).

■ **Restrisiko**

Falsche Vorgangsweisen des Melders und Fehler im Verantwortungsbereich des Telekomproviders stellen eine Abhängigkeit von Dritten dar. Daraus resultierende Fehler bilden ein latentes Risiko für die Leitstelle. Menschliche Fehler können nicht zur Gänze ausgeschlossen werden.

16.2.2 Unterlassung der Verifizierung wichtiger Daten wie der Einsatzadresse und der Rückrufnummer des Melders

■ **Beschreibung des identifizierten Risikos**

Die wichtigste Information, um eine Hilfeleistung erfolgreich durchführen zu können, ist die möglichst exakte Ermittlung der Adresse des Einsatzortes. Diese Adresse und die Rückrufnummer müssen bei jedem Notruf erhoben und verifiziert werden. Die beste Information zur Situation am Einsatzort

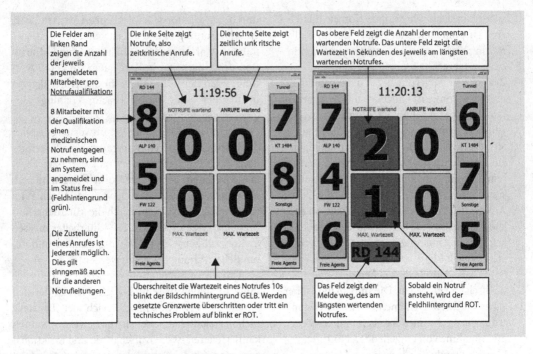

■ **Abb. 16.4**   Online Monitoring (Quelle: Leitstelle Tirol GmbH)

nützt nichts, wenn dieser durch die Einsatzkräfte nicht gefunden werden kann. Dank moderner Einsatzleitsysteme und der Verfügbarkeit von vollständigen Adressdatenbanken kann heute jede Adresse verifiziert werden. Ist die angegebene Adresse im Einsatzleitsystem nicht zu finden, ist eine weitere Verifizierung durch Rückfrage beim Anrufer zwingend notwendig.

Genauso wichtig ist die korrekte Erfassung der Rückrufnummer. Jeder Anrufer ist nach seiner Rückrufnummer zu fragen. Eine Telefonnummer, die durch das Telefonsystem beim Disponenten angezeigt wird, muss nicht zwingend mit jener Nummer übereinstimmen, über die der Melder beim Rückruf erreicht werden kann. Mit einer korrekten Rückrufnummer kann gegebenenfalls ein Fehler in der Einsatzadresse korrigiert oder der Melder bei einer Leitungsunterbrechung wieder angerufen werden.

- **Mögliche Ursachen**
- Keine verbindlichen Standards für die Notrufbearbeitung durch die Mitarbeiter der

Leitstelle führen dazu, dass Notrufgespräche unstrukturiert geführt werden. Dabei entsteht ein hohes Risiko, wichtige Informationen nicht zu erfragen.
- Ungenaue bzw. unzureichende Daten im Einsatzleitsystem stellen eine latente Fehlerquelle dar und erschweren die Arbeit des Disponenten, insbesondere in der zeitkritischen Erstphase des Notrufgespräches.
- Fehlende Qualitätssicherung der Notrufabfrage wirkt sich primär auf die Abfragequalität aus. Man nimmt dabei in Kauf, dass Verbesserungspotenziale in organisatorischer wie personeller Hinsicht nicht erkannt und genutzt werden und sich riskante Arbeitsweisen entwickeln.
- Menschliche Fehler oder Fehlverhalten lösen ebenso Risiken aus: Im Zusammenhang mit der Ermittlung der Einsatzadresse und der Rückrufnummer können Kommunikationsfehler, Unterlassung, Schlampigkeit, nicht Beachtung von Regeln und Anweisungen zu falschen oder ungenauen Ergebnissen führen.

16

- **Mögliche Auswirkungen**

Falsch oder unzureichend erhobene Einsatzadressen führen bei der Einsatzabwicklung zu Zeitverzögerungen bis zum nicht Auffinden des Einsatzortes. Dies ist eines der größten Risiken für die Leitstelle bzw. den betroffenen Mitarbeiter. Die Folgen können in mehrerlei Hinsicht fatal sein: Im medizinischen Bereich kann es zum tödlichen Ausgang führen, im Feuerwehrbereich zu großen finanziellen Folgeschäden oder zur unnötigen Gefährdung von Menschenleben.

Wird die Rückrufmöglichkeit nicht exakt erhoben, entbehrt man der Möglichkeit, erforderliche Nachfragen durchzuführen oder bei Unterbrechung der Telefonverbindung diese wieder aufzubauen. Beide Auswirkungen bergen ein erhebliches Risiko für die negative Einsatzentwicklung.

- **Risikoprävention**

Die Feststellung der Einsatzadresse durch den Disponenten muss durch das Einsatzleitsystem bestmöglich unterstützt werden. Dazu müssen vollständige und hochwertige Adressdaten im Einsatzleitsystem verfügbar und einfach aufrufbar sein. Für die sichere Adressabfrage und Erhebung der Rückrufnummer muss ein qualitätsgesicherter verbindlicher Ablauf sorgen. Die Qualitätssicherung in Form der Analyse der Notrufgespräche und dem Feedback an den jeweiligen Mitarbeiter ist unverzichtbar.

Die rasche Erhebung von Einsatzadressen durch die Eingabe entsprechender Suchparameter und die Eingrenzung von Einsatzörtlichkeiten ohne exakte Adresse, erfordern neben der Routineanwendung ein laufendes Training durch Simulation von kritischen Abfragesituationen. Dabei müssen aktuelle, aus der Qualitätssicherung gewonnen Beispiele einfließen.

- **Restrisiko**

Menschliche Fehler.

16.2.3 Verzögerungen bei der Alarmierung (lange Leitstellenbearbeitungszeiten)

- **Beschreibung des identifizierten Risikos**

Die Bevölkerung erwartet, dass beim Auftreten eines echten Notfalles eine umgehende Reaktion des öffentlichen Sicherheitssystems erfolgt (Clawson 2009). Einsätze, die aus unakzeptablen Gründen verzögert werden, sind mit Risiken behaftet. Die Entwicklung der Einsatzleitsysteme und der Einsatz von Abfragealgorithmen mit einer umfassenden und fachlich kompetenten Abfrage des Notfallereignisses haben laut Vergeiner (2008) zu einer Veränderung der Bearbeitungszeiten geführt. Um dem Anspruch kurzer Bearbeitungszeiten bis zur Alarmierung der Einsatzkräfte gerecht zu werden, ist es Standard, Notfallereignisse nach Prioritäten zu reihen. Bei besonders zeitkritischen Ereignissen, die zu einem frühen Zeitpunkt im Notrufgespräch erkannt werden können, ist sofort zu alarmieren und erst danach die Befragung des Melders fortzusetzen. Dieser Arbeitsprozess wird durch moderne Einsatzleitsysteme unterstützt und führt zu einer, der Situation angepassten Vorgangsweise. Für die Notrufbearbeitungsdauer strikte Zeitvorgaben zu setzen, ist aus der Erfahrung des Autors nicht zielführend, da dies die individuell notwendige Anpassung an die Abfragesituation beeinträchtigt. Neuere Arbeiten (Horst 2015, S. 27) zeigen, dass die Leitstellenbearbeitungszeit (Aufschaltzeitpunkt bis Alarm Auslösung) im Mittelwert bei 116,5 Sekunden liegt und Maximalwerte auch bei zeitkritischen Einsätzen bis zu 5 Minuten erreicht.

- **Mögliche Ursachen**

– Die gesamten im Rahmen der Notrufabfrage ermittelten Informationen werden heute im Einsatzleitsystem erfasst. Diese Erfassung muss einfach und rasch möglich sein. Ein schlecht gestaltetes User Interface des Einsatzleitsystems, mit komplizierten Eingabeabläufen, führt zu Verzögerungen und Fehlern.

– In großen Leitstellen und Leitstellen, die im »Aufnahme – Weitergabe Prinzip« arbeiten, können Konstellationen entstehen, die dazu führen, dass erfasste Einsätze verzögert weiterbearbeitet oder vollständig übersehen werden. Dieses Risiko wird begünstigt, wenn keine geeigneten technischen Vorkehrungen implementiert sind, die den gesamten Dispositionsvorgang überwachen und bei Zeitüberschreitungen einen Alarm auslösen.

– Fehlende Standardisierung der Notrufbearbeitung begünstigt die zeitliche »Verschleppung« der Notrufabfrage, dazu können unnötige

Fragen, zu viele Fragen und nicht zielgerichtet Fragen beitragen.

- Bei neuen Mitarbeitern oder Mitarbeitern in sehr kleinen Leitstellen ist mangelnde Routine in der Notrufabfrage im Zusammenhang mit mangelnder Eingabeperformance ein Faktor, der zu deutlich längeren Notrufgesprächen führt.
- Falsche Gesprächsführung durch den Disponenten kann die Kommunikation mit dem Melder massiv erschweren und zu deutlich längeren Bearbeitungszeiten führen.
- In Bezug auf die Leitstellenbearbeitungszeit wirkt fehlende Qualitätssicherung als Risikotreiber. Man nimmt in Kauf, dass Verbesserungspotenziale in organisatorischer wie in personeller Hinsicht nicht erkannt und genutzt werden.
- Menschliche Fehler, wie unprofessionelles Verhalten, mangelnde Disziplin, Missachtung von Vorschriften, stellen weitere Ursachen dar. Auch Müdigkeit, insbesondere im Nachtschichtdienst, ist ein Risikofaktor. Fälle von schlafenden Disponenten sind bekannt.

- **Mögliche Auswirkungen**

Lange Leitstellenbearbeitungszeiten bis hin zum Verlust von Einsätzen stellen ein großes Risiko dar und bleiben bei systematischem Auftreten nicht unbemerkt. Daraus resultierende Verzögerungen können Schäden vergrößern und Menschenleben gefährden. Lange Leitstellenbearbeitungszeiten führen zu Unmut bei den Betroffenen und den Einsatzkräften und in Konsequenz zu Beschwerden. Anfragen durch Medien können folgen, inklusive einer negativen Berichterstattung. Öffentliche, mediale Kritik erhöht den Druck auf die Mitarbeiter und erzeugt zusätzliche Stressbelastung. Ungerechtfertigte zeitliche Verzögerungen können rechtliche Folgen auslösen.

- **Risikoprävention**

Die Anwendung standardisierter Abfragealgorithmen limitiert die Anzahl der erforderlichen Fragen, den Zeitbedarf der Abfrage und führt zielgerichtet zum Abfrageergebnis. Im Rahmen der Analyse von Notrufgesprächen ist immer auch der Zeitfaktor in Relation zur Gesprächsführung durch den Disponenten, zum Antwortverhalten des Melders und zur allgemeinen Einsatzsituation zu bewerten. Werden hier Verbesserungspotenziale festgestellt, müssen diese als Feedback an den Mitarbeiter weitergegeben werden und in die Fortbildung sowie das Simulationstraining einfließen.

Durch statistische Auswertung der Leitstellenbearbeitungszeit sind jene Fälle zu filtern, zu analysieren und zu beurteilen, die einen gesetzten, oberen Grenzwert überschreiten. Wenn erforderlich, sind Maßnahmen zur Ursachenvermeidung zu setzen. Eine Aufkommensbezogene Besetzung der Leitstelle beugt überlastungsinduzierten Fehlern, insbesondere dem »Liegenbleiben« von Einsätzen vor. Problemen im Nachtschichtbetrieb sind durch Ausbildung der Mitarbeiter im Ermüdungs- und Wachsamkeitsmanagement, klare Pausenregelungen oder die Möglichkeit von Powernapping entgegenzuwirken.

- **Restrisiko**

Menschliche Fehler.

16.2.4 Technischer Support im Vieraugenprinzip

- **Beschreibung des identifizierten Risikos**

Der technische Betrieb der Leitstelle wird durch ein hausinternes Supportteam sichergestellt. Die Kernsysteme Einsatzleitsystem, Telekommunikationsanlage, Funk- und Alarmierungssystem werden im First Level Support und zum Teil im Second Level Support durch Mitarbeiter der Leitstelle betrieben. Zur lückenlosen Sicherstellung des Supports müssen für jedes System mindestens zwei Mitarbeiter über ausreichende Fachkenntnisse verfügen. Sie können sich gegenseitig vertreten und kritische Systemeingriffe im Zuge von Wartungsarbeiten im Vieraugenprinzip durchführen. Darüber hinaus müssen alle Mitarbeiter des Supportteams Kenntnisse über das gesamte technische System der Leitstelle haben, um jederzeit mit Hilfe von Checklisten in allen Bereichen Fehleranalysen und Entstörungen durchführen zu können. Betriebliche Risiken ergeben sich auch aus dem längerfristigen Ausfall einzelner Mitarbeiter, der nicht Verfügbarkeit der für ein System zuständigen Spezialisten und aus einem unzureichenden Kenntnis- und Ausbildungsstand bei neuen Mitarbeitern in der Einarbeitungsphase.

■ **Mögliche Ursachen**

Ausfall von Mitarbeitern durch Unfall, Krankenstand oder Fluktuation. Fehler in der Personal- und Ausbildungsplanung. Unzulänglichkeiten in der Personaleinsatzplanung bei Rufbereitschaften und Urlauben.

■ **Mögliche Auswirkungen**

- Der First Level Support ist beeinträchtigt oder nicht verfügbar.
- Teure externe Supportstrukturen müssen in Anspruch genommen werden.
- Die Fehlerbehebungen dauern länger, Ausfallzeiten von Systemen erhöhen sich bzw. deren Verfügbarkeit reduziert sich.
- Bei Ausfall technischer Systeme kommt es zu betrieblichen Einschränkungen. Diese führen zu Stress bei den Mitarbeitern und erhöhen die Fehleranfälligkeit im operativen Betrieb.
- Im Rückfallbetrieb der Leitstelle müssen fehlende technische Funktionen durch Aufstockung des Personals kompensiert werden. Es entstehen zusätzliche Kosten durch Aktivierung von Bereitschaften und Überstunden.

■ **Risikoprävention**

Die Sicherstellung von Wartung und Support erfordert ein der Komplexität und dem Arbeitsaufkommen entsprechend dimensioniertes Team an Technikern. Durch entsprechende Personalplanung und Gestaltung der Dienstverträge ist ein ausreichender Personalstand sicherzustellen. Im Fall von Personalwechsel im Technikerteam sind die zeitlichen Abläufe so zu planen, dass neue Mitarbeiter umfassend eingearbeitet werden können und der erforderliche Wissenstransfer stattfindet.

Durch eine umfassende technische Dokumentation ist sicherzustellen, dass auch bei Verlust von Mitarbeitern durch entsprechend kompetente Fachleute ein System weiter betrieben werden kann. Über eine Verantwortungsmatrix muss eindeutig geregelt sein, welche Mitarbeiter für welche Systeme zuständig sind. Aufbauend auf der Verant-

wortungsmatrix erfolgt die Planung von Aus- und Fortbildung.

■ **Restrisiko**

Bei entsprechender Berücksichtigung und Planung der oben genannten Präventionspunkte entsteht kein Risiko aus der Personalvorhaltung.

16.3 Fehlerkultur und menschliche Faktoren

Wie aus den Beispielen unter ▶ Abschn. 16.2 ersichtlich, liegt das Restrisiko im operativen Betrieb einer Leitstelle ganz wesentlich im Bereich menschlicher Fehler. Das Vorhandensein einer entsprechenden Sicherheitskultur und ein hohes Augenmerk auf die menschlichen Faktoren im Zusammenhang mit der Leistungserbringung sind entscheidende Punkte zur Risikominimierung in einer Leitstelle.

■ **Fehlerabwehr – Vermeidung von Risiken**

Ein weiterer Faktor für Risikominimierung ist das Zusammenspiel der am Prozess beteiligten Personen und Organisationen. Dieses ist wesentlich für das Patientenoutcome und den Einsatzerfolg verantwortlich (Mayr 2014, S. 19; Redelsteiner 2010, S. 72).

Im Rahmen von Risiko- und Fehlervermeidung lässt sich dies auch an Hand eines modifizierten »Käsescheibenmodells« (Reason 1990, S. 475–484) verbildlichen. Reason beschreibt Faktoren oder Fehler, die zu Unfällen oder Zwischenfällen führen, als Löcher in den Barrierescheiben. Latente Fehler ermöglichen es, dass aktive Fehler zu Unfällen führen, wenn diese nicht mehr korrigiert werden können. Bekannt ist dieses Konzept auch unter dem Begriff Fehlerkette. Sieht man die Glieder des professionellen Teils der Rettungskette jeweils als Barriere im Käsescheiben Modell, so wird die gegenseitige Abhängigkeit der handelnden Personen deutlich. Verstärkt werden können die Barrieren durch Einschieben weiterer technischer und organisatorischer Elemente (◘ Abb. 16.5).

Die Leitstelle steht am Beginn der Rettungskette. Der den Notruf entgegennehmende Mitarbeiter muss innerhalb kürzester Zeit zu einer Entscheidung kommen, um den Einsatz zur Alarmierung

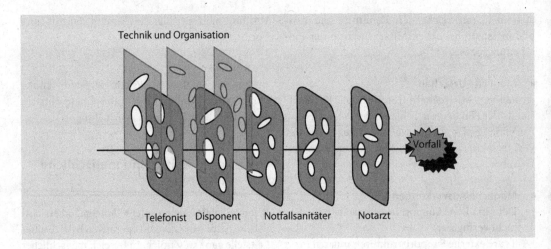

Technik und Organisation

Vorfall

Telefonist   Disponent   Notfallsanitäter   Notarzt

◘ Abb. 16.5   Käsescheiben Modell (modifiziert nach Reason 1990)

freizugeben. Zu Beginn des Notrufgespräches ist die fallbezogene Informationsmenge »Null«. Mit voranschreitender Zeit erhöht sich die Informationsmenge und verbessert sich die Informationsqualität. Es ist somit nachvollziehbar, dass im weiteren Verlauf durch neue Informationen Korrekturen erforderlich werden können. Der Informationsinhalt ist durch jede Barriere (◘ Abb. 16.5) auf Plausibilität zu prüfen. Wird ein Fehler erkannt, ist dieser zu korrigieren, die Barriere hat gewirkt. Dies zeigt, dass Leitstellen nicht als isolierte Einrichtungen betrachtet werden dürfen, sondern einen integralen Bestandteil der Rettungskette darstellen. Ein konstruktiver Umgang mit Fehlern bedeutet, Ursachen zu suchen, anstelle von Schuldigen, und diese Ursachen abzustellen (Brandl 2010, S. 167).

▪ Standardisierung

Durch Standardisierung der Leitstellenarbeitsprozesse, insbesondere in der Notrufabfrage, wird Komplexität reduziert und werden Risiken vermieden. Standardisierung erleichtert das simulierte Training von Prozessen und erhöht die Sicherheit und Geschwindigkeit in der Anwendung. Ergebnisse aus der Notrufabfrage können in standardisierter Form leichter verarbeitet und weitervermittelt werden. Dies erhöht die Anwendersicherheit und die Sicherheit für den Betroffenen. Standardisiert vorliegende Prozesse ermöglichen den Ein-

satz von Checklisten, wobei moderne strukturierte Notrufabfragesysteme durchaus in weiten Teilen als Checklisten zu verstehen sind. Sie geben einen standardisierten Ablauf vor und stellen sicher, dass sicherheitsrelevante Fragestellungen nicht übersehen werden. Notrufabfragesysteme ermöglichen eine Durchführungskontrolle unmittelbar für den Anwender und im Nachhinein im Rahmen der Qualitätssicherung. Notrufabfragesysteme entlasten das Gedächtnis und sorgen für Handlungssicherheit.

Der Vorteil von Standardprozeduren für den Einzelnen ist, dass sie für viele Situationen erfolgreiche Handlungswege vorschreiben. Damit muss der Einzelne weniger nachdenken. Die Standardisierung der Kommunikation in einer Notfallsituation kann zudem zu einer Reduktion von Missverständnissen führen (Reinwart 2012, S. 167–86). Dies entlastet die Mitarbeiter gerade in zeitkritischen Situationen (St. Pierre 2014, S. 319; Badke-Schaub 2008, S. 280).

▪ Professionelle Mitarbeiter

Professionelle Mitarbeiter sind für den Betrieb moderner Leitstellen unverzichtbar. Die Definition der Professionalität orientiert sich dabei an den Anforderungen für Mitarbeiter in High Responsibility Teams. Trainingsansätze für High Responsibility Teams gehen auf bereits in der Luftfahrt etablier-

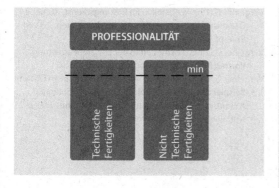

○ **Abb. 16.6** Professionalität (adaptiert nach Richter 2012, Skriptum)

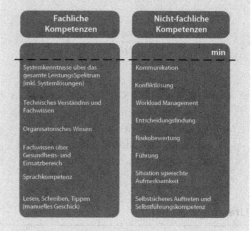

○ **Abb. 16.7** Kompetenzen (adaptiert nach Mayr 2014, S. 62)

te Konzepte zurück. Sie versuchen im Sinne des Crew Resource Managements in der Zusammenarbeit von Teams, die Nutzung und den Überblick von Informationen zu optimieren und damit die Wahrscheinlichkeit menschlicher Fehler (Human Factors) zu reduzieren (Mayr 2014, S. 19). Professionalität ist gekennzeichnet durch technische und gleichermaßen durch nicht technische Fertigkeiten (Richter 2012). Beide Anforderungen müssen durch die Mitarbeiter erfüllt werden. Allerdings standen in der Leitstellentwicklung der vergangenen Jahre die technische Entwicklung und damit die Förderung technischer Fertigkeiten überproportional im Vordergrund. Erst seit kurzer Zeit ist hier ein Umdenken zu bemerken (○ Abb. 16.6, ○ Abb. 16.7).

Professionalität bedeutet mehr als Leistung und Können. Sie inkludiert berufliche Werte, die anspruchsvollen Maßstäben entsprechen: Nicht nur bei der Arbeit, sondern auch im gesamten Geschäftsgebaren und im Umgang mit Menschen – unabhängig vom Dienstrang und Namen oder dem potenziellen Nutzen einer Person. Professionalität zeigt sich vor allem dort, wo keine Gegenleistung (mehr) zu erwarten ist. Sie kann auch mit Anstand und Pflicht- oder Ehrgefühl umschrieben werden (Berner 2004).

16.4 Fazit für die Praxis

Leitstellen unterliegen einer stetigen und immer rasanteren Weiterentwicklung. Durch Zentralisierung und Zusammenlegung müssen immer größe-re Gebiete, größere Einsatzvolumina und neue Aufgaben durch weniger Mitarbeiter erledigt werden. Einsatzleitsysteme und Kommunikationssysteme haben einen sehr hohen Grad an Komplexität erreicht und erfordern laufendes Simulationstraining. Die Leistungserbringung der Leitstelle, als Bindeglied zwischen hilfesuchender Bevölkerung und hilfebringenden Einsatzkräften, erfordert ein hohes Maß an Professionalität. Die Ausbildung der Leitstellenmitarbeiter muss diesen Anforderungen angepasst werden. Leitstellen stehen mit ihrer Arbeit unter öffentlicher und medialer Beobachtung und sind politischen Interventionen ausgesetzt. Alle diese Einflussfaktoren erfordern ein umfassendes Risikomanagement und qualifizieren die Leitstellen bzw. ihre Mitarbeiter als High Responsibility Teams.

Didaktische Anregungen

- Nutzen Sie die Werkzeuge des klassischen Risikomanagements, um Ihre Risikobereiche zu identifizieren und zu beschreiben.
- Erweitern Sie die Ausbildung Ihrer Mitarbeiter in Bezug auf Risikomanagement und menschliche Faktoren.
- Entwickeln Sie die Professionalität Ihrer Mitarbeiter und fordern Sie diese ein.

Leitgedanken

- Das Hauptaugenmerk in Leitstellen muss sich von der technischen Sicht hin zur Aufmerksamkeit für die dort arbeitenden Menschen entwickeln.
- Professionalität ergibt sich aus technischen und nicht technischen Fähigkeiten.
- Sicherheit entsteht nur in einem Umfeld in dem Normen und Werte gelebt werden und Disziplin eingefordert wird.

Literatur

Badke-Schaub P, Hofinger G, Lauche K (2008) Human Factors, Komplexität handhaben – Handeln vereinheitlichen – Organisationen sicher gestalten, Springer, Heidelberg S. 280

Berner W (2004) Lexikon des Change Management, Sich an anspruchsvolle Standards halten, Die Umsetzungsberatung, ▶ http://www.umsetzungsberatung.de/lexikon/professionalitaet.php. Zugriff: 02.03.2015

Brandl P (2010) Crash Kommunikation. Blame Culture. Gabal, Offenbach S. 167

Clawson J, Dernocoeur K, Rose B (2009) Grundsätze der medizinischen Notfalldisposition, Lehrbuch, Priority Press, S. 11–14

Hagemann V, Kluge A, Ritzmann S (2011) High Responsibility Teams – Eine systematische Analyse von Teamarbeitskontexten für einen effektiven Kompetenzerwerb. Journal Psychologie des Alltagshandelns Vol 4/1, S. 24

Horst B (2015) Zwischen Gesprächsdauer, Meldebild und Meldeweg – zur Einhaltung der Hilfsfrist. BOS Leitstelle aktuell 1/2015:27, Abb. 7.

Mayr B (2014) Ausbildungsrichtlinien für das Berufsbild des Leitstellendisponenten, Master-Thesis, Donau-Universität Krems

Richter A (2012) Skriptum CRM initial Training, New Training Institute, Creglingen

Pierre St, Hofinger G (2014) Humanfactors und Patientensicherheit in der Akutmedizin. Strategien für Sicherheit, Springer, Heidelberg, S. 319

Reason J (1990) The contribution of latent human failures to the breakdown of complex systems. Philosophical Transaction of the Royal Society (London), series B. 327, S. 475–484

Redelsteiner C (2010) Arbeitsplatz Leitstelle – spezielle Arbeitskomponenten. In: Hackstein A, Sudowe W, Handbuch Leitstelle, Stumpf & Kossendey, Edewecht, S. 71

Reinwart R (2012) Kommunikation in der Krise – Kommunikationsfallen in der Luftfahrt. In: Hofinger G (Hrsg.) Kommunikation in kritischen Situationen. Verlag für Polizeiwissenschaft, Frankfurt, S. 167–86

Vergeiner G (1999) Leitstellen im Rettungsdienst, Aufgaben, Organisation, Technik. Einsatztaktische Zeiten. 2:53-61, Stumpf & Kossendey, Edewecht

Vergeiner G (2008) Faktor Zeit in der Einsatzbearbeitung, Vortrag EuroNavigator Konferenz, Berlin.

Vergeiner G, Endres W (2013) Herausforderungen an QM am Beispiel der Leitstelle Tirol. In: Neumayr A, Schinnerl A, Baubin M, Qualitätsmanagement im prähospitalen Notfallwesen, Springer, Wien, S 101–113

16

Risikomanagement in der Luftrettung

Joachim Koppenberg, Wolfgang Voelckel, Roland Albrecht, Stefan Becker

A. Neumayr et al. (Hrsg.), *Risikomanagement in der prähospitalen Notfallmedizin*,
DOI 10.1007/978-3-662-48071-7_17, © Springer-Verlag Berlin Heidelberg 2016

Die Luftrettung hat aufgrund der fliegerischen Komponente seit jeher eine enge Beziehung zum Risikomanagement (RM). Differenzieren kann man dabei das medizinische, technische, fliegerische, organisatorische, finanzielle und rechtliche RM. Neben dem medizinischen RM, welches sich grundsätzlich nicht vom üblichen klinischen RM unterscheidet, muss aufgrund der Sicherheit der Patienten, aber auch der Besatzungscrew, ein besonderes Augenmerk auf das technisch-fliegerische RM gelegt werden. Dieses Kapitel beschäftigt sich daher in erster Linie mit der Schnittmenge, welche für die Luftrettung besondere Bedeutung hat und welche sich von den anderen Rettungsdienstbereichen deutlich unterscheidet. Der Hauptfokus des Risikomanagements in der Luftrettung liegt neben der originären medizinischen Versorgung in der sicheren fliegerisch wie auch medizinisch unfallfreien Abwicklung des Rettungseinsatzes für den Patienten aber auch die eingesetzte Crew.

17.1   Einleitung

Das medizinische Risikomanagement (RM) in der Luftrettung unterscheidet sich grundsätzlich nicht von dem des herkömmlichen RM-Prozesses in der Klinik oder Präklinik. Generell sind wesentliche Strukturen ähnlich dem Qualitätsmanagement (QM) (Koppenberg et al. 2014, Koppenberg und Moecke 2012, Koppenberg und v. Hintzenstern 2014). Während beim QM darauf geachtet wird, dass etwas »gut gemacht« wird, liegt der Schwerpunkt beim RM darauf, dass etwas »sicher gemacht« wird – was zwar oft, aber nicht zwingend gleichbedeutend sein muss. Analog dem bekannten PDCA-Zyklus der Qualitätssicherung kommen die Risiko-Identifizierung, die Risiko-Bewertung, die Risikobewältigung sowie die Risiko-Überwachung im Rahmen eines geschlossenen RM-Prozesses zur Anwendung (◘ Abb. 17.1). Differenzieren kann man in einer Luftrettungsorganisation das medizinische, technische, fliegerische, organisatorische, finanzielle und rechtliche RM (◘ Abb. 17.2).

In diesem Kapitel soll v. a. auf die Schnittstellen zwischen medizinischem und fliegerischem RM in der Luftrettung eingegangen werden, da sich das rein medizinische (prä-)klinische RM nicht vom

klinischen RM in der Klinik unterscheidet und somit umfassend im Rahmen der anderen Buchkapiteln abgedeckt wird. In der Luftfahrt als sog. »High Reliability Organization« hat das Thema RM aber bereits historisch einen hohen Stellenwert und somit darf in der Luftrettung eine hohe Affinität zum RM vorausgesetzt werden.

17.2   Spezielle risikofördernde Konstellationen in der Luftrettung

Präklinische Rettungseinsätze haben per se ein erhöhtes Risikopotenzial. Die Einsätze finden typischerweise unter Zeitdruck in wechselnden Teamkombinationen mit unterschiedlichen Qualifikationen statt. Des Weiteren muss das Rettungsteam völlig unbekannte, häufig vitalbedrohte Notfallpatienten aller Altersgruppen und aus allen medizinischen Fachgebieten ad hoc richtig einschätzen und unter teilweise widrigen Umständen diagnostizieren und behandeln. Hinzu kommt der Entscheidungsdruck das richtige Zielkrankenhaus für die definitive Versorgung zu identifizieren. Eine weitere Herausforderung ist die zeitnahe Durchführung von invasiven, aber selten durchgeführten Maßnahmen, wie z. B. eine Thoraxdrainage oder eine Koniotomie. Es müssen also maximale Therapieentscheidungen auf der Basis von wenigen Informationen und Befunden unter hohem Zeitdruck getroffen werden (Koppenberg und v. Hintzenstern 2014).

In der Luftrettung werden diese bereits risikofördernden Umstände zusätzlich durch das Rettungsmittel Helikopter mit den typischen Charakteristika Platzmangel und Lärm sowie eine dadurch bedingte stark eingeschränkte Kommunikationssituation verschärft. In einem großen Teil des Einsatzgeschehens ist eine Verständigung praktisch ausschließlich via Intercom oder Funk möglich. Nicht selten finden die Einsätze aufgrund des speziellen Einsatzspektrums in schwieriger, z. B. alpiner oder maritimer Umgebung statt. So können Notarzt oder Flughelfer-/retter beispielsweise bei einem Windeneinsatz in schwierigem Gelände für einen längeren Zeitraum in der Behandlung von Notfallpatienten auf sich alleine gestellt sein.

17

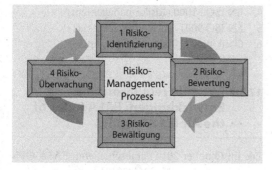

Abb. 17.1 Der Risikomanagementprozess im Anlehnung an den PDCA-Zyklus

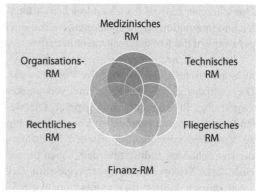

Abb. 17.2 Arten von Risikomanagement in der Luftrettung

Parallel zur Patientenversorgung müssen Entscheidungen kontinuierlich vor dem Hintergrund eines fliegerischen und operationellen RM überprüft bzw. angepasst werden. So ist es nicht ungewöhnlich, dass die gewünschte und geeignete Zielklinik aufgrund einer akuten Wetterverschlechterung oder aus anderen Sicherheitsgründen nicht angeflogen werden kann und auf Alternativen ausgewichen werden muss. Dieser Aspekt kann erhebliche Auswirkungen auf das medizinische Outcome des Patienten haben.

Rettungseinsätze mit dem Helikopter, sog. HEMS-Einsätze, sind grundsätzlich risikobehafteter als Taxi-, Shuttle- oder Lastenflüge mit Helikoptern. Die Gründe hierfür sind vielschichtig. Die meist niedrige Flughöhe, ungeplante Außenlandungen an nicht definierten und unbekannten Landeplätzen sowie schlechte Wetterbedingungen (Gewitter, Icing etc.) erhöhen das Risikoprofil ebenso wie die Notwendigkeit anspruchsvoller Verfahren, wie z. B. Nachteinsätze unter Sichtflugbedingungen (N-VFR) mit oder ohne Nachtsichtgerät (N-VIS) durchzuführen. Windeneinsätze, bei denen Personen mit einer bis zu 90 m langen Winden- oder Fixtaubergung aus einer Gefahrensituation befreit werden müssen, sind auch hinsichtlich des Risikoprofils so präzise als möglich mit fixen Entscheidungspunkten und vorab definierten Alternativoptionen zu kalkulieren. Dazu zählen u. a. Alternativlandeplätze, verschiedene Flugrouten und -verfahren sowie fixe Einsatzabbruchkriterien.

Zuletzt lastet ein subjektiver Zeitdruck auf der Crew, wenn Patienten aus einer unmittelbaren Gefahrensituation befreit werden müssen. Wenn-

gleich HEMS-Operatoren klar der zivilen Luftfahrt zugeordnet werden, enthalten HEMS-Einsätze also einige ähnliche Komponenten wie militärische Einsätze (Winn et al. 2011, St. Pierre und Hofinger et al. 2014). Die sonst oft in der Medizin als vorbildlich genannten 6 Ps der zivilen Luftfahrt (»proper preflight preperation prevents poors performance«) müssen zwar konsequenterweise auch in der Luftrettung zur Anwendung kommen, jedoch können diese ggf. nicht immer so konsequent umgesetzt werden wie in der Linienfliegerei. Einer offensichtlich dennoch risikoreicheren Konstellation als bei den Airlinern müssen sich alle Beteiligten bewusst sein und es muss im größten Interesse aller liegen, die Risiken so gering wie möglich im definierten Rahmen zu halten (»alarp: al low as reasonably practicable«).

17.3 Risikomanagement in der Luftrettung

17.3.1 Gesetzliche und organisatorische Grundlagen

In der Luftrettung bestehen hinsichtlich der gesetzlichen Grundlagen große Unterschiede im Vergleich zu den bodengebundenen Rettungsdiensten. Sind bodengebundene Rettungsdienste meist abschließend in den Rettungsdienstgesetzen ihrer Bundesländer oder Kantone abgebildet, so unterliegt die Luftrettung aufgrund des Einsatzmittels

Hubschrauber zusätzlich auch zahlreichen nationalen und internationalen Regulationen, welche auch ganz explizit das Risikomanagement betreffen.

Rettungsdienstgesetze stellen meist eher ordnungspolitische und administrative Vorgaben dar. Die Luftfahrtgesetze hingegen sind von starker fliegerischer Risikoorientierung geprägt. Die vielen technischen und personellen Vorgaben bis hin zu Vorgaben von organisatorischen Strukturen, die von Behörden auditiert werden, haben primär eine starke Risikovermeidungsstrategie zum Ziel. Dazu müssen Luftrettungsorganisationen gemäß EU-Verordnung Nr. 965/2012 ein sog. **Safety Management System (SMS)** implementieren, welches auf die individuellen operationellen Bedürfnisse und Risiken des jeweiligen Unternehmens zugeschnitten sein muss. Bestandteil des SMS sind neben technischen und rechtlichen Aspekten vor allem der Faktor Mensch (Human Factor) sowie die Schnittstelle Mensch-Maschine (Human-Machine Interface). Das European Helicopter Safety Team (EHEST) hat in diesem Zusammenhang je ein SMS-Manual für komplexe und nicht-komplexe Flugoperationen veröffentlicht (▶ www.ehest.org).

Die Unternehmen werden durch die Umsetzung der Vorgaben in die Lage versetzt, selbstständig adäquat mit den besonderen fliegerischen Risiken umzugehen. Diese Vorgaben sind sehr eng an die Qualitätssicherung in der Luftrettung gekoppelt und umfassend seitens der Autoren im Kapitel »QM in der Luftrettung« im Vorgängerbuch der Herausgeber »Qualitätsmanagement im prähospitalen Notfallwesen« dargelegt (Koppenberg et al. 2014a).

Die rechtlichen Grundlagen für das RM in der Luftrettung finden sich in folgenden Regularien

1. ICAO Annex 6 (SMS-Vorgaben)
2. ICAO Doc 9859 AN/474 Safety Management Manual, Third Edition
3. EU-Verordnungen zum gewerblichen Luftverkehr
   a. Verordnung (EU) Nr. 1178/2011 (Part FCL und Part ARA.GEN »Management System«) samt Ergänzungen durch Verordnungen 290/2012, 70/2014, 245/2014 und 445/2015
   b. Verordnung (EU) Nr. 965/2012 (Part ORO. GEN »Management System« und relevante AMCs und GM)
4. EN ISO 31000 (Risikomanagement)
5. EN ISO 9001 (Risikomanagement)
6. ONR 49000 (Risikomanagement)

17.3.2 Aktuelle regulatorische Entwicklungen: EASA Rules of the Air (EASA-OPS)

Die im Oktober 2012 verabschiedeten EASA-OPS (EU-Verordnung Nr. 965/2012) haben zum Ziel, die Rahmenbedingungen für den gewerblichen Luftverkehr in Europa zu harmonisieren. Sie sind stark an ICAO Annex 6 III angelehnt und ebenso an die aus den ICAO-Vorgaben entstandenen JAR-OPS3, welche in der Vergangenheit Gültigkeit in vielen europäischen Ländern hatten. Luftrettung ist gem. den EASA-OPS eine Sonderform des gewerblichen Luftverkehrs, und besondere Vorgaben wie auch Dispensationen sind u. a. in der Sektion »Special Approval Helicopter Emergency Medical Services (HEMS)« (SPA.HEMS) geregelt. Hier wird bereits deutlich, dass neben der regulären Betriebsbewilligung zum gewerblichen Flugverkehr auch noch eine besondere fliegerische Berechtigung zur Durchführung von Luftrettung vorgeschrieben ist, welche an die Erfüllung hoher Sicherheitsvorschriften gebunden ist. Damit schließt sich der Kreis zum RM. Der Gesetzgeber versucht mittels extrinsischer Faktoren Luftrettungsunternehmen zum risikoarmen Handeln zu bewegen, indem hohe Sicherheitspuffer in die gesetzlichen Vorgaben integriert sind.

Ob dieses Vorgehen vor dem Hintergrund einer europaweiten Harmonisierung in jedem Fall sinnvoll ist, soll folgendes nicht-fliegerisches Beispiel demonstrieren:

Im Straßenverkehr gibt es seit Jahrzehnten eine Geschwindigkeitsbeschränkung für Lastwagen auf 80 km/h. Dieser harten gesetzlichen Vorgabe liegt das Bremsverhalten eines Lastwagens mit alten Trommelbremsen und ohne ABS vor einigen Jahrzehnten zugrunde. Bei der Erstellung war die Maximalgeschwindigkeit sicherlich angemessen, um einen maximal akzeptablen Bremsweg auch bei ungünstigen Straßenverhältnissen zum Schutze anderer Verkehrsteilnehmer nicht zu überschreiten. Inzwischen verfügen die meisten Lastwagen jedoch über moderne Scheibenbremsen und ABS. Sie unterschreiten den seinerzeit festgelegten Bremsweg bei weitem. Diese Entwicklung hat jedoch sehr lange gedauert, weil es kaum Anreize für die Hersteller gab, das System zu verbessern. Es wäre sinnvoller gewesen, den maximalen Bremsweg wie auch andere Sicherheits- und Umweltkriterien zu definieren. Wenn das geforderte Sicherheitsniveau eingehalten wird, könnte das auch zu einer modellbezogenen oder sogar aktuell operativ bedingten Höchstgeschwindigkeit von 90 oder 110 km/h führen.

Dabei handelte es sich um eine deskriptive Zieldefinition des Sicherheitsniveaus bzw. dem sog. **Target Level of Safety**. Dabei wird durch das Unternehmen unter Einbeziehung der gesamtoperationellen Umstände ein Mindestmaß an Sicherheit definiert, welches auf ganz unterschiedliche Weise erreicht werden kann bzw. muss. Statt also harte präskriptive und damit starre Regeln aufzustellen, könnten mit deskriptiven leistungs- und sicherheitsorientierten Zieldefinitionen nicht nur das von allen unterstützte Ziel einer maximal möglichen Sicherheit erreicht, sondern auch Innovation im Sinne der Sicherheit gefördert werden. Viele Behörden haben sich diesem Ansatz mehr oder minder verschlossen, da die Überwachung im Rahmen des behördlichen Risikomanagements deutlich schwieriger ist. Es können für das Legal Monitoring eben nicht mehr nur Checklisten sowohl durch Behörden als auch Unternehmen abgehakt werden, um zu dokumentieren, dass ein Luftfahrtunternehmen sichere Prozesse implementiert hat. Augenscheinlich werden aus diesen Gründen dynamische gesetzliche Vorgaben derzeit noch sehr zurückhaltend eingesetzt.

Erste Ansätze auf dem Weg hin zu einer »Performance-based Regulation« sind jedoch bereits bei der Europäische Luftfahrtsicherheitsagentur EASA (European Aviation Safety Agency) erkennbar. Mit der Anerkennung der **Fatigue Risk Management System (FRMS)** von verschiedenen Luftfahrtunternehmen hat die Behörde den Weg zu innovativen und dynamischen gesetzlichen Vorgaben eingeschlagen. Den Unternehmen kommt dadurch eine weit stärkere Eigenverantwortung zu, als das in der Vergangenheit der Fall war. Um Risiken durch Übermüdung der Crewmitglieder zu verhindern, sollte das Unternehmen ein FRMS entwickeln, das möglichst alle potenziellen Risiken (*Risk*) durch Er-

müdung (*Fatigue*) mittels wissenschaftlich basierter Verfahren system- bzw. organisationsweit (*System*) identifiziert und kompensiert bzw. verhindert (*Management*). Dieses Konzept zeigt die Schwierigkeiten des RMs in der Luftrettung beispielhaft auf. Auf regulatorischer Seite versuchte man in der Vergangenheit dem Risiko der Übermüdung durch starre Regelungen (*Hard Rule*) zu Flug- und Ruhezeiten (*Flight Time Limitations*) zu begegnen.

Derart starre Regelungen (»*one size fits all*«) sind jedoch kritisch zu diskutieren. Einerseits greift die Sicherheitsmarge des starren Risikomanagements nicht in allen Fällen, was zu gefährlichen Situationen führen kann und damit eine regulative Sicherheitslücke beinhaltet. Andererseits führen starre Lösungen, die überhaupt kein Übermüdungsrisiko mehr zulassen, zu einem erheblichen und ggf. nicht mehr praktikablen und finanziellen Ressourceneinsatz. Als ideale Lösung für ein FRMS wird derzeit u. a. von der ICAO wie auch durch das European HEMS & Air Ambulance Committee (EHAC) eine auf Forschung basierte verbindliche Richtlinie für Luftfahrtbetriebe zur Identifikation, Bewertung und Management der Risiken im Zusammenhang mit Müdigkeit favorisiert (*Soft Rule*). Es gibt starke Hinweise dafür, dass ein individuell an das operationelle Profil des Unternehmens adaptiertes FRMS als Bestandteil des SMS genauso effektiv ist wie höchst restriktive *Hard Rules*. Die Schweizerische Rettungsflugwacht Rega hat als eine der ersten Unternehmen in Europa ein solches FRMS nach einer über dreijährigen wissenschaftlich begleiteten Studie eingeführt.

17.3.3 Grundsätzliches zum RM in der Luftrettung

Ein großer Anteil an der in der Fliegerei üblichen hohen Flugsicherheit ist folgenden Faktoren geschuldet, welche grundsätzlich auch in der Luftrettung Verwendung finden, jedoch teilweise aufgrund eingangs ausgeführter Besonderheiten nicht immer zur Anwendung kommen können:

- Regulierte Vorschriften für die Pilotenausbildung sowie für fortwährende Trainings samt regelmäßiger Überprüfung der Fähigkeiten der Piloten und Besatzungsmitglieder

- Umfassende Flugvorbereitung
- Stark regulierte Rahmenbedingungen an Flugplätzen
- Detaillierte genehmigungspflichtige Verfahren im sog. Operations Manual (OM)

Der klassische RM-Zyklus (◘ Abb. 17.1) wird in der Luftrettung ebenso angewandt wie in der Luftfahrt und Medizin. Es stellt sich die Frage, ob die Teilbereiche, wie z. B. Medizin, Flugbetrieb und Wartung, isoliert betrachtet werden müssen. In der Risikoidentifizierung ist das durchaus noch sinnvoll, jedoch spätestens ab dem nächsten Schritt bei der Risikoanalyse und -bewertung ist bereits ein ganzheitlicher Ansatz erforderlich. Gleiches gilt für das Erarbeiten von Reduktions-, Kompensations- oder Limitationsstrategien für Einzel- und Kumulativrisiken. Gerade die Kumulativrisiken stellen in der Luftrettung einen ernstzunehmenden Faktor in einem technisch und häufig auch organisatorisch komplexen Umfeld bei hoher Dynamik in vielen Bereichen des Unternehmens dar. Zeitdruck induziert dabei eine erhebliche Dynamik mit Aufmerksamkeits- wie auch Leistungsdefiziten an ganz unterschiedlichen Stellen im Luftrettungsunternehmen. So stehen die Einsatzcrews häufig unter Zeitdruck, um Patienten zügig in ein aufnahmebereites und kompetentes Krankenhaus zur definitiven Versorgung zu fliegen (»golden hour of shock«). Andererseits steht aber auch das Wartungspersonal unter Zeitdruck, damit die Helikopter wieder schnellstmöglich in den Einsatzbetrieb können, um Ausfallzeiten zu vermeiden. Selbst an den angeflogenen Krankenhäusern entsteht Zeitdruck und Mitarbeiter eilen meist schnell zum Helikopter, um den Patienten auszuladen oder umzulagern.

Grundsätzlich ist schlechtes Wetter auf einem Teil der Flugstrecke zum Ziel per se ein durch Wettercheck schnell identifizierbares und mittels Ausweichroute vermeidbares Risiko. Wenn nun aber durch Zeitdruck der Patient an der Unfallstelle nicht vollständig untersucht oder unzureichend stabilisiert wurde, kein Wettercheck oder keine ordentliche Flugplanung durchgeführt wurde, um den Patienten so schnell wie möglich in das richtige Krankenhaus bringen zu können, entstehen erhebliche Risiken für Besatzung, Patient, Unternehmen und auch die Bevölkerung.

Um komplexe kumulative Risiken mit völlig unterschiedlichen fachlichen Komponenten erfolgreich überwachen zu können, bedarf es eines interdisziplinären Teams, das sich dieser Risikoüberwachung annimmt. Die Schwierigkeit besteht, verfügbare fachlich kompetente Risikoverantwortliche und Risikoeigner zu finden. Aus diesem Grund finden sich in der Luftrettung in der Fachabteilung für Qualität, Sicherheit und Compliance häufig Experten aller Berufsgruppen, wie z. B. Notärzte, Piloten, Rettungssanitäter und Mechaniker. Diese Fachabteilungen sind unternehmensweit tätig, und deshalb sollten sie als Stabsabteilungen direkt beim gemäß Luftfahrtrecht hauptverantwortlichen Manager (»accountable manager«) angegliedert sein.

17.3.4 Der Risikomanagement-Prozess in der Luftrettung

In diesem Abschnitt sollen entlang des RM-Prozesses (◘ Abb. 17.1) die Besonderheiten beispielhaft dargelegt werden.

Im Rahmen der **Risikoidentifizierung** müssen zunächst die besonderen Risiken der Luftrettung hergeleitet und definiert werden. Diese sind bereits unter ▸ Abschn. 17.2 dargelegt. Ein Großteil der offensichtlichen Risiken kann durch Experten im Rahmen eines Brainstorming-Prozesses proaktiv antizipiert und Lösungen können erarbeitet werden, noch bevor ein Schaden eingetreten ist. Bei diesem Schritt sollten auch sog. »Never Events« definiert werden – also Ereignisse, die eigentlich nie eintreten dürften. Konkret kann dies z. B. die Auseinandersetzung mit dem Thema Tod oder schwere Schädigung eines Patienten durch eine unerkannte Fehlintubation bedeuten. Die alleinige Bereitstellung einer Kapnographie im Helikopter ist in diesem Kontext nicht ausreichend. Es müssen zusätzlich Prozessabläufe definiert werden, wie z. B. die Kapnographie im Rahmen einer Windenaktion zur Anwendung kommt und vom Notarzt jederzeit eingesehen werden kann. Zur Risikoidentifizierungen können auch neben den rechtlichen Vorgaben CIRS-Systeme und Sicherheitsvisiten im Sinne eines Peer-Review-Verfahrens sinnvoll sein.

In einem zweiten Schritt folgt die **Risikobewertung**, wobei dabei die Eintrittswahrscheinlichkeit eines Ereignisses mit dem zu erwarteten Schaden korreliert wird – dadurch kann auch eine Priorisierung von nötigen Maßnahmen gesteuert werden. Bleibt man beim Beispiel der unerkannten Fehlintubation, so ist eine Intubation eine Regelmaßnahme im Luftrettungsdienst, die im schlimmsten Fall zum Tod führen kann, sodass diesem Punkt diskussionslos eine hohe Priorität eingeräumt werden muss. An dieser Stelle sei auch die unabhängig vom medizinischen Meldebild (z. B. Einsatzstichwort »Kinderreanimation«) zu treffende Bewertung der Wettersituation durch den Piloten bzgl. der Durchführbarkeit eines Rettungseinsatzes genannt. Ein anderes Beispiel wäre das Risiko einer gestörten Kommunikation während eines Einsatzes. Da diese im Helikopter praktisch immer via Funk bzw. Intercom gewährleistet werden muss, kann ein Ausfall beispielsweise bei einem Windeneinsatz fatale Folgen haben. Folglich muss die Bedeutung der technischen Kommunikationsmöglichkeiten sehr hoch eingeschätzt werden.

Sind die Risiken erkannt, muss ihnen im Rahmen der **Risikobewältigung** begegnet werden. So können dies einfache Checks sein, wie z. B. die Sprechfunkkontrolle aller Crew-Mitglieder vor dem Start bzw. nach jedem Wechsel der Funkkanals oder dem Wechseln des Funks z. B. vom Intercom an den externen Funk bei einer Windenaktion. In der Luftrettung sind deshalb für jedes erdenkliche Verfahren sog. »Standard Operating Procedures« (SOP) definiert und werden entsprechend trainiert. Diese beinhalten neben rein technischen Abläufen auch standardisierte und eindeutige Kommunikationskommandos, sodass die Kommunikation auf das Wesentliche klar und deutlich reduziert ist. Selbst für den Ausfall der Kommunikationsmittel sind entsprechende eindeutige Handzeichen definiert. Viele der RM-Instrumente zur Risikobewältigung, welche wir heute auch ganz selbstverständlich im (prä-)klinischen Risikomanagement einsetzen, haben ihren Ursprung in der Fliegerei. An weiteren Beispielen für typische RM-Instrumente sind in diesem Kontext die standardisierte Einführung von neuen Mitarbeitenden, die klar definierten Kompetenzen inkl. speziellen und personifizierten »ratings« für spezielle Verfahren (Winde, long line, Nachtflug etc.), die Verwendung von Checklisten und Algorithmen, die regelmäßigen, praktischen Trainingsformate sowie die »Read-back«-Verfahren zu nennen (Koppenberg und v. Hintzenstern 2014).

Zusätzlich soll in dieser Zusammenfassung der Schwerpunkt auf das sog. **Crew Resource Management** gelegt werden, da dies die Schnittmenge zwischen Luftfahrt und Medizin am besten behandelt. Von entscheidender Bedeutung für einen erfolgreichen Einsatzabschluss sowie die Sicherheit für Patienten und Hubschrauberbesatzung sind, neben den medizinischen und flugtechnischen Qualifikationen, die sog. Human Factors der Crew: ausgewiesene Kommunikationsfähigkeit, Fähigkeit zum Teamwork, Setzen klarer Prioritäten, Nutzung aller verfügbaren Ressourcen u. a. (Koppenberg et al. 2011). Mangelnde Human Factors sind für 70–80 % aller Beinahe-Fehler oder Fehler, von denen 80 % als potenziell vermeidbar eingestuft werden, im Flugbetrieb und der medizinischen Versorgung ursächlich, z. B. Mangel an Kommunikation, Mangel an Teamwork, Normen, Druck und Selbstgefälligkeit, Mangel an Wissen, Mangel an Aufmerksamkeit, Ablenkung, Mangel an Ressourcen, Mangel an Durchsetzungsfähigkeit, Ermüdung/Erschöpfung und Stress. Diese Faktoren können im Rahmen eines CRM-Trainings erfolgreich trainiert werden. Während ein CRM-Training heute durch die HEMS-Crew berufsgruppenübergreifend selbstverständlich absolviert wird (Pilot, Paramedic und Arzt) standen zu Beginn 1970 zunächst mit dem »Cockpit Resource Management« nur die Piloten im Vordergrund (Koppenberg et al. 2011). Nach eingehenden Flugdatenanalysen kam man zum Schluss, dass neben technischen Defekten eben v. a. die Human Factors ursächlich für die Unfälle waren. Schon bald wurde anstelle der Cockpitcrew die gesamte Crew geschult und man sprach neu vom »Crew Resource Management«. Heute wird in der Luftfahrt CRM sogar im Wartungsbereich eingesetzt, da dortige unkorrigierte Fehler zu katastrophalen Schäden führen können.

In der Medizin wurde 1992 erstmals das Trainingskonzept in der Anästhesie zum Einsatz gebracht (ACRM = Anaesthesia Crisis Resource Management) (Howard et al. 1992). Seitdem wurde das Konzept auch in der Medizin konsequent zum »Crew Resource Management« weiterentwickelt (Rall und Gaba 2009). In diesen CRM-Trainings werden verbale und non-verbale Kommunikationskompetenzen geschult und die Grundlage für eine Sicherheitskultur geschaffen. Anders als in der Luftfahrt, welche solche Trainings regelmäßig vorschreibt und ohne welche die moderne Fliegerei heute nicht mehr denkbar wäre, sind diese in der Medizin leider nach wie vor von individuellen Initiativen abhängig und weder strukturiert noch flächendeckend etabliert (Koppenberg et al. 2014b). Auch hier nimmt die Luftrettung eine Vorreiterrolle ein. So ist in den meisten europäischen Luftrettungsorganisationen (ADAC, DRF, ÖAMTC, Rega) die Teilnahme auf freiwilliger Basis an einem durch das European HEMS & Air Ambulance Committee (EHAC) entwickelten und durchgeführten Aeromedical Crew Resource Management Training (ACRM®) mit Aufnahme der Tätigkeit und weiterführend in regelmäßig wiederkehrenden Abständen implementiert (Lang et al. 2010).

Die ADAC-Luftrettung hat hierzu ein Trainingszentrum (HEMS Academy) gegründet. Auch die Bayerische Bergwacht hat für solche CRM-Trainings ein vorbildliches Simulationsausbildungszentrum mit einem Helikoptersimulator in Betrieb genommen, um unabhängig vom Flugbetrieb sicher und kosteneffizient die Bergretter regelmäßig trainieren zu können (Lischke et al. 2014). Letztlich gilt es heute unbestritten, dass eine professionelle Kommunikation sowohl in der Luftfahrt als auch in der Medizin relevant für das medizinische »Outcome« des Patienten ist und Leben sichern oder retten kann (Rall et al. 2013). In der Phase der **Risikoüberwachung** kommen **CIRS-Systeme** als »Frühwarnsysteme« zum Einsatz, welche aufgrund von sog. Beinahe-Zwischenfällen bisher nicht bekannte Risiken aufdecken können, so dass sich der RM-Prozess wieder schließt. Voraussetzung für derartige Meldungen ist eine gute Fehlerkultur im Unternehmen (»just culture«). Diese Regressionsanalyse funktioniert allerdings nur für Schadensereignisse, denen in der Regel mehrere oder sogar viele Zwischenfälle vorausgehen, bevor es zum Schaden kommt. In einigen Fällen ist das nicht der Fall, sodass es immer wieder Fälle geben wird, in denen das CIRS keinen unmittelbaren Nutzen hat. Das ist beispielsweise bei einem Loss-of-Control (LOC) der Fall, der in kritischen Flugphasen wie Start und Landung meist zu einem Absturz führt.

Aber gerade auch echte Zwischenfälle stellen für die Erhöhung der Sicherheit eine wichtige Quelle dar. So können durch **Fehlermöglichkeits- und Einflussanalysen (FMEA)** wertvolle und sicherheitsrelevante Maßnahmen abgeleitet werden. Dies gilt sowohl für die Luftfahrt als auch die Medizin (z. B. Morbiditäts- und Mortalitätskonferenzen). Der RM-Prozess ist stets in Bewegung und es muss in der Luftrettung gewährleistet sein, dass die fliegerischen wie auch medizinischen RM-Prozesse, dort wo sinnvoll, sich gegenseitig ergänzen, da bei einem Einsatz aus beiden Bereichen Risiken für alle Crew-Mitglieder auftreten können.

17.3.5 Spezielle technisches Komponenten des RM in der Luftrettung

Zusätzlich zu den organisatorischen werden in der Luftfahrt besondere technische Maßnahmen ergriffen, um Fehler von Anfang an zu vermeiden bzw. durch Redundanzen jederzeit kompensieren zu können. Im Folgenden sollen die wichtigsten Komponenten in der Luftrettung dargestellt und näher erläutert werden.

- **CAT-A-Helikopter**

Helikopter mit teilweise mehrfach technisch redundanten und unabhängigen Systemen und Schutzmaßnahmen. Das wird am besten deutlich in der gesetzlichen Forderung einer sog. **CAT-A-Zertifizierung** für Helikopter, die in der Luftrettung eingesetzt werden. Obgleich es sich um Helikopter handelt, welche als leichte Helikopter gemäß der EASA-Zertifizierungsrichtlinien CS-27 eine Zulassung besitzen, müssen diese Helikopter dennoch die meisten sicherheitsstiftenden Elemente der weit strengeren Zertifizierungsrichtlinie CS-29 erfüllen, welche primär für große Helikopter ausgelegt ist. Damit wird z. B. ein zweites Triebwerk für die Luftrettung obligatorisch, genauso wie zusätzliche Strukturkomponenten. Grundsätzlich darf die Zuverlässigkeit von zweimotorigen Helikoptern aber nicht singulär auf das zweite Triebwerk reduziert werden. Dabei handelt es sich nur um das augenscheinlichste Element eines sog. Kategorie-A(CAT-A)-Helikopters. Die CAT-A-Vorschriften haben das

Ziel, den Helikopter als technisches Gesamtsystem besonders sicher und leistungsfähig zu machen.

Um eine Zertifizierung als CAT-A-Helikopter zu erlangen, sind umfangreiche sicherheitsstiftende und -erhaltende technische Modifikationen eines Helikopters erforderlich. Dazu gehören neben dem zweiten Triebwerk u. a. auch Vorgaben für eine erweiterte Avionik, Bordelektrik, Haupt- und Heckrotorstruktur, Getriebe, unabhängige Treibstoffsysteme, erweiterter Brandschutz etc. Im Prinzip werden damit für die sog. »kleinen Helikopter«, welche im HEMS-Bereich zur Anwendung kommen und welche an sich gem. EASA CS-27 zertifiziert sind, die meisten technischen Voraussetzungen wie für sog. »große Helikopter« gem. EASA CS-29 gefordert.

Vor einem ganzheitlichen Ansatz ist es wichtig, dass das Prinzip der redundanten und unabhängigen Systeme auch vom Wartungsbetrieb berücksichtigt wird. So ist es nicht sinnvoll, wenn der gleiche Luftfahrzeugmechaniker nacheinander oder parallel an redundanten Systemen arbeitet. Ein einfacher Denkfehler, der allenfalls auch unter Zeitdruck entsteht, kann dazu führen, dass redundante Komponenten in einem kritischen Fall nicht mehr funktionieren. Damit wäre die technisch sinnvolle Redundanz ad absurdum geführt. Aus diesem Grunde sollte technisches Personal unabhängig an redundanten Systemen arbeiten. Zusätzlich darf die Freigabe des Helikopters nur durch einen nicht in die Wartung involvierten Techniker erfolgen.

- **Sichere Flugverfahren**

Um über bewohnten Gebieten kein Risiko für die Bevölkerung darzustellen, sind zusätzlich zu den technischen CAT-A-Vorgaben auch sichere Flugverfahren vorgegeben. Bereits die ICAO fordert in Annex 6 III risikoorientierte Flugleistungsklassen (performance classes; PC). Um Luftrettung überall durchführen zu können, wird dabei die Flugleistungsklasse 1 (PC1) und in sehr wenigen Ausnahmen Flugleistungsklasse 2 (PC2) gefordert. Mit PC1 wird sichergestellt, dass der Flug bei Ausfall eines Triebwerks (one engine inoperative; OEI) grundsätzlich fortgesetzt werden kann. Lediglich in einer frühen Start- oder späten Landephase ist eine kontrollierte Landung erforderlich. Ansonsten kann mit dem zweiten Triebwerk als redundantes Element im Rahmen des RM grundsätzlich weitergeflogen werden. Aus diesem Grunde kommen einmotorige Helikopter für die Luftrettung grundsätzlich nicht mehr in Frage. Bei Ausfall des einzigen Triebwerks (Flugleistungsklasse 3) ist eine Notlandung unausweichlich und mit hohem Risiko für Besatzung, Patient und Bevölkerung wie auch Umwelt verbunden (◘ Abb. 17.3).

- **Innovative Flugverfahren**

Die meisten Einsätze der Luftrettung in Europa werden unter Sichtflugbedingungen (visual flight rules; VFR) geflogen. Notfälle ereignen sich jedoch grundsätzlich wetterunabhängig und Wetterbedingungen können sich während eines Einsatzes dramatisch verschlechtern. Wenn die in EU-Verordnung 965/2012 gesetzlich definierten minimalen Sichtflugbedingungen (visual meteorological conditions; VMC) nicht mehr vorhanden sind, liegen sogenannte Instrumentenflugbedingungen (instrument meteorological conditions; IMC) vor. Um unter IMC fliegen zu dürfen, bedarf es einer zusätzlichen Ausstattung und Zulassung des Helikopters, wie auch einer Zusatzberechtigung des Piloten. Daher werden Wolkengebiete bisher grundsätzlich gemieden und umflogen. Es kann nun aber auch vorkommen, dass der Helikopter unerwartet in Wolken gerät (inadvertant IMC). Diese Situation stellt eine hochkritische Situation dar, die untrainiert in den meisten Fällen innert kürzester Zeit zum Absturz führt, wie Untersuchungen belegen.

Um derartige Situationen zu vermeiden hat beispielsweise die Schweizerische Rettungsflugwacht Rega alle Piloten im Instrumentenflug ausgebildet und trainiert sie kontinuierlich. Ebenso verfügen alle Rega-Helikopter über eine IFR-Zulassung. Damit sind z. B. Abflüge im Nebel unter bestimmten Bedingungen möglich (helicopter departure in fog; HDF).

Um mittels Instrumenten zu fliegen (IFR), muss auch die Möglichkeit bestehen, die Position möglichst genau zu bestimmen. Das geschieht bisher in der Regel durch Funksignale vom Boden. Möglich ist es aber auch, GPS-Satellitensignale für die Navigation im Kontext des Instrumentenfluges (IFR) zu verwenden. Während GPS-Navigation

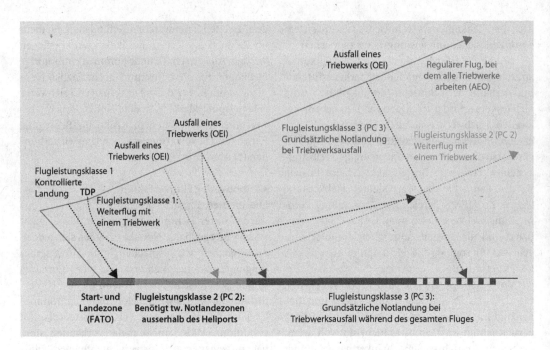

Ausfall eines
Triebwerks (OEI)   Regulärer Flug, bei
dem alle Triebwerke
arbeiten (AEO)

Ausfall eines
Triebwerks (OEI)   Flugleistungsklasse 3 (PC 3)
Grundsätzliche Notlandung
bei Triebwerksausfall   Flugleistungsklasse 2 (PC 2)
Weiterflug mit
einem Triebwerk

Ausfall eines
Triebwerks (OEI)

Flugleistungsklasse 1
Kontrollierte
Landung   TDP

Flugleistungsklasse 1:
Weiterflug mit
einem Triebwerk

Start- und   Flugleistungsklasse 2 (PC 2):   Flugleistungsklasse 3 (PC 3):
Landezone   Benötigt tw. Notlandezonen   Grundsätzliche Notlandung bei
(FATO)   ausserhalb des Heliports   Triebwerksausfall während des gesamten Fluges

☐ **Abb. 17.3**   Flugleistungsklassen

für Kraftfahrzeuge inzwischen zu einem Standard etabliert worden ist, hat es sich im Luftverkehr in Europa trotz entsprechender Vorlagen und Vorgaben der Internationalen Zivilluftfahrtorganisation (International Civil Aviation Organisation; ICAO) noch nicht durchgesetzt, wobei es aber technisch und grundsätzlich auch rechtlich bereits realisierbar wäre.

Die Schweizerische Rettungsflugwacht Rega hat für die Schweiz ein sogenanntes Low Flight Network (LFN) mittels Satellitennavigation (global navigation satellite system; GNSS) geplant und in eine entsprechende Erprobungsphase überführt. Dabei handelt es sich um ein satellitengestütztes Instrumentenflugnetz im unteren Luftraum, das alle Spitäler und Einsatzbasen im Endausbau verbinden wird. Wie bei der Autobahn auch, werden Rampen benötigt, um auf- und wieder abfahren zu können. Diese »Rampen« stellen die Schnittstelle zwischen Instrumentenflug und Sichtflug dar. Theoretisch könnte man auch unter Instrumentenflugbedingungen mittels Instrumentenlandesystemen (ILS) landen, jedoch lassen sich solche Helikopterlandeplätze derzeit nur schwer realisieren. So hat sich die Rega für Point-in-Space

(PinS)-Verfahren entschieden, um künftig an Spitälern und den Helikopterbasen landen zu können. Dabei wird der Instrumentenflug bis zu einem genau definierten Punkt in Luftraum durchgeführt. Von diesem Punkt muss das letzte Segment bis zum Heliport unter Sichtflugbedingungen geflogen werden. Falls keine Sichtflugbedingungen herrschen, wird im Instrumentenflug auf dem LFN weitergeflogen zum geplanten Alternativlandeplatz (☐ Abb. 17.4).

Mit diesem Netzwerk als Maßnahme im Risikomanagement können wetterbedingte Risiken stark reduziert und mögliche Schäden vermieden werden. Zusätzlich entstehen wichtige Synergien im Hinblick auf den Transport von zeitkritischen Patienten bei schlechtem Wetter. Es muss jedoch auch betont werden, dass es auch nach der vollständigen Etablierung des LFN immer noch Einsätze geben wird, die abgelehnt werden müssen. Derzeit kann noch kein PinS-Verfahren ad hoc für Landungen am Notfallort während des Fluges angewandt werden, um schlechte Wetterbedingungen am Notfallort kompensieren zu können.

Immer wichtiger wird aber auch der Interhospitaltransport von Patienten in Kompetenzzentren

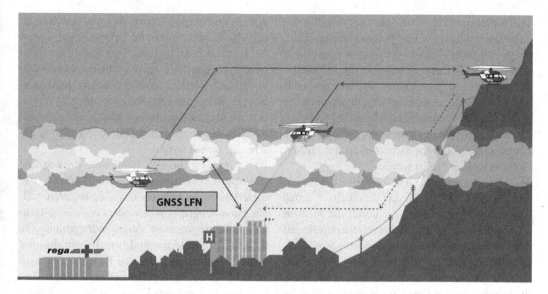

◘ Abb. 17.4 LFN – GNSS Verfahren

im Rahmen des Netzwerks der hochspezialisierten Medizin. Abgesehen von extremen Windsituationen sollen diese Transporte künftig mit dem LFN samt PinS-Verfahren durchführbar sein. Bis zur Umsetzung des »Allwetterhubschraubers« ist jedoch noch ein weiter Weg.

17.4 Sicherheit in der Luftrettung

Die Luftrettung ist den Hochzuverlässigkeitsorganisationen (HRO = »high reliability organization«) zuzurechnen. Dazu zählen Organisationen, welche trotz gefährlicher Arbeitsbedingungen ein überdurchschnittliches Sicherheitsniveau erreichen (Wachter 2010). Bekannte Beispiele sind dafür die Kernkraftindustrie und eben die Luftfahrt. Die große RM-Affinität in der Luftrettung ist u. a. durch die direkte und unmittelbare Betroffenheit der Crew bei einem Zwischenfall erklärbar. Wie die European Aviation Safety Agency (EASA) im Safety Report 2013 für den Zeitraum von 2003–2013 analysierte, lag das Risiko eines tödlichen Unfalls im gewerblichen Luftverkehr bei 1.8 pro 1.000.000 Flüge, während es für nicht EASA-Staaten in Europa signifikant erhöht bei 28.8 pro 1.000.000 Flügen lag (European Aviation Safety Agency 2013). Bei den Unfällen in diesem Zeitraum lag nach den ge-

werblichen Passagiertransporten mit 43 Unfällen die Luftrettung mit 36 Unfällen an zweiter Stelle. Als Hauptgründe werden dabei angeführt: Kontrollverlust des Helikopters während des Fluges (Loss of Control in Flight; LOC-I), Versagen von Systemen und Komponenten (System/Component Failure; SCF), gefolgt von Kollisionen mit Hindernissen während Start oder Landung (Collision with Obstacles during Take-off and Landing; COTL) sowie der kontrollierte Flug in den Boden (Controlled Flight Into Terrain; CFIT). In den USA wird bei HEMS-Einsätzen mit 1.18–1.7 tödlichen Ereignissen pro 100.000 Flugstunden gerechnet (gegenüber 1.13–1.3/100.000 h bei Taxiflügen) (Federal Aviation Administration 2010, Baker et al. 2006).

17.4.1 Das Risiko für den Patienten – Medizin gefährlicher als Helikoptertransport?

Besonders interessante Zahlen und Überlegungen präsentierte zu diesem Thema Prof. Ira Blumen von der University of Chicago 2008 bei einer öffentlichen Anhörung des amerikanischen National Transport Safety Boards (NTSB) (Blumen 2009). Zunächst legte er dar, dass die Zahl der HEMS-Unfälle in den USA sowie der dadurch verursachten

Todesopfer von 1998–2008 stetig angestiegen seien, und hinterfragte diese Entwicklung dahingehend, ob einfach mehr Einsätze geflogen worden waren oder immer unsicherer geflogen würde. In Relation mit den geflogen Flugstunden konnte er nachweisen, dass sowohl die Rate der Unfälle wie auch der dadurch tödlich verunglückten Personen praktisch gleich geblieben waren und so die seit den 1980er Jahren stetig gestiegene Sicherheit in der HEMS-Fliegerei nicht reduziert wurde.

Des Weiteren verglich er das Risiko der Patienten, bei einem HEMS-Einsatz durch einen Unfall ums Leben zu kommen oder durch die Medizin selbst getötet zu werden. Dabei referenzierte er auf den 1999 publizierten Bericht des Institute of Medicine »To err is human: Building a Safer Health Care System« (Kohn et al. 2000), welche von vielen als die bahnbrechende Arbeit zur Patientensicherheit bezeichnet wird. Darin wurde extrapoliert, dass ca. 44.000–98.000 Patienten (131–292/100.000) in den USA aufgrund medizinischer Fehler versterben. Erst die Analogie zur Fliegerei führte der Allgemeinheit die Dramatik hinter diesen Zahlen vor Augen, denn dies entspräche jeden Tag dem Absturz eines voll besetzten Jumbo-Jets ohne Überlebende! Demgegenüber steht eine statistische Sterbe-Rate eines HEMS-Patienten von 0,79/100.000. Überspitzt man diesen Gedanken weiter, so könnte man feststellen, dass der Rettungseinsatz mit dem Helikopter also um den Faktor 165–370 mal sicherer ist als die notwendige medizinische Behandlung bzw. die medizinische Behandlung 165–370 mal gefährlicher (wenngleich letztlich die Risiken für den Patienten additiv sind)! Diese Faktoren können fachlich fundiert so sicher nicht einfach korreliert werden (schon der Untersuchungszeitraum stimmt nicht überein), zeigen aber als plakatives Gedankenspiel deutlich die nach wie vor große Differenz zwischen den Sicherheitsniveaus in den beiden Bereichen.

In der Medizin besteht definitiv und unbestritten noch ein großer Nachholbedarf in puncto Risikomanagement gegenüber der Luftfahrt. Des Weiteren dürfen Hinweise, dass die Luftrettung z. B. in Deutschland sicherer ist als in den USA (Rhee et al. 1990, Hinkelbein et al. 2011) oder aber die in Europa für HEMS-Einsätze vorgeschrieben zweimotorigen Helikopter 30 % weniger Unfälle haben als die in den USA meist eingesetzten einmotorigen Maschinen (Helicopter Safety and Losses: Anual Review 2014) und sich dadurch auch die Anzahl der tödlichen Ereignisse (Passagiere und Crew-Mitglieder) von 2 Todesfälle pro 1000 betriebenen Helikoptersitzplätzen im Jahr 1990 auf 1 im Jahr 2014 verringert hat (bei zweimotorigen Maschinen sogar auf 0,36), in der europäischen Luftrettung nicht in falscher Sicherheit wiegen.

So brachte bereits 1996 eine norwegische Arbeitsgruppe einen spannenden Denkansatz in diese Diskussion: Sie versuchte zu eruieren, welche Patientengruppen besonders von einem Helikoptereinsatz gegenüber einem bodengebundenen Transport profitierten und berechneten dies mit »gewonnen Lebensjahren« der Patienten (Hotvedt et al. 1996). Letztlich kamen sie zum Schluss, dass bei einer Gesamtbetrachtung die bei den Patienten eingeflogenen und gewonnenen Lebensjahre durch die verlorengegangenen Lebensjahre der in dieser Zeit bei Abstürzen tödlich verunglückten Patienten und Crew-Mitglieder (bis zu drei Mitglieder pro Absturz) aufgehoben bzw. egalisiert wurden.

17.4.2 Das Risiko für die HEMS Crew

Während der Patient dem Risiko durch die Luftfahrt in der Regel nur einmalig ausgesetzt ist, stellt der Helikopter den Routinearbeitsplatz für die HEMS-Crew dar. Hier offenbart sich auch einer der großen Unterschiede zum Risikomanagement in der Medizin: Während bei einem medizinischen Fehlverhalten der Crew »nur« der Patient abstürzt, so ist bei einem operationellen/fliegerischen Fehlverhalten neben dem Patienten die gesamte Crew unmittelbar gefährdet und der in der Medizin häufig verwendete Begriff des »second victims« bekommt in diesem Zusammenhang eine ganz andere, existenzielle Bedeutung. Konkrete Zahlen zur Gefährlichkeit dieses Arbeitsplatzes gibt es nur aus den USA, welche sehr ernüchternd sind: So hat ein HEMS-Crew-Member in Amerika das 8-fach höhere Risiko, im Rahmen seiner Tätigkeit tödlich zu verunfallen als ein Polizist im Dienst (164 Tote pro 100.000 Angestellte vs. 21/100.000), und liegt damit bei den als gefährlich eingestuften Tätigkeiten an erster Stelle noch vor Fischern (111/100.000), Holzfällern (86/100.000), Dachdeckern (29/100.000) oder Minenarbeitern (28/100.000) (Blumen et al. 2009). So gab es zwischen 2004 und 2014 in den Vereinigten Staaten 130 Helikopterunfälle in diesem Bereich – das ist im Durchschnitt jeden Monat ein Unfall – Jahr für Jahr (!) (Sumwalt 2015). Auch diese Unfälle waren zu 70 % durch Human Factors bedingt und eine Analyse von 55 HEMS-Unfällen zeigte, dass 29 Unfälle (>50 %!), wenn die Sicherheitsbestimmungen beachtet worden wären, potenziell vermeidbar gewesen wären (Werfelmann 2009). Dies führte letztlich in den USA zu einer neuen Sicherheitsinitiative seitens der NEMSPA (National EMS Pilots Association) mit dem Titel »No pressure Initiative«, mit dem Ziel die Sicherheitskultur nochmals zu verbessern, die bereits beschriebenen »preflight risk assessment tools« zu optimieren und einzusetzen sowie Entscheidungshilfen für Neubeurteilungen während des Fluges (»en route decision Point Protocol« – d. h. wann muss ein begonnener Einsatz abgebrochen werden) zu erarbeiten.

Verlässliche Zahlen für Europa gibt es im Vergleich nicht, jedoch sollte jeder einzelne Vorfall und erst recht jeder ereignete Unfall Anlass genug sein, die Sicherheitsbestrebungen positiv-kritisch zu reflektieren und weiter auszubauen.

17.5   Schlussbemerkung und Ausblick

Wenngleich die Medizin zahlreiche wertvolle Instrumente des RM von der Luftfahrt übernehmen und sinnvoll einsetzen kann, so gibt es dennoch Unterschiede zwischen den Bereichen Medizin und Luftfahrt, welche berücksichtigt werden müssen: Während der Pilot für seinen Helikoptertypen ein Betriebshandbuch mit allen technischen Details zur Verfügung hat und überwiegend nur auf diesem einem Typen eingesetzt wird, welchen er im Simulator ausgiebig testen konnte, hat es die medizinische Crew praktisch ständig mit neuen individuellen Prototypen (= individuelle Patienten) zu tun (Koppenberg et al. 2011). Spielen wir diesen Gedanken einmal durch: Das in der Anästhesie eingesetzte Muskelrelaxans Pancuromi-

um hat eine Wirkdauer von 70–120 min, je nach Patient. Was würde ein Pilot sagen, wenn man nach einer Tankfüllung die maximale Flugzeit seines Helikopters mit 70–120 min angeben würde? Noch besser wird es bei den interindividuellen Medikamentenwirkungen und dem bekannten Beispiel der paradoxen Reaktion auf Benzodiazepine. D.h., man verabreicht das Medikament eigentlich zur Beruhigung oder Sedierung eines Patienten, was aber nicht vorhersehbar bei einigen Wenigen genau zum Gegenteil führt und sie maximal stimuliert. Würde ein Pilot losfliegen, wenn er wüsste, dass die Steuerknüppelbewegung nach rechts zwar in den meisten Fällen auch den Helikopter nach rechts steuert, aber in wenigen, nicht vorhersehbaren Situationen eben auch mal nach links? Ganz klar – Piloten würden den Patienten als »unfliegbar« einstufen und mit so einer unzuverlässigen Maschine schon erst gar nicht den Hangar verlassen. Was nutzt uns dieser Vergleich? Er legt eindrücklich dar, dass das Schaffen einer Sicherheitskultur inklusive CRM-Trainings u. a. in der Medizin noch wichtiger und notwendiger ist als in der Luftfahrt, um die maximale Sicherheit erreichen zu können.

17.6   Fazit für die Praxis

Für die Zukunft muss festgehalten werden, dass das erreichte Sicherheitsniveau in der Luftrettung dauerhaft nur gehalten werden kann, wenn parallel zu künftigen Ausweitungen der Einsatzzeiten und des Einsatzspektrums (Nachtflug, Schlechtwetterflug u. a.) auch die organisatorischen, operationellen und technischen Sicherheitsvorkehrungen in gleichem Maße mitwachsen – ansonsten muss künftig eine Verschlechterung der Sicherheit in der Luftrettung in Kauf genommen werden, was weder für die Patienten noch die HEMS-Crews zu akzeptieren ist. Die Sicherheit der Patienten und der Crew und somit das Maximum an Sicherheitsstreben muss stets vor der Mission »Luftrettung« an erster Stelle stehen. Neben der NASA führt daher auch die Schweizerische Rettungsflugwacht dies eindeutig in ihrem Motto: »Patient/Mission first – Safety always«.

Didaktische Anregungen

- Die medizinische Einsatzindikation muss fallweise hinter den Erfordernissen der Flugmission zurückstehen. Der Flugauftrag muss unabhängig von der medizinischen Einsatzindikation sicher durchführbar sein.
- Daraus resultiert gegenüber bodengebundenen Rettungsdienstorganisationen eine stärkere Gewichtung flugbetrieblicher Belange gegenüber medizinischen Aspekten.
- Mit dem Rettungsmittel Hubschrauber können Einsätze in einem exponierten Umfeld durchgeführt werden. Das spezielle Einsatzumfeld (Exposition) hat Einfluss auf die Risikobewertung und Risikobewältigung.

Leitgedanken

- Die Luftrettung ist aufgrund rechtlicher Regulative und des Selbstverständnisses der Luftfahrt grundsätzlich stark RM-affin.
- Das medizinische RM ist generell unabhängig vom Einsatz- und Transportmittel.
- Der Hauptfokus des Risikomanagements in der Luftrettung liegt neben der originären medizinischen Versorgung in der sicheren fliegerisch wie auch medizinisch unfallfreien Abwicklung des Rettungseinsatzes für den Patienten aber auch die eingesetzte Crew.

Literatur

Baker SP, Grabowski JG, Dodd RS et al. (2006) EMS Helicopter Crashes: What Influences Fatal Outcome. Annals of Emergency Medicine 47:351–356

Blumen IJ (2009) An analysis of HEMS accidents an accident rates. Presented at the NTSB Public Hearing: HEMS accidents

European Aviation Safety Agency (2013) Jahresbericht, ▶ http://www.easa.europa.eu/system/files/dfu/199751_EASA_ASR_2013.pdf

Federal Aviation Administration (2010) Fact Sheet – Helicopter Emergency Medical Service Safety. ▶ http://www.faa.gov

Helicopter Safety and Losses: Anual Review 2014. Flightgobal.com/safety Reports

Hinkelbein J, Schwalbe M, Neuhaus C et al. (2011) Incidents, accidents and fatalies in 40 years of German helicopter emergency medical system operations. Eur J Anaesthesiol 28(11): 766–773

Hotvedt R, Kristiansen IS, Forde OH et al. (1996) Which groups of patients benefit from helicopter evacuation?« Lancet 347:1362–1366

Howard SK, Gaba DM, Fish KJ et al. (1992) Anaesthesia crisis resource management training: teaching anaesthesiologists to handle critical incidents. Aviat Space Environ Med 63:763–770

Kohn L, Corrigan J, Donaldson M et al. (2000) To err is human: Building a Safer Health Care System. Washington DC: Committee on Quality of healthcare in America, Institute of Medicine: National Academy Press

Koppenberg J, Voelckel W, Albrecht R, Becker S (2014a) QM in der Luftrettung. In: Qualitätsmanagement im prähospitalen Notfallwesen. In: Neumayer A, Baubin M, Schinnerl A (Hrsg.) Springer Verlag, Wien

Koppenberg J, Henninger M, Gausmann P, Bucher M (2014b) Simulationsbasierte Trainings zur Verbesserung der Patientensicherheit. Notfall und Rettungsmed 5:373–378

Koppenberg J, v. Hintzenstern U (2014) Risikomanagement im Notarztdienst. In: v. Hintzenstern (Hrsg.) Notarztleitfaden, Urban & Fischer Verlag

Koppenberg J, Moecke HP (2012) Strukturiertes klinisches Risikomanagement in einer Akutklinik. Notfall und Rettungsmedizin 15:16–24

Koppenberg J, Henninger M, Gausmann P, Rall M (2011) Patientensicherheit im Rettungsdienst: Welchen Beitrag können CRM und Teamarbeit leisten? Der Notarzt 27:249–254

Lang B, Ruppert M, Schneibel W (2010) Teamtraining in der Luftrettung. Notall Rettungsmed 13:368–374

Lischke V, Berner A, Pietsch U et al. (2014) Medizinisches Simulationstraining luftgestützter Bergrettungseinsätze (MedSim – BW – ZSA). Notfall Rettungsmed 17:46–52

Rall M, Koppenberg J, Henninger M (2013) Simulationstrainings zur Verbesserung der Teamarbeit und Erhöhung der Patientensicherheit. In: Moecke H, Marung H, Oppermann S. (Hrsg.) Praxishandbuch Qualitäts- und Risikomanagement im Rettungsdienst. Medizinisch Wissenschaftliche Verlagsgesellschaft, Berlin

Rall M, Gaba DM (2009) Human performance and patient safety. In: Miler RD (Hrsg.) Miller's Anaesthesia. Elsevier Churchill Livingstone 2009:93–150

Rhee KJ, Holmes EM, Moecke HP et al. (1990) A Comparison of Emergency Medical Helicopter Accident Rates in the United States and the Federal Republic of Germany. Aviat. Space Environ. Med 61:750–752

St. Pierre M, Hofinger G (2014) Human Factors und Patientensicherheit in der Akutmedizin. 3. Auflage Springer Verlag

Sumwalt R (2015) Public Helicopter Safety on NTSB 2015 Most Wanted List. Rotor 1:54–58

Wachter R (2010) Fokus Patientensicherheit – Fehler vermeiden, Risiken managen. In: Koppenberg J, Gausmann P, Henninger M. (Hrsg.) abw-Wissenschaftsverlag, Berlin

Werfelmann L (2009) Closing the Loop. AerosafetyWorld 3:14–18

Winn W, Thomas F, Johnson K (2011) Stategies to reduce U.S. HEMS accidents. Air Rescue, 2:60–66

17

Risikomanagement in der interdisziplinären Notaufnahme des Zollernalb Klinikums

Katharina Schmid

A. Neumayr et al. (Hrsg.), *Risikomanagement in der prähospitalen Notfallmedizin*,
DOI 10.1007/978-3-662-48071-7_18, © Springer-Verlag Berlin Heidelberg 2016

Interdisziplinäre Notaufnahmen sind aufgrund der Komplexität, Interdisziplinarität, Multiprofessionalität und der vielen vorhandenen externen und internen Schnittstellen ein Hochrisikobereich. Gleichzeitig ist die interdisziplinäre Notaufnahme das Entree der Klinik. Aufgrund dieser Ausgangslage ist ein Risikomanagement-(RM)-System für die Patienten- und Mitarbeitersicherheit unumgänglich. Risikomanagement beginnt in den Köpfen aller Mitarbeiter des Notaufnahmeteams. Es muss eine Risikoidentifizierung, Risikobewertung, Risikobewältigung sowie eine Risikoüberwachung stattfinden. Profiteur eines funktionierenden RM-Systems werden zuallererst die Patientinnen und Patienten sein, ebenso die Angehörigen, schlussendlich werden aber alle Schnittstellenpartner sowie alle Mitarbeiter des Teams der interdisziplinären Notaufnahme und damit auch und vor allem die Geschäftsführung davon profitieren.

Voraussetzung zum Aufbau eines RM-Systems in interdisziplinären Notaufnahmen ist das eindeutige JA der Geschäftsführung zum Risikomanagement (RM). RM ist kostenintensiv, es erfordert geschultes Personal, bindet Personalarbeitszeit und verlangt nach einem kooperativen Führungsstil. Ärztliche und pflegerische Leitungen müssen das Einhalten der vereinbarten Vorgehensweisen einfordern, um RM lebendig zu halten. Im Vorfeld sind Risikoeigner und Risikomanager zu definieren. Der Risikoeigner besitzt die Entscheidungsmacht etwas zu ändern, der Risikomanager wendet die RM-Methoden an und überprüft deren Einhaltung.

18.1 Voraussetzungen zum Risikomanagement in interdisziplinären Notaufnahmen

Interdisziplinäre Notaufnahmen sind aufgrund der Komplexität, Interdisziplinarität, Multiprofessionalität, der vielen externen und internen Schnittstellen und der oftmals mangelnden Information zu den Patienten ein Hochrisikobereich. Die Patienten kommen unangemeldet in nicht planbarer Zahl. Es herrscht Zeitdruck in Diagnostik und Therapie. Die Triagierung der wartenden Patienten muss durchge-

führt, Angehörige müssen betreut werden. Infektiöse Patienten dürfen nicht zur Gefahr für die Patienten in Wartezimmern, in Behandlungsräumen und für das Personal der Notaufnahme werden. Die Patientendokumentation muss ordentlich gestaltet, vollständig und mit minimalem Zeitaufwand für das ärztliche und pflegerische Personal durchgeführt werden können. Beim Verlassen der Notaufnahme muss die weitere Versorgung der Patienten und Angehörigen sichergestellt sein (Güldner et al. 2011). Um diese Voraussetzungen zu gewährleisten ist, vor Einführung eines RM-Systems, der Aufbau eines durchdachten, klar strukturierten Arbeitsumfeldes notwendig.

Die interdisziplinäre Notaufnahme im Zollernalb Klinikum in Balingen besteht aus sieben Behandlungskabinen sowie einem Gipsraum mit Durchleuchtungseinheit, einem Wundversorgungsraum und zwei Schockräumen. In der Zeit von 8:00 bis 17:00 werden in drei der sieben Behandlungskabinen Sprechstunden der Unfallchirurgischen Klinik abgehalten. Ein Patientenservicecenter mit drei Behandlungsräumen ist Teil der interdisziplinären Notaufnahme. In ihnen finden die elektive Patientenaufnahme und die gesamten Prämedikationssprechstunden statt. Zudem gibt es eine Aufnahmestation mit 10 und eine Kurzlieger-Station mit 12 Monitorüberwachungsplätzen. Das Bettenmanagement des gesamten Klinikums ist der interdisziplinären Notaufnahme angegliedert. Der Bettenbelegungsprozess erfolgt unter Berücksichtigung vorhandener Ressourcen.

Die Geschäftsführung im Zollernalb Klinikum bekennt sich zum Aufbau eines RM-Systems. Risikoeigner ist die Ärztliche Leiterin der interdisziplinären Notaufnahme. Sie verfügt über die Ausbildung zur Risikomanagerin.

18.2 Aufbau eines RM-Systems in interdisziplinären Notaufnahmen

18.2.1 Maßnahmen für Patienten

- **Unterschiedliche Patientengruppen und Vorgaben**

Patienten, die sich in der interdisziplinären Notaufnahme anmelden, sind vielfach unbekannt. Sie

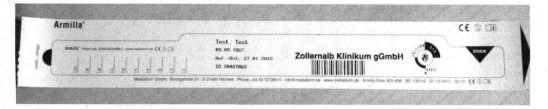

Abb. 18.1 Patientenarmband

können atypische Symptome aufweisen, sind meist multimorbide Patienten mit komplexen Krankheitsbildern, kennen manchmal ihre Vormedikation nicht oder bringen veraltete Medikamentenpläne mit, verschweigen aufgrund von Angst bestimmte Symptome und befinden sich immer in einer Ausnahmesituation. Das Personal wird geschult, die Anamnese nach vorgegebenen Standards durchzuführen. Vor allem geriatrische, demente, delirante, intoxikierte Patienten, Menschen mit Behinderung oder mit Migrationshintergrund müssen im multiprofessionellen interdisziplinären Notaufnahmeteam entsprechend ihrer besonderen Bedürfnisse behandelt werden (Moser 2013, S. 269–294).

In der interdisziplinären Notaufnahme im Zollernalb Klinikum werden diese Patientengruppen mit einem speziellen Armband ausgestattet (Abb. 18.1), um damit dem Behandlungsteam mitzuteilen, dass sie zusätzliche Aufmerksamkeit benötigen.

Bei Verkehrsunfällen können mehrere Patienten mit unbekanntem Namen eingeliefert werden. Um Patientenverwechslungen zu vermeiden, werden hier Verletztenanhängekarten, welche mit Barcodekleber versehen sind, vergeben. Aufklärungsbögen in verschiedenen Sprachen stehen für ausländische Patienten zur Verfügung. Eine Dolmetscherliste ist IT-gestützt abrufbar. Statistische Auswertungen zum Patientenaufkommen aus unterschiedlichen Herkunftsländern sind geplant, um sich durch entsprechende Unterlagen und Übersetzungsprogramme noch besser auf diese einstellen zu können.

Das Vorgehen bei infektiösen Patienten ist standardisiert: Die Patienten werden sofort in ein ausgewiesenes Isolationszimmer gebracht, welches nicht zentral in der interdisziplinären Notaufnahme liegt. Dort werden sie untersucht und entweder in ein Isolationszimmer auf den peripheren Stationen stationär aufgenommen oder ambulant im Isolationszimmer der Aufnahmestation versorgt. Das Isolationszimmer der interdisziplinären Notaufnahme ist mit wenig Möbeln und Geräten ausgestattet, allesamt leicht zu reinigen. Der Mitarbeiterschutz wird hoch bewertet.

■ **Behandlungspfade**

Behandlungspfade wurden in der interdisziplinären Notaufnahme des Zollernalb Klinikums zusammen mit den Fachabteilungen erarbeitet. Sie sind als leitlinienkonforme Dokumentationsvorlagen zu verstehen, werden IT-gestützt pro Patient aufgerufen und checklistenartig – im Sinne von Empfehlungen pro Beschwerdebild – abgearbeitet. Behandlungspfade helfen, Krankheitsbilder zu erkennen und Differenzialdiagnosen in Betracht zu ziehen. Sie dienen als Instrument zur Einarbeitung junger Mitarbeiter im medizinischen und pflegerischen Bereich. Standardisierte Abläufe (SOPs), interne Dienstanweisungen oder Medikamentenvorgaben sind in dem Behandlungspfad hinterlegt und können dem Patient zugeordnet werden (Abb. 18.2).

■ **Arzneimittel- und Therapiesicherheit**

Zur Medikamentenverordnung werden in der interdisziplinären Notaufnahme des Zollernalb Klinikums IT-gestützte Programme implementiert. Diese ermöglichen einen Interaktionscheck der verordneten Medikamente und die Dosisanpassung an das Körpergewicht des Patienten bzw. an aktuell erhobene Laborwerte. Zur Vermeidung von Übertragungsfehlern können die Medikamentenpläne in Papierform ausgedruckt und dem weiterbehandelnden Arzt im ambulanten und stationären Bereich mitgegeben werden (Abb. 18.3).

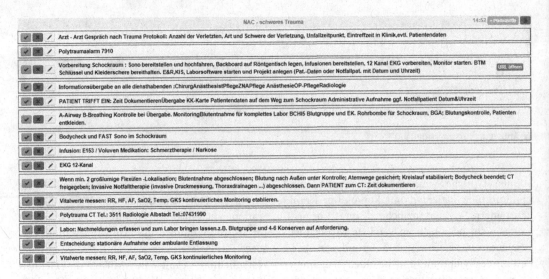

■ **Abb. 18.2**   Behandlungspfad

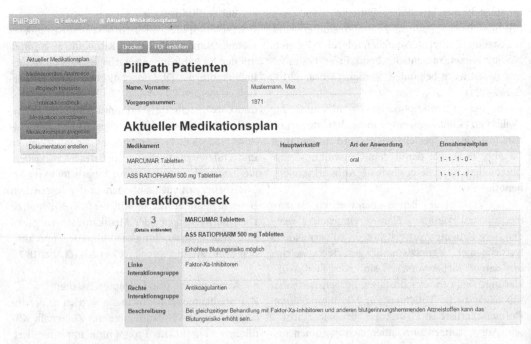

■ **Abb. 18.3**   Interaktionscheck

Die Allergieabfrage ist standardisiert. Medikamente, die nicht zur Notfallbehandlung notwendig sind, wurden als Konsequenz des durchgeführten Simulationstrainings aus den Medikamentenschränken entfernt. Medikamente, die Patienten nachts oder am Wochenende mitgegeben werden, werden mit Beipackzettel ausgehändigt. Die hauseigene Apotheke bereitet z. B. entsprechende Schmerzmedikamente für einen Tag in einer speziellen Verpackung mit Beipackzettel vor.

- **Patienteneigentum - Wertgegenstände**

Um Diebstahl oder Verlust von Wertgegenständen zu verhindern, ist der Umgang mit Patienteneigentum (Personalausweis, Krankenkassenkarten, Geldbeutel, Schmuck, Kleidung, Brille, Hörgerät, Heil- und Hilfsmittel etc.) in der interdisziplinären Notaufnahme des Zollernalb Klinikums klar geregelt. Größere Gegenstände wie Rollator oder Gehstöcke werden mit einem Patientenarmband versehen und so dem jeweiligen Patienten zugeordnet. Alle anderen Wertgegenstände sind in Wertsachentüten verstaut, die mit dem Patientennamen versehen werden. Ein Übergabeprotokoll für Wertgegenstände an der Schnittstelle Rettungsdienst–interdiziplinäre Notaufnahme liegt vor und ist in der Patientenakte abgebildet. Aktuell wird ein entsprechendes Protokoll für die Übergabe an die weiter versorgende Station bzw. an die Patienten nach ambulanter Behandlung entworfen.

18.2.2 Maßnahmen für Mitarbeiter

- **Etablierung einer positiven Fehlerkultur**

Um das Team der interdisziplinären Notaufnahme im Zollernalb Klinikum für RM zu sensibilisieren, wurde eine verpflichtende Fortbildung zum Aufbau einer positiven Fehlerkultur organisiert. Teilnehmer waren die Chefärzte aller Abteilungen, die Pflegedienstleitungen und das Management des Zollernalb Klinikums. Themen wie der Umgang mit Fehlern, Teamarbeit oder Human Factors wurden besprochen. Es wurde ein weiterführendes, einwöchiges Simulationstraining veranstaltet. Dabei fand ein interdisziplinäres, multiprofessionelles Crew Resource Management (CRM) Teamtraining statt. Neben Theorievorträgen wurden medizinische Notfallsituationen in Notaufnahmen simuliert, das Debriefing erfolgte unter dem Gesichtspunkt, Human Factors aufzuzeigen (Rall und Lackner 2010). Die Teilnahme am einwöchigen Training war freiwillig, jedoch für alle Mitarbeiter des Klinikums möglich. Die Geschäftsführung stimmte zu, in dieser Trainingswoche im gesamten Klinikum nur Notfallbehandlungen für alle Patienten aller Fachabteilungen durchzuführen.

Als Resultat besitzt jeder Mitarbeiter in Taschenkittelformat eine Karte mit der Abbildung der CRM Leitsätze nach Rall und Gaba (2009). Entsprechende Plakate und Fotos hängen in den Fluren der interdisziplinären Notaufnahme und erinnern die Mitarbeiter an gemeinsame Erlebnisse. In den IT-gestützten Behandlungspfaden der Notaufnahme sind die CRM Leitsätze integriert und verweisen im Rahmen der Patientenbehandlung an diese (Abb. 18.4).

- **»Dream teams are made not born« (Lackner und Burghofer 2010, S. 347–348)**

Als wertvolles Instrument der »Teambildung« sind monatliche Jours Fixes als Teamsitzungen angesetzt. Die entsprechende Agenda wird eine Woche früher veröffentlicht und kann von jedem Mitarbeiter mitgestaltet werden. Die Teamsitzungen werden als Arbeitszeit gerechnet. Pflegepersonal und Ärzte nehmen daran teil. Die Ärzte verlassen die Teamsitzung etwas früher, um dem Pflegepersonal die Möglichkeit zu gegeben, eigene Agenden zu besprechen. Anhand standardisierter Kommunikationsregeln wird in den Teamsitzungen versucht, allen Mitarbeitern Gehör zu geben. Die Entschuldigung bei Fernbleiben, gehört zum guten Ton.

- **Einführung von Morbiditäts- und Mortalitätskonferenzen (M und M Konferenzen)**

M und M Konferenzen waren bisher bei den Ärzten der interdisziplinären Notaufnahme nicht bekannt. Anhand konkreter Patientenverläufe werden nun Vorgehensweisen der Notaufnahme-Ärzte besprochen, wodurch erstmals eine strukturierte Kommunikation zwischen Notaufnahme-Ärzten und weiterbehandelnden Ärzten der jeweiligen Fachabteilungen durchgeführt wurde. Handlungen und Entscheidungen der Notaufnahme-Ärzte konnten so erstmals in die gesamte Patientengeschichte eingebunden werden.

- **Implementierung eines Beinahe-Fehlermeldesystems**

Das im Zollernalb Klinikum verwendete Critical Incident Reporting System (CIRS) mit dem Namen »Unerwünschte Ereignisse« (UwE) wurde von den Mitarbeitern wenig genutzt. Ursache war u. a. die Frustration über fehlende Rückmeldungen auf Eingaben der Mitarbeiter. Um dies zu ändern,

Hätte man anwenden sollen (hätte wahrscheinlich gehofen) ⊖			wurde gemacht hat geholfen ⊕	Nicht nötig gewesen
☐	1.	Kenne deine Arbeitsumgebung	☐	☐
☐	2.	Antizipiere und plane voraus	☐	☐
☐	3.	Fordere Hilfe an – lieber früh als spät	☐	☐
☐	4.	Übernimm die Führungsrolle oder sei ein gutes Teammitglied mit Beharrlichkeit	☐	☐
☐	5.	Verteile die Arbeitsbelastung (10 Sekunden für 10 Minuten Prinzip)	☐	☐
☐	6.	Mobilisiere alle verfügbaren Ressourcen (Personal und Technik)	☐	☐
☐	7.	Kommuniziere sicher und effektiv – sag was Dich bewegt	☐	☐
☐	8.	Beachte und verwende alle vorhandenen Informationen	☐	☐
☐	9.	Verhindere und erkenne Fixierungsfehler	☐	☐
☐	10.	Habe Zweifel und überprüfe genau (Double check - nie etwas annehmen)	☐	☐
☐	11.	Verwende Merkhilfen und schlage nach	☐	☐
☐	12.	Reevaluiere die Situation immer wieder (10 Sekunden für 10 Minuten Prinzip)	☐	☐
☐	13.	Achte auf gute Teamarbeit - andere unterstützen und sich koordinieren	☐	☐
☐	14.	Lenke Deine Aufmerksamkeit bewusst	☐	☐
☐	15.	Setze Prioritäten dynamisch	☐	☐

◘ **Abb. 18.4**   Crew Resource Management-Abfrage

wurden in den monatlichen Teamsitzungen zum Thema CIRS/UwE weiterführende Informationen und eine strukturierte Rückmeldung angeboten. Im Anschluss wurden die Mitarbeiter gebeten, Beinahe-Fehler nicht mehr mündlich, sondern schriftlich anhand entsprechender Formulare zu melden. Diese sind nun im Intranet-Ordner der interdisziplinären Notaufnahme unter der Rubrik »Risikomanagement« leicht zu finden und können problemlos ausgedruckt werden. Schulungen zur

Intranet-Nutzung wurden für alle Mitarbeiter angeboten. Die eingegangenen Meldungen werden anonymisiert und in einem Team, bestehend aus Ärzten aller Fachabteilungen, Pflegepersonal und Mitarbeitern des Qualitätsmanagements (QM) bearbeitet. Jeder Mitarbeiter der Notaufnahme hat Zugang zu den anonymisierten Meldungen und abgeleiteten Maßnahmen.

■ **Beschwerdemanagement**

Die Ärztliche Leiterin der interdisziplinären Notaufnahme bearbeitet, in Zusammenarbeit mit dem Beschwerdemanagement des Klinikums, alle Beschwerden selbst. Wo nötig, wird mit den Beschwerdeführern ein persönliches Gespräch geführt, ebenso mit den betroffenen Ärzten. Bei Bedarf werden die Beschwerden an die pflegerische Leitung weitergeleitet und dann gemeinsam mit den betroffenen Personen besprochen. Teamsitzungen werden dazu herangezogen, um die anonymisierten Beschwerden im multiprofessionellen interdisziplinären Rahmen zu besprechen und Lösungen zu erarbeiten. Vorab wird dazu immer das Einverständnis der betroffenen Mitarbeiter eingeholt.

■ **Aus- und Weiterbildung der Mitarbeiter**

In interdisziplinären Notaufnahmen arbeiten verschiedene Berufsgruppen zur Patientenversorgung: Ärzte, Pflegepersonal, Rettungsdienstpersonal, medizinische Fachangestellte, Krankenpflegehelfer, Administrations- und Abrechnungspersonal, Auszubildende aller genannten Berufsgruppen, Transportdienste, Sicherheits- und Reinigungspersonal. In Deutschland gibt es keine ärztliche oder pflegerische Fachweiterbildung für die Arbeit in der interdisziplinären Notaufnahme. Um dem Anspruch gerecht zu werden, die Mitarbeiter der interdisziplinären Notaufnahme zu Generalisten in der Patientenversorgung auszubilden, werden im Zollernalb Klinikum, in Zusammenarbeit mit dem Institut für Fort- und Weiterbildung der Klinik, entsprechende Ausbildungsangebote als Fortbildung angeboten.

Maßnahmen zum Mitarbeiterschutz, wie das Erlernen von Deeskalationstechniken, z. B. bei aggressiven Patienten, werden für alle in der interdisziplinären Notaufnahme tätigen Mitarbeiter emp-

fohlen. Weiterbildungen zu juristischen Fragestellungen (Verweigerung einer Behandlung, Umgang mit Patientenverfügungen), Kundenbetreuung und Gesprächsführung werden regelmäßig angeboten. Obligatorische Medizinprodukteschulungen sowie Instruktionen zu Brand- und Strahlenschutz, Arbeitssicherheit, Alarm und Katastrophenplänen werden jährlich als Pflichtfortbildung gefordert. Die Anwesenheit der Mitarbeiter wird vom Institut für Fort- und Weiterbildung kontrolliert und wenn notwendig angemahnt.

■ **Audits zur Überprüfung der Qualität der Triagierung**

Triagiert wird in der interdisziplinären Notaufnahme des Zollernalb Klinikums nach dem Manchester Triage System (MTS). Die Triage-Ausbildung ist als standardisiertes Kursformat für das Pflegepersonal vorgegeben. Im Rahmen des Aufbaus des RM-Systems wurden alle Mitarbeiter erneut in der Triagierung geschult und entsprechende noch offene Fragen beantwortet. Die Schulungszeiten wurden in der Dienstplangestaltung berücksichtigt. Eine regelmäßige Überprüfung der Triage-Qualität erfolgt durch die Ärztliche Leiterin der Notaufnahme. In Zukunft werden dazu jährliche Audits, insbesondere zur Dokumentationsqualität, von der Ärztlichen Leiterin durchgeführt, die dazu die entsprechende Mentoren- und Auditorenausbildung hat.

■ **Dienstplangestaltung**

Die täglich schwankende Anzahl von Patienten in der interdisziplinären Notaufnahme erschwert die Dienstplangestaltung. Die Einhaltung von Pausen- oder Patienten-Übergabezeiten muss dennoch gewährleistet sein. Im Zollernalb Klinikum wurden zur Personal-Bedarfsberechnung statistische Auswertungen zu Patientenzahlen pro Wochentag und festgelegten Zeitintervallen durchgeführt. Neue, dem Patientenaufkommen entsprechende Dienstzeitmodelle wurden, nach Genehmigung durch den Betriebsrat, eingeführt. Die Teilnahme an Fort- und Weiterbildungen wird im Dienstplan berücksichtigt.

■ **Stellenbeschreibungen und Aufgabenprofile**

Stellenbeschreibungen sind für jeden Mitarbeiter im Intranet hinterlegt und für alle abrufbar. In ihnen sind die Aufgaben klar definiert und Zuständigkeiten geregelt. Damit ist festgelegt, wer für die einzelnen Personengruppen in der Notaufnahme, Patienten, Angehörigen, Rettungsdienstmitarbeiter zuständig ist.

Zum Beispiel wurde analog zum Schockraumleader im Zollernalb Klinikum im Rahmen von RM ein »Koordinator Notaufnahme« implementiert und sein Aufgabenprofil klar definiert. Der Koordinator ist eine berufserfahrene Pflegekraft. Er erstellt einen Prioritäten-gerechten Behandlungsplan (Triagierung) und passt diesen laufend an. Zudem führt er Telefonate mit Rettungsdienstleitstellen und den weiterbehandelnden Einheiten durch, nimmt Telefonate von Funktionsbereichen entgegen, ist verantwortlich für die Weitergabe pathologischer Laborwerte, die er vom Laborpersonal telefonisch mitgeteilt bekommt, und kümmert sich um Probleme, die im Wartezimmer entstehen. Sein übergeordneter Ansprechpartner ist die Ärztliche Leitung der interdisziplinären Notaufnahme.

18.2.3 Weitere Maßnahmen: Infrastruktur, Schnittstellen, »besondere Lagen«

- **Infrastruktur**

Die Räumlichkeiten der interdisziplinären Notaufnahme sind mit einem Wegeleitsystem für Patienten, Angehörige und Rettungsdienstmitarbeiter ausgeschildert. Am Koordinatorenplatz, in jedem Behandlungszimmer und im Bereich der Aufnahmestation und der Kurzliegerstation ist eine für alle Mitarbeiter einsehbare Monitorüberwachung aller Patienten, welche sich in den Räumlichkeiten der interdisziplinären Notaufnahme und in den Wartebereichen befinden möglich. Jeder Mitarbeiter hat damit die Möglichkeit, sowohl die Anzahl der Patienten zu sehen, als auch Einsicht in deren Triagierung und in die elektronische Krankenakte zu nehmen.

Der Koordinator führt stündliche Rundgänge im Wartebereich durch. Eine Kameraüberwachung der Wartebereiche ist vorhanden und ebenfalls an oben beschriebenen Monitoren sichtbar. Patienten und Angehörige des Wartebereiches haben jederzeit die Möglichkeit, mittels einer Türklingel am Eingang des Behandlungsbereichs Hilfe anzufordern (◻ Abb. 18.5, ◻ Abb. 18.6).

Die Behandlungsräume sind einheitlich ausgestattet, sodass bei Raumwechsel für alle Mitarbeiter die Materialen leicht zu finden sind. Die Patientenliegen sind mit Gitter als Sturzprophylaxe versehen, sie sind gut zu reinigen und können zur Rückenschonung der Mitarbeiter leicht geschoben werden. Die Liegen haben integrierte Ablageflächen für Gepäckstücke, Wertsachen und die Patientenakte.

- **Schnittstellenmanagement**

Schnittstellen sind risikoanfällig, deshalb sollte deren Anzahl möglichst gering gehalten werden. Externe Schnittstellen der interdisziplinären Notaufnahme im Zollernalb Klinikum gibt es zu Rettungsdienstorganisationen, Zuweisern (Hausärzte, Fachärzte, KV-Notfallpraxis), Pflegeheimen, Hospiz- und Physiotherapieeinrichtungen, Sanitätshäusern, Apotheken und zu anderen Krankenhäusern, in der Regel Häuser der Schwerpunktversorgung oder der Maximalversorgung. Interne Schnittstellen gibt es zu peripheren Stationen, zur Intensivstation, Stroke Unit, Chest Pain Unit, zum Operationsbereich, Zentrallager, Reinigungsdienst sowie zur Controlling- und Finanzabteilung. Schnittstellen zur Administration und zum Bettenmanagement existieren durch die Integration dieser Bereiche in die Notaufnahme nicht mehr.

An allen Schnittstellen sind Gespräche mit den jeweiligen Partnern zu führen, um standardisierte Übergabeprozesse möglich zu machen. Bei Patientenübergaben, sowohl extern als auch intern, sind vorgegebene Dokumente z. B. in Form von Arztbriefen, richtig ausgefüllten Formularen, z. B. Rezepten, unabdingbar notwendig. Beide Schnittstellenpartner tragen damit die Verantwortung für die Übermittlung der notwendigen Dokumente und damit der sicheren Patientenversorgung.

Zudem wurden gemeinsam mit den Rettungsdienstorganisationen SOPs erarbeitet und allen Mitarbeitern im Intranet unter der Rubrik »Rettungsdienstvereinbarungen« zugänglich gemacht. Weitere SOPs zu den internen Schnittstellen der einzelnen Fachabteilungen sind geplant. Deren Erarbeitung erfolgt in monatlichen Qualitätszirkeln bestehend aus ärztlichem und pflegerischem Notaufnahmepersonal, ärztlichem und pflegerischem

18

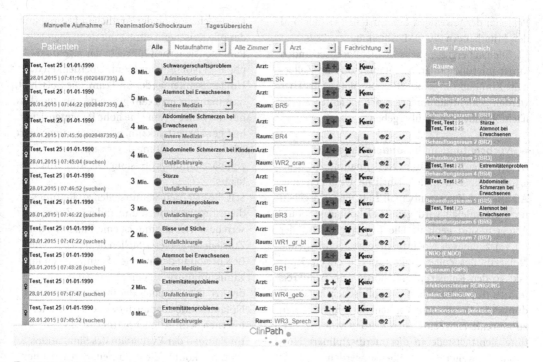

□ Abb. 18.5 Patientenanzeigetafel

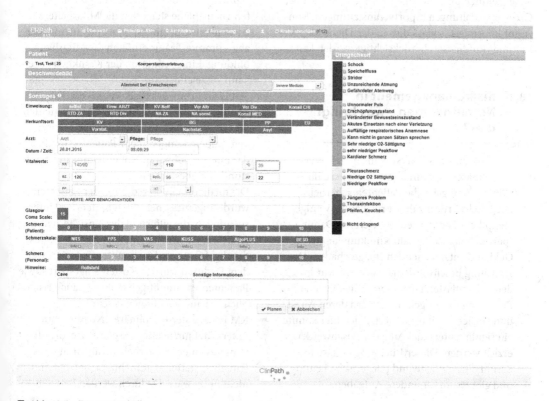

□ Abb. 18.6 Triageprotokoll

Personal der jeweiligen Schnittstellenpartner und den Mitarbeitern der QM-Abteilung.

Dienstübergaben beim Schichtwechsel finden in der interdisziplinären Notaufnahme im Zollernalb Klinikum am Koordinationsplatz statt. Hier werden gemeinsam im Team alle Patienten an die nachfolgende Schicht übergeben.

- **Vorbereitung auf besondere Lagen**

In der interdisziplinären Notaufnahme im Zollernalb Klinikum finden jährliche Übungen zum Alarm- und Katastrophenfall statt. Das Vorgehen im Pandemiefall wird geübt. Dekontaminationsübungen sind geplant. Die Leitende Ärztin der interdisziplinären Notaufnahme ist auch Leitende Notärztin des Zollernalbkreises, mit engem Kontakt zu den Katastrophenbehörden im Landkreis und zu den entsprechenden politischen Entscheidungsträgern im Katastrophenfall. Informationen zu besonderen Wetterlagen werden von der Rettungsdienstleitstelle an die interdisziplinäre Notaufnahme weitergeleitet. Ebenso werden die Ärztliche Leitung und die pflegerische Leitung über Großveranstaltungen (Sportveranstaltungen, Konzerte) informiert, sodass dies in der Dienstplangestaltung (Rufdienste) berücksichtigt werden kann.

18.3 Risikomanagement in Notaufnahmen – was bringt dies?

- Der Aufbau eines RM-Systems in der interdisziplinären Notaufnahme im Zollernalb Klinikum steigerte die Patientensicherheit. Die Beschwerdeanzahl ist rückläufig, weniger Haftpflichtfälle werden verzeichnet. Damit spart sich das Zollernalb Klinikum langfristig Geld und entsprechenden Imageschaden. Die Abteilung Beschwerdemanagement wurde deutlich entlastet. Durch eine angemessene Betreuung der Angehörigen wird deren Angst und Unsicherheit minimiert. Auch hier konnte ein signifikanter Rückgang der Beschwerden erzielt werden. Dieser Rückgang entlastet wiederum die Ärztliche und pflegerische Leitung und gibt Raum für andere Aufgaben.

- Die Beschäftigung der Ärztlichen Leitung und der pflegerischen Leitung mit dem Thema Patientensicherheit führte in der interdisziplinären Notaufnahme zum Überdenken des Umgangs miteinander im Team. Die Botschaft, dass man nur im Team gut sein kann und dass nur das ganze Team eine hohe Patientensicherheit gewährleisten kann, erleichtert umgekehrt wiederum die Leitung des gesamten interdisziplinären multiprofessionellen Notaufnahmeteams.

- Seit die externen Schnittstellen zu Rettungsdienstorganisationen und anderen Zuweisern beschrieben sind, ist eine Zunahme der Zufriedenheit dieser Stellen bemerkbar. Die Beschreibung der internen Schnittstellen im Klinikum führte zu einer höheren Zufriedenheit des Personals der interdiziplinären Notaufnahme aber auch des Personals aller internen Schnittstellenpartner.

- Im Rahmen der Evaluation des Simulationstrainings konnte die Mitarbeiterzufriedenheit signifikant erhöht werden. Auch die angepassten Dienstpläne steigerten die Mitarbeiterzufriedenheit. Gut eingespielte und aufeinander abgestimmte Teams erhöhen die Mitarbeiterbindung. Eine Reduktion der Krankheitstage kann verzeichnet werden.

- Seit Einführung des Risikomanagements konnten mehr Patienten als elektive Patienten für das Zollernalb Klinikum gewonnen werden. Zudem können mehr Patienten direkt aus der interdisziplinären Notaufnahme in Sprechstunden einbestellt werden.

- Die medizinische Versorgung der Patienten wurde angemessener. Kostenintensive Untersuchungen, die aufgrund der Unsicherheit der Ärzte aus einem Sicherheitsbedürfnis heraus durchgeführt wurden, konnten reduziert werden. Dadurch wurden Kosten eingespart sowie Patienten vor unnötigen, teilweise auch risikoreichen Untersuchungen geschützt.

- RM in der interdisziplinären Notaufnahme unterstützt junge unerfahrene Ärzte, die oftmals aus einem Sicherheitsbedürfnis heraus Patienten stationär aufnehmen, obwohl dies nicht nötig wäre. Dadurch werden Betten belegt, die dringender benötigt würden. Dem Klinikträger entstehen Kosten, die nicht erstattet werden, da es sich um Fehlbelegungen handelt. Unnötige stationäre Aufnahmen können Patienten zudem gefährden, z. B. bei nosokomialen Infektionen.

18.4 Fazit für die Praxis

Interdisziplinäre Notaufnahmen in Kliniken sind Hochrisikobereiche. RM ist daher unabdingbar. Dieses muss von der Geschäftsführung gewollt und bezahlt werden. Die Zielsetzungen müssen klar formuliert sein. Alle Mitarbeiter müssen zum Thema RM geschult werden.

Voraussetzung zum Aufbau eines RM-Systems ist die Implementierung des RM-Prozesses in der gesamten Klinik, von der Risikoidentifizierung bis zur Risikobewältigung. Im weiteren Verlauf sind Risiko-Monitoring und Risiko-Audits notwendig. Profiteure eines funktionierenden RM-Systems sind alle Beteiligten, die Patienten und deren Angehörige, das interdisziplinäre multiprofessionelle Notaufnahmeteam, die internen und externen Schnittstellenpartner sowie das gesamte Management der Klinik.

> **Didaktische Anregungen**
> — Der Aufbau eines klar strukturierten Arbeitsumfeldes ist notwendig.
> — Die Personalstruktur der Notaufnahme muss bekannt sein und berücksichtigt werden. Die Teammitglieder müssen eine Ausbildung zum RM erhalten, denn RM beginnt im Kopf eines jeden Mitarbeiters.
> — Risiken müssen erkannt und bewertet werden. Eine Strategie zur Risikominimierung muss im Team erarbeitet werden, vereinbarte Regeln müssen von jedem Teammitglied eingehalten werden, Risikoüberwachung muss stattfinden.

> **Leitgedanken**
> — Zum Aufbau von RM in Notaufnahmen muss ein klar formulierter Auftrag der Geschäftsführung vorliegen.
> — Der Aufbau eines RM-Systems benötigt Führungskompetenz: Führen heißt, Menschen Orientierung geben, Sinn vermitteln, sie auf einem Weg begleiten, den sie noch nicht kennen (Buchholz 2003, S. 154–155).
> — Jedes Teammitglied muss beim Aufbau eines RM-Systems eingebunden sein und sich zum RM bekennen.

Literatur

Buchholz Siegfried (2003) Gottes Grenzgänger zwischen Management und Menschlichkeit. SCM Hänssler Verlag, S. 154–155

Güldner S, Mang H, Popp S, Heuser D, Krause M, Christ M (2011) Gedanken zur Fehler- und Sicherheitskultur in deutschen Notaufnahmen. Notfall Rettungsmed 14:351–360

Lackner CK, Burghofer K (2010) Dream Teams are made – not born! Notfall Rettungsmed 13:347–348

Moser M (2013) Risikomanagement in einer Zentralen Notaufnahme. In: Pinter G et al. Geriatrische Notfallversorgung. Strategien und Konzepte. Springer Verlag 17:269–294

Rall M, Gaba DM (2009) Human performance and patient safety. Miller's Anaesthesia R. D. Miller. Philadelphia, PA, Elsevier, Churchhill Livingstone, 93–150

Rall M, Lackner CK (2010) Crisis Resource Management (CRM) Der Faktor Mensch in der Akutmedizin. Notfall Rettungsmed 13:349–356

Medizinrechtliche und ethische Aspekte und Patientensicherheit

Patientensicherheit im Fokus von Medienkommunikation und Medienpsychologie

Fritz Eller, Barbara Mayr

A. Neumayr et al. (Hrsg.), *Risikomanagement in der prähospitalen Notfallmedizin*,
DOI 10.1007/978-3-662-48071-7_19, © Springer-Verlag Berlin Heidelberg 2016

Das menschliche Verhalten, Fühlen und Denken ist maßgeblich von Mediennutzung und Medienkommunikation geprägt. Medienarbeit ist ein Produkt des Menschen und beeinflusst uns nicht nur im alltäglichen Leben, sondern auch in der täglichen Arbeit. In der präklinischen Notfallmedizin sind alle an der Rettungskette beteiligten Personen in Bezug auf Risikomanagement im Umgang mit Medien betroffen. Entsprechende Mitarbeiterschulungen sind notwendig, um die Gratwanderung zwischen Schweigepflicht und Informationstransparenz zu bewältigen. Das Kapitel beleuchtet anhand eines Beispiels aus Leitstelle und Rettungsdienst den Umgang mit Medien im Notfallmanagement und gibt Hinweise für eine gute Zusammenarbeit im Spannungsfeld zwischen Journalismus und Einsatzgeschehen. Empfohlen wird zugleich eine proaktive, gemeinsam abgestimmte und eloquent durchgeführte Medienarbeit aller Prozesspartner der prähospitalen Notfallmedizin.

19.1   Einleitung

> Put it before them briefly so they will read it, clearly so they will appreciate it, picturesquely so they will remember it and, above all, accurately so they will be guided by its light. (Joseph Pulitzer, zitiert nach: ► http://www.pulitzer.org/links, Zugriff: 12.03.2015)

Kurz und klar müssten Informationen sein, um gelesen und auch verstanden zu werden. Das zumindest sind jene Forderungen, die es zu erfüllen gilt, um den berühmten Pulitzer-Medien-Preis für besondere journalistische Leistungen zu erhalten. Medienkonsumenten wollen, können und müssen, abhängig von der Zielgruppe, informiert (und gebildet) aber auch unterhalten werden. In der präklinischen Notfallmedizin steht der Rettungsdienst gegenüber Medienvertretern im Spannungsverhältnis zwischen der Schweigepflicht und der Notwendigkeit sachlicher Informationsvermittlung. Um dieser Diskrepanz angemessen zu begegnen, benötigt es eine professionelle Schulung im Umgang mit Medien sowie erarbeitete Qualitätskriterien und Informationspläne für die Medienarbeit der Rettungsdienste und ihrer Systempartner. Risiken im Umgang mit Medien können auf diese Weise minimiert werden.

19.2   Der richtige Umgang mit Medien

Jede Organisation ist gut beraten, professionell und gut vorbereitet mit qualitativ und quantitativ unterschiedlich medienwirksamen Ereignissen umzugehen. Die optimale Vorbereitung durch Ausbildung und Training der Exponenten sowie praktische Erfahrung, in denen die entsprechenden »lessons learned« auch umgesetzt wurden, sind für die Nachhaltigkeit der Medienarbeit entscheidend. Nachhaltig vor allem in der Außenwirkung, was im Notfallmanagement von »High Responsibility Organizations« (Hagmann et al. 2001) von entscheidender Bedeutung ist. Ausserer et al. (2014) heben in ihrer »Anleitung zur erfolgreichen Medienarbeit für Krankenhäuser und Rettungsdienste« die Notwendigkeit einer inter- und multidisziplinären Bearbeitung von Krisen- bzw. Medienereignissen hervor: Das gemeinsame und koordinierte Vorgehen von Experten aus verschiedenen Bereichen – notfallmedizinisch und medienkommunikativ –, die sich auf Augenhöhe begegnen und damit erst gemeinsam eine optimale situationsabhängige Medienarbeit erlauben, ermöglicht die Überwindung der Diskrepanz zwischen der Schweigepflicht – auf medizinischer, gesetzlicher und unter Umständen auch einsatztaktischer Seite – und der Befriedigung von Transparenzinteressen, Informationsverpflichtungen und Bedürfnissen auf der anderen Seite.

Die Schweigepflicht ist nicht im Gegensatz zu, sondern vielmehr in Abstimmung mit der Informationsverpflichtung zu sehen. Außer Streit steht dabei, dass generell zu informieren ist, um Vertrauen, Sympathie und Glaubwürdigkeit zu vermitteln. Im Notfallmanagement der Organisation ist diese Verpflichtung kurz- mittel- und langfristig entscheidend: Nichts sagen ist hier nicht sinnvoll!

19.3 Wie sieht die Außenwirkung von Organisationen durch ihre Medienarbeit aus?

Was bekommen Betroffene und Beteiligte und deren Angehörige, die Mitarbeiter, Systempartner und Mitbewerber und die große Anzahl an mehr oder weniger Interessierten vom Notfallgeschehen mit? Welche Auswirkungen haben Informationen, die mehr oder weniger objektiv, emotionalisiert, sorgfältig recherchiert, simplifiziert oder gar selbst erfunden durch den medialen Filter aufbereitet und präsentiert werden?

Proaktiv transportierte Informationen beeinflussen die äußere Wahrnehmung einer Organisation. Dabei sind folgende Kriterien zu beachten:

- Der Zeitpunkt: zeitnah zum Ereignis oder zu spät
- Der Umfang: zu ausführlich, angemessen oder zu wenig
- Der Inhalt: mit oder ohne Bilder, Videos, Aussagen der Betroffenen etc.
- Die Informationsart: persönlich, per Aussendung, als Interview oder Pressegespräch
- Die Funktion und Rolle der Informierenden: Pressesprecher, Geschäftsführung, Experte etc.

Nüchterne Fakteninformationen des tatsächlichen Einsatzgeschehens stehen emotional dramatisierten Darstellungen gegenüber. Die Kluft zwischen Angebot (Schweigepflicht) und Nachfrage (Informationsinteresse) ist dabei nicht immer mit realen Fakten überbrückbar. Schließlich gilt es, die Kosumenten zu befriedigen. Kunden, die durchaus ihren konsumierten Medienbeitrag kritisch kommentieren wollen - Soziale Medien und Lesereporter.

19.3.1 Erster Faktenimpuls an die Medien durch die Leitstelle

Ende 1997 wurde durch die Verantwortlichen in den damaligen Leitstellen des Roten Kreuzes im Zentralraum Innsbruck und in weiterer Folge in Kufstein und Osttirol das Presse-SMS über ein eigenes Paging-System installiert. Das Rote Kreuz war zuständig für die Disposition des Rettungsdienstes in Tirol – bodengebunden und in der Luft. Internet, mobiles WLAN oder mobile Telefone in der aktuellen Ausstattung und Qualität waren in dieser Zeit noch nicht oder kaum existent und mit der heutigen Netzabdeckung nicht vergleichbar.

Mit dem Presse-SMS erhielten Redaktionen und Journalisten praktisch automatisiert erstmals proaktiv durch eine Tiroler Einsatzorganisation zeitnah zum Ereignis entsprechende Informationen nach einem klar definierten Kriterienkatalog. Telekomtechnisch waren maximal nur 60 Zeichen pro Nachricht möglich, der Pressealarm wurde nach einem eigenen Indikationskatalog rund fünf Minuten nach dem Ereignis durch den verantwortlichen Disponenten ausgelöst. Die Informationen umfassten Ort, Einsatzanlass, Anzahl Verletzte, eingesetzte Kräfte. Ob und wen die Redaktion dazu entsendete, war allein Angelegenheit der Medien. Gleichzeitig gab es vonseiten des Roten Kreuzes keine Garantie, dass der gemeldete Einsatz medial auch sinnvoll verwertbar war. Rückfragen zum Zeitpunkt des Presse-Alarms waren nicht gestattet, was zu einer spürbaren Entlastung der relativ kleinen Leitstellen »in der Stresszeit der Einsatzkoordination« führte. Etwaige Rückfragen konnten erst nach Beendigung des Einsatzes getätigt werden.

Die Folge war eine deutliche Verbesserung der aktiven medialen Wahrnehmung des Rettungsdienstes in den entsprechenden Regionen. Nach Auflassung des Paging-Systems durch die Telekom und nach Intensivierung der Nutzung des Internets wurde das System auf SMS auf Mobiltelefone und ergänzend auf Email-Info umgestellt. Dieses proaktive Informationssystem wurde in weiterer Folge von der Tiroler Landesregierung für die Leitstelle Tirol übernommen, welche die Rotkreuz-Leitstellen übernahm, und den aktuellen Anforderungen angepasst.

19.3.2 Leitstelle Tirol

Von der Leitstelle Tirol aus (seit 2008 »Leitstelle Tirol GmbH«) werden nunmehr alle Tiroler Blaulichtorganisationen (mit Ausnahme der Polizei)

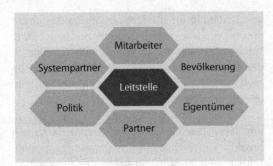

◧ **Abb. 19.1** Beispiel für Leitstellen Stakeholder Konstellation (Mayr 2014, S. 17)

alarmiert, koordiniert und disponiert und flächendeckend die Notrufnummern 122 (Feuerwehrnotruf), 144 (Rettungsdienstnotruf) und 140 (Alpinnotruf) entgegen genommen. Im Jahr 2014 wurden rund 350.000 Einsätze disponiert, mehr als 45 % fallen dabei auf Notfalleinsätze aller Art. Innerhalb von 24 h werden durchschnittlich 1400 Telefonate entgegen genommen.

Neben dem Erfüllen interner Qualitätsstandards in Bezug auf die Verantwortung gegenüber den Hilfesuchenden ist es für Leitstellen unumgänglich wichtig, kompetente Medienarbeit zu betreiben, ohne dabei ethische und datenschutzrechtliche Grenzen zu überschreiten. ◧ Abb. 19.1 zeigt das Umfeld einer Leitstelle und das damit verbundene Interesse der Öffentlichkeit, insbesondere der Medien, in Bezug auf Medienauskünfte aber auch in Bezug auf Beschwerden und Anfragen zu Einsätzen und Abläufen.

Die Leitstelle Tirol GmbH erweiterte seit 2008 den Ansatz zur proaktiven Medienarbeit in Zusammenarbeit mit den Systempartnern. Die von der Leitstelle disponierten Einsatzorganisationen legten fest, bei welchen Einsatzsituationen von der Leitstelle automatisch Presse-SMS versandt werden sollten, und definierten deren Inhalt, unter Einbezug ethischer und datenschutzrechtlicher Aspekte. So erfolgt beispielsweise keine Verständigung bei Suizid, zudem werden keine personenbezogenen Daten übermittelt. Die Leitstelle Tirol zieht aus dieser Neuerung zwar keinen direkten Nutzen, allerdings ist seither zu beobachten, dass sie verstärkt in den Medien wahrgenommen wird.

Die Kriterien zur Aufnahme in den Presseverteiler der Leitstelle Tirol sind:
- Presseausweis der jeweiligen Journalisten
- Funktionär einer Einsatzorganisation auf Bezirks- oder Landesebene

Zu den laufenden Einsätzen besteht mit den Pressevertretern ein »Gentlemen's Agreement«. Die Pressevertreter kontaktieren die Leitstelle nicht während laufender Einsätze, um die Abläufe nicht zu stören und zu unterbrechen. Gegebenenfalls kann am Tagesende ein kurzer Überblick über tagesaktuelle Einsätze gegeben werden, allerdings nur in grober Form. Für Detailanfragen wird an die jeweiligen Pressesprecher der Organisationen und aufgrund datenschutzrechtlicher Auflagen an die Polizei verwiesen. Die Landespolizeidirektion Tirol, Büro für Öffentlichkeitsarbeit, informiert aktiv über ihren Medienverteiler (regional und überregional) mehrmals täglich und zusätzlich anlassbezogen per Aussendung. Was Medien daraus machen, bleibt diesen überlassen und erkennt man an nachfolgendem Beispiel. Dabei kommt die Korrektur der Lokalität aufgrund neuer Erkenntnisse durch weitere exaktere Informationen von Anrufern und Rückmeldungen der Einsatzkräfte besonders zur Geltung.

19.3.3 Beispiel

PRESSE SMS Leitstelle Tirol: 21.02.2015, 06:53 Uhr
Presse LS Tirol: Ampass, A12 Richtung Arlberg, Verkehrsunfall mit eingeklemmter Person und mehreren Patienten
Einsatz- Presseinformation Email Leitstelle Tirol: Sa 21.02.2015 06:53 Uhr
EINSATZ - PRESSEINFORMATION:
Einsatzcode: SFW-29D4A
Einsatztext: Verkehrsunfall mit eingeklemmter Person und mehreren Patienten
Einsatzort: 6070 Ampass, A12 Richtung Arlberg
PRESSE SMS Leitstelle Tirol (aktuelle Information): 21.02.2015, 06:56 Uhr
Presse LS Tirol: Hall, B171a Tiroler Straße Ast Ampass/Tulfes, Verkehrsunfall mit eingeklemmter Person und mehreren Patienten

19.3 · Wie sieht die Außenwirkung von Organisationen durch ihre Medienarbeit aus?

199

19

Einsatz- Presseinformation Email Leitstelle Tirol (aktuelle Information): Sa 21.02.2015 06:58 Uhr
Einsatzcode: SFW-29D4A
Einsatztext: Verkehrsunfall mit eingeklemmter Person und mehreren Patienten
Einsatzort: 6060 Hall/Tirol, B 171a Tiroler Straße Ast Ampass/Tulfes

Dem Email-Auszug der Presseinformation der Landespolizeidirektion Tirol Büro Öffentlichkeitsarbeit von Sa 21.02.2015 um 13:47 Uhr können zum Unfallhergang folgende Informationen entnommen werden:

»Schwerer Verkehrsunfall in Hall iT (iT bedeutet »in Tirol«)

Am 21.02.2015 gegen 06:50 Uhr lenkte ein 52-jähriger Mann aus dem Bezirk Landeck seinen PKW in einem durch Alkohol beeinträchtigten Zustand (1,26 Promille) auf der Haller Innbrücke (Gemeindegebiet 6060 Hall iT) in nördliche Richtung. Der Lenker befand sich alleine im Fahrzeug. Zum gleichen Zeitpunkt lenkte ein 21-jähriger Mann aus dem Bezirk Innsbruck-Land seinen PKW auf der Haller Innbrücke in südliche Richtung. Im Fahrzeug des 21-Jährigen, der vor der Fahrt Alkohol und Suchtmittel konsumiert haben dürfte, befanden sich vermutlich noch 5 weitere Insassen im Alter zwischen 19 und 24 Jahren.

Aus bisher noch ungeklärter Ursache kam es in der Folge zwischen den beiden Fahrzeugen zu einer Kollision. Der 21-jährige Lenker wurde dabei in seinem Fahrzeug eingeklemmt und musste von der Freiwilligen Feuerwehr Hall iT mittels Bergeschere aus dem total beschädigten Fahrzeug befreit werden. Er wurde unbestimmtes Grades verletzt und mit dem Notarzthubschrauber in die Klinik nach Innsbruck geflogen. Der 52-jährige Lenker und die Insassen im PKW des 21-Jährigen wurden ebenfalls unbestimmten Grades verletzt und nach der Erstversorgung in die Krankenhäuser Hall iT, Schwaz und Innsbruck verbracht. An beiden Fahrzeugen entstand Totalschaden. Die Erhebungen zur genauen Unfallursache sind noch Gegenstand weiterer Ermittlungen.

Im Einsatz waren:

— 6 Rettungstransportwagen (RTW): Stützpunkte Hall iT und Innsbruck
— 1 Notarzteinsatzfahrzeug (NEF): Stützpunkt Hall iT
— 1 Notarzthubschrauber
— 3 Fahrzeuge der Freiwilligen Feuerwehr: Hall iT (20 Personen)
— 3 Fahrzeuge der Freiwilligen Feuerwehr: Ampass (22 Personen)
— 3 Fahrzeuge der Polizei«

Innerhalb kürzester Zeit waren – wohl aufgrund der Unfallzeit am frühen Vormittag und der relativ leicht und schnell erreichbaren Örtlichkeit (knapp zehn Minuten von der Landeshauptstadt und damit von den meisten Redaktionen nicht weit entfernt) – erste Meldungen online, die natürlich mit den gängigen sozialen Medien verlinkt waren.

Der Online-Auftritt der Tiroler Tageszeitung titelte in einer ersten Meldung: »Sieben zum Teil Schwerverletzte bei Frontalkollision in Hall / Tiroler Tageszeitung Online … Zwei Autos prallten in der Fahrbahnmitte zusammen. Zwei Personen mussten aus den Wracks geschnitten werden.« (▶ http://www.facebook.com/TirolerTageszeitung – Erste Veröffentlichung des Links auf ▶ http://www.tt.com/panorama/unfall/9668581-91/alk-unfall-mit-sieben-verletzten-in-hall.csp - Zugriff am 21.02.2015, ca. 13:00 Uhr).

Diese Meldungen wurden entsprechend kommentiert. So waren beispielsweise die Namen der Betroffenen durch die eigenen »Freunde« im Klartext nachlesbar und vermittelten entsprechende Anteilnahme unter den Bekannten und Freunden der Opfer. Die Qualität der Postings änderte sich schlagartig, nachdem die Tiroler Tageszeitung ihre Information mit einer möglichen Alkoholisierung der Unfalllenker (laut Polizeiaussendung) update: »Update zum Unfall in Hall: Beide Unfalllenker waren laut Polizei alkoholisiert. »Kollision in Hall forderte sieben Verletzte bei Frontalkollision in Hall / Tiroler Tageszeitung Online … Zwei PKW, gelenkt von jeweils offenbar alkoholisierten Autofahrern, prallten in der Fahrbahnmitte zusammen. Zwei Personen mussten aus den Wracks geschnitten werden.« Die Postings gehen dabei von »Geschieht den Opfern schon recht, wenn sie betrunken fahren« bis hin zu »Lebenslanger Strafe und zehnjährigem verpflichtenden Gratisdienst in einer Unfallnotaufnahme als therapeutische Maßnahme gegen betrunkenes Fahren« und zeigen deutlich den plötzlichen Emotionswechsel der (vermutlich) unbeteiligten Konsumenten. (► http://www.facebook. com/TirolerTageszeitung – Aktualisierte Veröffentlichung des Links auf ► http://www.tt.com/panorama/ unfall/9668581-91/alk-unfall-mit-sieben-verletzten-in-hall.csp - Zugriff am 21.02.2015, ca. 19:00 Uhr)

In der Printausgabe am Sonntag zeigt die Tiroler Tageszeitung diesen Unfall, neben der Erwähnung eines weniger eindrucksvollen Unfalls im letzten Absatz, in einem Beitrag (Tiroler Tageszeitung Nummer 53, Sonntag, 22. Februar, Seite 10). Text, Bilder und Videos auf der Online-Seite ► www.tt.com (► http://www.tt.com/panorama/ unfall/9668581-91/alk-unfall-mit-sieben-verletzten-in-hall.csp Zugriff am 22.02.2015) waren jedoch nur vom »spektakuläreren« Unfall in Hall zu finden, wie auch in der lokalen Bundesland-Nachrichtensendung des Österreichischen Rundfunks ORF-Tirol heute.

Die Tiroler Krone, die Bundeslandausgabe der Kronenzeitung, der mit Abstand am weitest verbreiteten und auflagenstärksten Zeitung in Österreich (Österreichische Auflagenkontrolle, 2. Halbjahr 2014) betitelt ihren zweiseitigen Bericht am 22.02.2015 »Sieben Verletzte bei Horror-Unfall auf Innbrücke – Alkohol und Drogen im Spiel. Kollision mitten auf der Fahrbahn. Lenker (21) musste aus seinem Wrack geschnitten werden.« (S. 18–19) Auch hier findet der weniger spektakuläre Unfall der Nacht zuvor nur im Kurzmeldungsblock auf Seite 19 unter dem Titel: »Crash mit 2 Promille« Platz.

19.4   Presseanfragen beantworten oder nicht

Im Sinne einer guten Zusammenarbeit ist es wichtig, den Anfragen der Pressevertreter nachzukommen und sie nicht im Gefühl, »unbeantwortet« geblieben zu sein, zu belassen. Eine Beantwortung einer Presseauskunft in der Leitstelle könnte sich beispielsweise wie folgt darstellen: »Ich bitte Sie um Verständnis, die Einsatzkräfte befinden sich noch im Einsatz. Es sind zwei Rettungsfahrzeuge, Notarzt und Feuerwehr unterwegs zum Einsatzort. Uns sind derzeit keine weiteren Informationen bekannt.« Hier sollten durchaus auch die aktuel-

len und vor allem schnell abrufbaren Einsatzmittel durch den autorisierten Mitarbeiter der Leitstelle genannt werden. Aber: Eine detailliertere Information ist zu diesem Zeitpunkt nicht möglich und zielführend, weil sich die Situation vor Ort in vielen Fällen einsatztaktisch verändern kann. Damit ist die Anfrage primär beantwortet und für den Pressevertreter erstmals verwertbar.

■ **Keine Antwort ist auch eine Antwort**

Aber eine schlechte. Es wäre falsch, überhaupt keine Auskunft zu geben. Daraus könnte eine einseitige und nicht reversible Berichterstattung resultieren, da sich das wahrgenommene Bild der Medienvertreter bereits unabänderlich darstellt. Eine zum entsprechenden Zeitpunkt eingeschränkte Information, weil Entscheidendes möglicherweise noch nicht oder nur unzulänglich bekannt ist, ist hier im Gesamten hilfreich. Ein »Wir-liefern-Informationen-später-nach« muss zeitnah unbedingt eingehalten werden. Wenig sinnvoll und unbedingt abzulehnen sind bewusst kommunizierte falsche Informationen.

Wichtig für die eigenen Mitarbeiter sind fachspezifische Schulungen und Medientrainings. Sie bereiten die verantwortlichen Mitarbeiter auf die entsprechenden Anfragen unter Zeitdruck vor und erklären ihnen die dahinterliegenden Mechanismen. Kompetente und gut erreichbare Ansprechpartner für Medien- und Öffentlichkeitsarbeit sind für alle Beteiligten, Mitarbeiter, Systempartner und Berichterstatter hilfreich und notwendig. In der Rotes Kreuz Tirol gemeinnützigen Rettungsdienst GmbH ist ein Pressesprecher über eine Medienhotline rund um die Uhr erreichbar. Bei Bedarf können Beteiligte und Experten – sofern dies möglich, notwendig und sinnvoll ist – laufend hinzugezogen werden, um sowohl über aktuelle Themen als auch Schwerpunktthemen zu informieren.

19.5   Medien beeinflussen die Menschen

Medien beeinflussen unsere Kognitionen, Emotionen und in weiterer Folge unser Verhalten auf unterschiedliche und vielfältige Weise. Sie machen bestehende Gedächtnisinhalte leichter zugänglich, sind Quellen neuen Wissens und Verhaltensstrukturen und ändern Einstellungen durch persuasive Botschaften bis hin zur Beeinflussung unserer emotionalen Reaktion. Probleme entstehen meist dann, wenn das über die Medien verbreitete Bild der Realität Verzerrungen aufweist (z. B. Verbreitung von Stereotypen). Eine proaktive Medienarbeit kann dazu beitragen, positive Rollenvorbilder zu transportieren.

Allen im prähospitalen, hospitalen und sicherheitstechnischen Bereich tätigen Personengruppen ist zu vermitteln, dass Menschen mit kaum einer anderen Tätigkeit mehr Zeit verbringen als mit Mediennutzung. Die Form der Massenkommunikation erfolgt dabei einseitig, also ohne möglichen Einfluss von Rezipienten auf Kommunikatoren. So sind viele Gefühle, Gedanken und Handlungen von der Mediennutzung geprägt.

Die Medienpsychologie beschäftigt sich mit der Medienselektion, der Medienrezeption und der Medienwirkung bezogen auf das psychologische Trias: Kognition, Verhalten und Emotion (Trepte und Reinecke 2013, S. 15). Beschrieben, erklärt und prognostiziert werden dabei das Erleben und Verhalten, das mit Medien verknüpft ist bzw. das aufgrund oder während der Mediennutzung stattfindet.

Die Medienselektion (Medienwahl) ist stark von Persönlichkeitsvariablen, Werten und Einstellungen geprägt und weist eine hohe Stabilität auf. Das Wertesystem einer Person ist sehr stabil und nur längerfristig veränderbar, da es durch die Sozialisation übertragen, geformt und gelernt wurde. Dennoch kann sich ein Wertesystem bezogen auf Lebens- und Arbeitswerte unterscheiden und wandeln.

Zudem zeigt sich eine starke Ausprägung von Werten und Präferenzen zwischen Personen und Gruppen, basierend auf dem psychologischen Konzept der Theorie der sozialen Identität (Trepte und Reinecke 2013, S. 63). Im Sinne der Selbstkategorisierung ordnen sich Menschen verschiedenen Gruppen zu und erleben so Identität mit dem Ziel positiver Selbstbewertung und Abgrenzung zu anderen Gruppen. In der Betrachtung von Medien im Notfallmanagement lässt sich sehr häufig eine einheitliche Medienwirkung auf die betroffenen Personengruppen erkennen: Das soziale Zusammengehörigkeitsgefühl wird gestärkt und die soziale Identität optimiert.

Für den Bereich der präklinischen Medienkommunikation ist deshalb zu empfehlen, dass alle beteiligten Personengruppen der Rettungskette näher zusammenrücken. Ihre berufliche Werthaltung – der Patient steht im Mittelpunkt (vgl. Eid des Hippokrates) – ist im Grunde identisch und ermöglicht eine gemeinsame Identifikation mit den Patienten und der damit verbundenen Berichterstattung. Kognitive Dissonanz (Störgefühl aufgrund Unvereinbarkeit von Wahrnehmung, Gedanken, Meinungen, Einstellungen und Absichten) könnte so verhindert werden.

19.6 Fazit für die Praxis

Um in der Medienkommunikation informieren aber auch unterhalten zu können, gilt es, ein gutes Verhältnis zwischen Medienvertretern und Vertretern der jeweiligen Einsatzorganisation zu finden, um deren unterschiedlichen Zielen gerecht werden zu können. Ein gewisser Grad an psychologischem Hintergrundwissen erleichtert dabei das Verständnis für die Diskrepanz zwischen Schweigepflicht, Transparenzinteresse und Informationsverpflichtung. Es gilt, quantitativ wie qualitativ gut vorbereitet mit medienwirksamen Ereignissen umzugehen.

Presseanfragen nicht zu beantworten, wäre fatal, weil sich damit die Berichterstattung unreflektiert, einseitig und nicht reversibel darstellt. In speziellen Trainings sollen Führungskräfte und Mitarbeiter auf die Gradwanderung zwischen Schweigepflicht und Informationstransparenz vorbereitet werden, um Anfragen im Notfallmanagement auch unter Zeitdruck rasch nachkommen zu können.

Proaktive, gut vorbereitete und transparente Medienarbeit, welche im besten Fall unter den Einsatzorganisationen als abgestimmt gilt, trägt im Notfallmanagement dazu bei, dass die Realität in den Medien eins zu eins abgebildet wird.

Didaktische Anregungen

- Für akute Medienereignisse benötigen Einsatz- und Gesundheitsorganisationen kompetente Mitarbeiter und standardisierte Pläne zur richtigen Vorgehensweise im professionellen Umgang mit Medien.
- Nicht nur Medienarbeit an und für sich muss gut vorbereitet sein, sondern auch jene Mitarbeiterinnen und Mitarbeiter, die unter Zeitdruck mit Presseanfragen konfrontiert werden, um die Gratwanderung zwischen Schweigepflicht und Informationstransparenz bewältigen zu können.
- Alle in der Rettungskette beteiligten Personengruppen haben ähnliche Werthaltungen und verfolgen das Ziel der Patientensicherheit. Eine proaktive, gemeinsam abgestimmte und eloquent durchgeführte Medienarbeit aller Prozesspartner ist daher zu empfehlen. Sie steigert die positive Außenwirkung aller beteiligten Organisationen und deren Akzeptanz in der Bevölkerung.

Leitgedanken

- Im Sinne der Patientensicherheit gilt es, Medien eine professionelle und reflektierte Auskunft zu geben, ohne ethische (Persönlichkeitsrechte) und rechtliche Aspekte (Datenschutz) zu verletzen.
- Um eine einseitige und zweifelhafte Berichterstattung zu vermeiden, ist bis zu einem gewissen Grad mit »offenen Karten« zu spielen und ein gutes Verhältnis zu Medienvertretern zu entwickeln.
- Medien beeinflussen unsere Kognitionen, Emotionen und unser Verhalten. Probleme entstehen dann, wenn das über die Medien verbreitete Bild der Realität Verzerrungen aufweist (z. B. Stereotypen). Eine proaktive Medienarbeit von Einsatzorganisationen kann dazu beitragen, positive

Rollenvorbilder zu transportieren. Dies fördert das Vertrauen in die Einsatzorganisationen und kann zudem persönlichkeitsbildend wirken.

Literatur

Ausserer J, Schwamberger J, Preloznik R et al. (2014) Anleitung zur erfolgreichen Medienarbeit in Krankenhäuser und Rettungsdienste. Anaesthesist 63:338–346

Fromm B, Baumann E, Lampert C (2011) Gesundheitskommunikation und Medien. Medienpsychologie. Konzepte-Methoden- Praxis. Verlag W. Kohlhammer, Stuttgart

Hagmann V, Kluge A, Ritzmann S (2011) High Responsibility Teams- Eine systematische Analyse von Teamarbeitskontexten für einen effektiven Kompetenzerwerb. Journal Psychologie des Alltagshandelns/Psychology of everyday Activity, Vol. 4/No.1, ISSN 1998–9970

Mayr B (2014) Ausbildungsrichtlinien für das Berufsbild des Leitstellendisponenten. Donauuniversität Krems, Masterthesis

Österreichische Auflagenkontrolle (ÖAK) - Auflagenliste 2. Halbjahr 2014 (veröffentlicht am 24.02.2015)

Trepte S, Reinecke L (2013) Medienpsychologie. Verlag W. Kohlhammer, Stuttgart

19

Recht im Einsatz – Klarstellungen für ein sicheres Arbeitsumfeld und zur Risikominimierung

Michael Halmich

A. Neumayr et al. (Hrsg.), *Risikomanagement in der prähospitalen Notfallmedizin*,
DOI 10.1007/978-3-662-48071-7_20, © Springer-Verlag Berlin Heidelberg 2016

20

In der präklinischen Notfallmedizin erlangen rechtliche und ethische Dimensionen zunehmend an Bedeutung. Für Sanitäter und Notärzte ist es unumgänglich, sich mit den einschlägigen Rechtsvorschriften zu beschäftigen. Das Einsatzgeschehen muss nicht nur den medizinischen Anforderungen entsprechen, sondern auch den »Spielregeln des Staates« gerecht werden. Inhalt dieses Beitrages sind die Rechtsgrundlagen im Einsatz. Diese reichen vom Herstellen der Einsatzbereitschaft, der Alarmierung und Anfahrt bis zu Rechtsfragen der Patientenversorgung, der Transportentscheidung und der Übergabe in der Klinik. Darüber hinaus werden »heikle« Einsatzsituationen, wie etwa der Umgang mit psychiatrischen Patienten, mit Patientenverfügungen und Gewaltsituationen, diskutiert und Haftungsfragen klargestellt. Die Beschäftigung mit dem geltenden Rechtsrahmen dient neben der Patienten- und Mitarbeitersicherheit vorwiegend der Risikominimierung und ist daher wesentliches Fundament des Qualitäts- und Risikomanagements.

20.1 Einleitung

Sanitäter und Notärzte, welche dem Mythos »Not kennt kein Gebot« Glauben schenken, werden gleich zu Beginn dieses Beitrages enttäuscht. Die (Notfall-)Patientenversorgung beruht zwar auf sanitätsdienstlichen/medizinischen Grundlagen, doch geben auch rechtliche Rahmenbedingungen gewisse »Spielregeln« vor, die bei der Ausübung der Tätigkeit keinesfalls vernachlässigt werden dürfen. Da rechtliche und ethische Fragen, insbesondere im Fokus von Risikomanagement, zunehmend an Bedeutung erlangen, wird in diesem Beitrag ein Überblick über die relevanten österreichischen Rechtsgrundlagen gegeben, werden ausgewählte »heikle« Einsatzsituationen beschrieben und Haftungsfragen geklärt. Patienten- und Mitarbeitersicherheit benötigt ein grundlegendes Fehler- und Sicherheitsbewusstsein, rechtliche Absicherung durch Gesetze sowie Haftpflichtversicherungen der Gesundheitsorganisationen.

20.2 Recht im Einsatz – eine systematische Abhandlung

Rechtsfragen stellen sich in jeder Lage des Einsatzgeschehens. Um den Einsatzablauf systematisch aufzubereiten, orientiert sich der Aufbau dieses Kapitels an den für den Rettungs- und Notarztdienst typischen Statusmeldungen. Letztere werden zu festgelegten Zeitpunkten im Einsatz abgegeben: Anfahrt zum Notfallort, Eintreffen beim Patienten, Transport zum Zielkrankenhaus etc. (Halmich 2012, S. 95ff). Vorangestellt wird ein Kapitel zur Struktur des österreichischen Rettungssystems und zur Rettungskette.

20.2.1 Organisatorische Vorkehrungen

Es gehört zum öffentlichen Versorgungsauftrag, in medizinischen Notfällen rasch Hilfe zu erhalten. Das österreichische Rettungs- und Notarztwesen ist daher Teil der Daseinsvorsorge. Nach der österreichischen Bundesverfassung fällt das Rettungswesen in die Regelungskompetenz der Länder, sodass es in Österreich neun (teils unterschiedliche) **Landesrettungsdienstgesetze** gibt. Diese regeln die Organisation, Struktur und Finanzierung des Rettungswesens für jedes Bundesland. Die Besorgungspflichten werden auf Gemeinden und Länder aufgeteilt (Gemeinde: regionaler Rettungsdienst; Land: überregionaler Rettungsdienst, Notarztwesen, Bewältigung von Großschadensereignissen). Dabei haben die Gebietskörperschaften die Möglichkeit, die Aufgaben entweder selber zu besorgen (z. B. Wiener Berufsrettung) oder geeignete private Organisationen (gemeinnützige GmbHs, Vereine) damit zu beauftragen. Bei Letzteren gelten die Regelungen über die öffentliche Ausschreibung.

Maßgebliche Größe für die Strukturqualität und die Infrastruktur des Rettungs- und Notarztdienstes ist die **Hilfsfrist**. Darunter versteht man die Zeit zwischen dem Eingehen einer Notrufmeldung in der Leitstelle und dem Eintreffen des Rettungsmittels am Ort des Geschehens. Im Gegensatz zu einigen unserer Nachbarländer ist in Österreich die Hilfsfrist in den überwiegenden Landesrettungsdienstgesetzen nicht geregelt, wobei unter den Verantwortlichen Einigkeit darüber besteht, dass ein Eintreffen am Notfallort in ganz Österreich innerhalb der internationalen Hilfsfrist von 15 Minuten anzustreben ist (Halmich 2015, S. 36). Eine optimale Patientenversorgung setzt eine nahtlos funktionierende Rettungskette, bestehend aus Erster Hilfe durch Laien und/oder Professionisten, einem organisierten Rettungs- bzw. Notarztdienst sowie einer Weiterbehandlung in einer geeigneten Versorgungseinrichtung voraus.

20.2.2 Dienstantritt, Einsatzbereitschaft

Für Sanitäter und Notärzte gilt, dass ein Dienstantritt nur dann möglich ist, wenn die **Diensttauglichkeit** vorliegt. Dies gilt unabhängig davon, in welchem rechtlichen Verhältnis der Mitarbeiter zur Organisation steht (Hauptamt, Ehrenamt, Zivildienst etc.). Diese Tauglichkeit liegt vor, wenn die tätigkeitsrelevanten Anforderungen an die jeweilige Berufsgruppe fachgerecht ausgeübt werden können. Sie unterteilt sich in eine physische, eine psychische und eine fachliche Komponente (Halmich 2012, S. 96ff). Einschränkungen der Diensttauglichkeit unterliegen einer unverzüglichen Meldepflicht gegenüber dem Vorgesetzten. Ein Nichtmelden kann Haftungsfolgen auslösen. Nimmt ein Kollege eine Dienstuntauglichkeit eines Kollegen wahr, gelten ebenso Meldepflichten.

Die **Arbeitszeiten** unterliegen bei hauptamtlichem Personal strengen arbeitsrechtlichen Regelungen: Sanitäter dürfen maximal 12 h täglich und maximal 60 h wöchentlich aufgrund der Arbeitsbereitschaft nach dem Arbeitszeitgesetz arbeiten. Für freiberuflich tätige Notärzte gibt es keine Arbeitszeitgrenzen; für in Krankenanstalten Tätige gelten die Grenzen des Krankenanstalten-Arbeitszeitgesetzes. Für ehrenamtliche Mitarbeiter gibt es keinen gesetzlichen Schutz. Deren maximale Dienstdauer orientiert sich maßgeblich an der Diensttauglichkeit. Vernünftigerweise wird von einer maximalen 24 h Dienstzeit ausgegangen.

Die Herstellung der **Einsatzbereitschaft** umfasst die Überprüfung des technischen und medizinischen Equipments auf ihre Funktionstüchtigkeit, das Tragen der persönlichen Sicherheitsausrüstung (Einsatzbekleidung), das Mitführen der Einsatz-Alarmierungssysteme und das Einsatzbereit-Melden gegenüber der Leitstelle. Nach dem Medizinproduktegesetz (MPG) darf nur eingeschultes Personal Medizinprodukte (MP) verwenden. Jeder Mitarbeiter hat sich vor der Anwendung eines MP von der Funktionstüchtigkeit, Betriebssicherheit und dem ordnungsgemäßen Zustand zu überzeugen, sodass ein »Fahrzeugcheck« vor jedem Dienstantritt durchzuführen ist. Die im Dienst befindliche Mannschaft zeichnet für das ordnungsgemäße Funktionieren der MP im Einsatz verantwortlich. MP, die Probleme aufweisen, sind außer Betrieb zu nehmen und deren Reparatur ist in Auftrag zu geben. Eigenmächtiges Reparieren ist nicht gestattet, da das MPG klar regelt, dass nur »fachlich geeignetes Personal«, welches unter Einhaltung der strengen Vorgaben des MPG arbeitet, zur Reparatur autorisiert ist.

Das verpflichtende Tragen der persönlichen Sicherheitsausrüstung (PSA) dient dazu, Mitarbeiter gegen eine Gefahr für ihre Sicherheit oder Gesundheit bei der Arbeit zu schützen. Die PSA ist von der Einsatzorganisation zur Verfügung zu stellen. Die Details zur Ausgestaltung der PSA sind in Europäische Normen (z. B. EN 344, EN 471) festgelegt.

20.2.3 Alarmierung und Anfahrt

Die Landesrettungsdienstgesetze regeln, dass ständig erreichbare **Rettungsleitstellen** eingerichtet sein müssen, welche die Notrufnummer 144 entgegennehmen und Notrufe abwickeln. Zusätzlich gibt es den Euronotruf 112, welcher an die nächstgelegene Polizeiinspektion weitergeleitet wird.

Die Aufgabe der Leitstelle liegt darin, Notrufmeldungen entgegenzunehmen, deren Dringlichkeit einzustufen und ein konkretes Rettungsmittel (Sanitäter- bzw. Notarzt-besetzt) zu alarmieren. Die Dringlichkeitseinstufung ist eine Entscheidung des Disponenten aufgrund der telefonischen Schilderung und gilt bis zum persönlichen Erstkontakt der Rettungskräfte mit dem Patienten.

Der Ausspruch seitens der Leitstelle, einen Einsatzort mit Sondersignal (Blaulicht) anzufahren, stellt lediglich eine Empfehlung dar. Nach der Straßenverkehrsordnung (§ 26 StVO) dürfen **Ein-**

20

satzfahrzeuge ihre Sondersignale nur dann verwenden, wenn »Gefahr im Verzug« besteht. Als Beispiele werden etwa Fahrten zum und vom Ort der dringenden Hilfeleistung genannt. Darüber hinaus darf das Sondersignal aus Gründen der Verkehrssicherheit auch am Ort der Hilfeleistung (also auch bei nicht dringlichen Einsätzen) verwendet werden. Wann nun eine derartige Gefahrensituation vorliegt, die ein Verwenden der Sondersignale erlaubt, ist nicht klar definiert. Eine Orientierung am Notfallpatientenbegriff nach dem Sanitätergesetz (§ 10 SanG) ist sinnvoll. Dies sind Patienten, bei denen im Rahmen einer akuten Erkrankung, einer Vergiftung oder eines Traumas eine lebensbedrohliche Störung einer vitalen Funktion eingetreten ist, einzutreten droht oder nicht sicher auszuschließen ist. Aus Patientenschutzgründen wird es aber auch unterhalb dieser »Notfallpatientendefinition« Indikationen für einen raschen Kliniktransfer geben, sodass ein Blaulichteinsatz nicht nur dem Notarzt vorbehalten ist.

20.2.4 Präklinische Patientenversorgung

■ **Eingesetzte Berufsgruppen**

Bezieht man sich auf die Rettungskette der Erste-Hilfe-Ausbildung in Österreich, so sind in die präklinische Patientenversorgung neben Ersthelfern professionell agierende Sanitäter und Notärzte im Einsatz. Die im Strafgesetzbuch (StGB) zu findende Norm »**Unterlassung der Hilfeleistung**« verpflichtet den Ersthelfer zur offensichtlich erforderlichen und zumutbaren Hilfeleistung bei drohender Lebensgefahr. Um Ängste zu nehmen, muss aus rechtlicher Sicht betont werden, dass es bis dato in Österreich keine einzige Verurteilung wegen Zwischenfälle bei geleisteter Erster Hilfe durch Laien gegeben hat; jedoch wegen unterlassener Hilfeleistung schon zahlreiche!

Die nach dem Sanitätergesetz (SanG) ausgebildeten **Rettungs- bzw. Notfallsanitäter** haben unterschiedlich weitreichende Befugnisse. Die Tätigkeit als Sanitäter kann ehrenamtlich, als Zivildienstleistender, als Soldat im Bundesheer oder Angehöriger des sonstigen öffentlichen Dienstes sowie berufs-

mäßig ausgeübt werden, wobei für alle die gleichen fachlichen Anforderungen gelten.

Bei Erlassung des SanG im Jahr 2002 wurde vom Gesetzgeber festgelegt, dass Rettungssanitäter für die eigenverantwortliche Versorgung und Betreuung kranker, verletzter und sonstiger hilfsbedürftiger Personen einzusetzen sind, die medizinisch indizierter Hilfe bedürfen. Im Gegensatz dazu sollte durch die Schaffung des Notfallsanitäters einerseits dem (Not-)Arzt am Einsatzort ein professioneller Assistent zur Seite gestellt werden, andererseits dieser bis zum Eintreffen (not)ärztlicher Hilfe qualifiziertere Erstmaßnahmen als Rettungssanitäter einleiten können. Diesem Gedanken wurde auch durch die Schaffung der Notfallkompetenzen Rechnung getragen: Nach entsprechend aufbauender Ausbildung ist es Notfallsanitätern erlaubt, selbstständig Medikamente zu verabreichen, periphere Venen zu punktieren und kristalloide Lösungen zu infundieren sowie eine endotracheale Intubation ohne Prämedikation und eine endotracheale Vasokonstriktorapplikation durchzuführen. Für alle Sanitäter gilt, dass sie bei entsprechend kritischem Patientenzustand unverzüglich einen (Not-)Arzt anzufordern haben.

Die Praxis zeigt jedoch ein anderes Bild: So finden sich in Österreich auf nicht-arztbesetzten Rettungsmitteln (RTW) vorwiegend Rettungssanitäter, die trotzdem zu jeglichen Notfällen (mit-)alarmiert werden. Vor allem in ländlichen Gebieten sind dann lange Zeitspannen bis zum Eintreffen des Notarztes (15–20 Minuten sind dabei keine Seltenheit) durch Rettungssanitäter zu überbrücken. Dieses System war vom Gesetzgeber so nicht beabsichtigt. Vielmehr sind nicht-arztbesetzte Rettungsmittel in Österreich, welche für Notfälle zurückgehalten werden, mit mindestens einem Notfallsanitäter (bevorzugend mit Notfallkompetenzen) zu besetzen.

Notärzte sind Ärzte für Allgemeinmedizin, Fachärzte jeglicher Richtung oder approbierte Ärzte, die einen entsprechenden Lehrgang absolviert haben. Ob dieser Lehrgang mit einem 60 h Mindestumfang den Anforderungen der modernen Notfallmedizin gerecht wird, ist immer wieder Gegenstand lebhafter Diskussionen (z. B. von Fachgesellschaften wie der Österreichischen Gesellschaft für Anästhesiologie, Reanimation und Intensivmedizin (ÖGARI), der Österreichischen Gesellschaft für Notfall- und Katastrophenmedizin (ÖNK), der Österreichischen Gesellschaft für Ethik und Recht in der Notfall- und Katastrophenmedizin (ÖGERN) aber auch der Österreichischen Ärztekammer). Für sämtliche in der präklinischen Notfallmedizin Tätigen gelten gesetzliche Fortbildungsverpflichtungen, die bei Nichteinhaltung auch den Verlust der Berechtigung nach sich ziehen.

Zur Teamarbeit ist hervorzuheben, dass alle involvierten Professionisten (Sanitäter, Notärzte) darauf vertrauen können, dass der jeweils andere im Einsatzteam seine rechtmäßig erworbenen Kompetenzen auch tatsächlich beherrscht. Lediglich, wenn Anhaltspunkte erkennen lassen, dass ein in die Versorgung Eingebundener seinen Anforderungen nicht gewachsen ist, gelten – bei sonstiger Haftung – Warn- und Eingriffspflichten der Übrigen (Halmich RdM 2012, S. 128).

- **Patienten und ihre Rechte**
Patientenrechte schützen und unterstützen den Patienten bei der Inanspruchnahme von Gesundheitsdienstleistungen jeglicher Art, so auch im Rettungswesen. Sie finden sich in den diversesten Gesetzen wieder, da es in Österreich kein einheitliches Patientenrechtegesetz gibt. Bund und Länder haben jedoch eine Patientencharta in Form einer 15a-Vereinbarung abgeschlossen, welche zwar keine unmittelbaren Rechtsansprüche für Patienten einräumt, aber eine politische Signalwirkung setzt. Sie umfasst ein Recht auf Behandlung »state of the art«, auf Achtung der Würde und Integrität, auf Selbstbestimmung und Information sowie auf Dokumentation. Darüber hinaus sieht sie besondere Bestimmungen für vulnerable Personengruppen, für die Vertretung von Patienteninteressen und zur Durchsetzung von Schadenersatzansprüchen vor (Halmich 2015, S. 35).

Hinsichtlich der präklinischen Patientenversorgung ergeben sich keine Abweichungen der Patientenrechte zum herkömmlichen Verständnis. Das Fundament der Patientenversorgung bildet neben der medizinischen Indikation die Einwilligung des Patienten. Es ist daher vom Grundsatz des »informed consent« auszugehen, sodass auch im präklinischen Patientenkontakt eine Aufklärung durchzuführen und eine Einwilligung einzuholen

ist. Es ist jedoch anerkannt, dass durch die Anforderungen der prähospitalen Notfallmedizin (Zeitdruck, Patient dem Einsatzteam meist unbekannt, Notsituation) diese Prinzipien im Einzelfall nicht überstrapaziert werden dürfen (Koppensteiner 2014, S. 54ff). Bei bewusstlosen Notfallpatienten ist in der Regel von einem Behandlungsauftrag auszugehen.

Bei Minderjährigen und Personen unter Sachwalterschaft ist eine Entscheidungssubstitution im Notfall durch autorisierte Vertreter (z. B. Obsorgeberechtigte, Sachwalter) nicht immer möglich. Die Einsatzteams stützen sich dabei auf das Rechtsinstitut der »Gefahr-im-Verzug«, welches eine Behandlung bzw. einen Transport auch ohne Einwilligung ermöglicht.

Werden Sanitäter und Notärzte im Einsatzgeschehen mit **Patientenverfügungen** konfrontiert, so entsteht oftmals Ratlosigkeit. Die das Selbstbestimmungsrecht stärkende Patientenverfügung wurde 2006 für Personen eingerichtet, die ihre Selbstbestimmung auch dann, wenn sie nicht mehr einsichts-, urteils- und äußerungsfähig sind, wahren möchten. Im Zustand der Einsichts- und Urteilsfähigkeit kann eine derartige Verfügung verfasst werden. Wurden die strengen Formvorschriften nach dem Patientenverfügungs-Gesetz (PatVG) eingehalten (ärztliche Aufklärung, juristische Belehrung, konkrete Umschreibung der Situation und der abzulehnenden Maßnahmen), so ist sie grundsätzlich für fünf Jahre verbindlich; ansonsten lediglich für die Entscheidungsfindung in der konkreten Behandlungssituation beachtlich. Da im Notfallgeschehen eine Beschäftigung mit der Patientenverfügung aus Zeitgründen nicht immer möglich ist, stellt der § 12 PatVG klar, dass die notfallmedizinische Intervention bei drohender Lebensgefahr einer Beschäftigung mit der Patientenverfügung vorgeht, sodass im Zweifel Reanimationsmaßnahmen zu starten sind, sofern hierfür eine Indikation gegeben ist.

Präklinische Zwangsanwendungen bei psychisch Kranken finden ihre Legitimation im Unterbringungsgesetz (UbG). Die Verbringung des Betroffenen vom Ort der Eskalation in die psychiatrische Abteilung erfolgt durch die Organe des öffentlichen Sicherheitsdienstes (Polizei) im Zusammenwirken mit den im öffentlichen Sanitätsdienst stehenden Ärzten oder Polizeiärzten. Lediglich bei Bedarf – also wenn der Patient eine sanitätsdienstliche/medizinische Betreuung benötigt oder es für ihn schonender ist – kann der Rettungs- bzw. Notarztdienst beigezogen werden. Medizinische Interventionen durch Notärzte sind nur bei gegebener medizinischer Indikation erlaubt, sodass eine »Zwangssedierung« auf Anraten der Polizei und fehlender Indikation (z. B. zum angenehmeren Transport) unzulässig ist (Halmich 2014, S. 117ff).

Mangels gesetzlicher Befugnisse üben Sanitäter und Notärzte grundsätzlich keine **Gewalt** gegenüber Patienten aus. Einzige Ausnahme ist die Notwehr/Nothilfe. Nach § 3 StGB ist es erlaubt, einen gegenwärtigen oder unmittelbar drohenden Angriff auf meine Person oder gegen Dritte mit angemessenen Mittel abzuwehren. Eine unverzügliche Beiziehung der Polizei ist in diesen Fällen dringend geboten.

kompetentes Weiterversorgungszentrum zu erfolgen. Oftmals ist eine telefonische Vorankündigung sinnvoll. Nach krankenanstaltenrechtlichen Regelungen besteht eine **Aufnahmepflicht** in öffentlichen Krankenanstalten bei Unabweisbarkeit (= Personen, deren geistiger oder körperlicher Zustand wegen Lebensgefahr oder wegen Gefahr einer sonst nicht vermeidbaren schweren Gesundheitsschädigung sofortige Anstaltsbehandlung erfordert; jedenfalls Frauen, wenn die Entbindung unmittelbar bevorsteht). Private Krankenanstalten sind dazu zu verpflichten, wenn eine öffentliche Krankenanstalt in einem ihrer Größe und der Zahl der Bevölkerung entsprechenden Ausmaß nicht besteht. Darüber hinaus haben alle Ärzte, also auch niedergelassene Ärzte mit Ordination, eine allgemeine erste Hilfeleistungspflicht gegenüber Jedermann bei drohender Lebensgefahr.

20.2.5 Transport versus Belassung

Die Entscheidung, einen Patienten zu transportieren oder zu belassen, kommt nicht nur (Not-)Ärzten, sondern auch Sanitätern zu, da im § 9 SanG ausdrücklich erwähnt wird, dass Sanitäter Personen zu versorgen und betreuen haben, die medizinisch indizierter Hilfe bedürfen. Selbstverständlich darf dies nicht überstrapaziert werden und sind Belassungsentscheidungen von Sanitätern nur bei offensichtlich fehlender Indikation zum Krankenhaustransfer geboten. In allen Zweifelsfällen haben Sanitäter ihren Transportauftrag wahrzunehmen und im Notfall unverzüglich einen Notarzt beizuziehen.

Belassungen durch Notärzte unterliegen deren autonomer fachlicher Einschätzung. Bei begründbarer fehlender Indikation für eine Krankenhauseinweisung (z. B. Versorgung durch Hausarzt am nächsten Tag ausreichend, Behandlung vor Ort mit Zuwarten der Symptombesserung zu Hause, Belassung zu Hause/im Heim bei palliativer Versorgung) ist ein derartiges Vorgehen sinnvoll und führt zur Entlastung der Spitalskapazitäten (vernünftiger Umfang mit knappen Ressourcen).

Ein **Patiententransport** hat stets in ein für das jeweilige Krankheitsbild oder Verletzungsmuster

20.2.6 Innerklinische Patientenübergabe

Die Verantwortung gegenüber dem Patienten endet für das präklinische Einsatzteam mit der **vollendeten Übergabe** an das klinische Behandlungsteam. Aus berufsrechtlichen Gründen und auch unter dem Aspekt einer nahtlosen Therapiefortsetzung bei entsprechend bedürftigen Patienten ist eine Übergabe nur an Angehörige medizinischer Berufe möglich, die über entsprechende Kompetenzen verfügen, Notfallpatienten eigenverantwortlich zu betreuen. Dies trifft auf Ärzte und Angehörige des gehobenen Dienstes für Gesundheits- und Krankenpflege jedenfalls zu.

Zentrales Element der Patientenübergabe ist der **Informationsaustausch**. Bereits vom Einsatzort aus sollten Sanitäter oder Notärzte eine Patienten-Vorankündigung mit ungefährer Eintreffzeit durchführen. Dadurch soll die Zielklinik in die Lage versetzt werden, entsprechende Vorbereitungen zu treffen. Hierzu gehören u. a. das Auslösen eines internen Alarmplanes mit Benachrichtigung sämtlicher notwendiger Fachdisziplinen sowie das Sicherstellen der OP- und Intensivstation-Kapazität.

Bei Ankunft in der Klinik empfiehlt sich eine **strukturierte Patientenübergabe** in der Aufnahme- und Erstversorgungseinheit bzw. im Schockraum. Eine Übergabe im Rettungsfahrzeug oder am Weg zum Behandlungsraum ist wenig effektiv und führt zu keiner Zeitersparnis. Eine Studie belegt, dass ohne strukturierter Übergabe eines schwerverletzten Patienten das innerklinische Ärzteteam nur noch 46 % der den Unfallhergang betreffenden Informationen, 34 % der Informationen bezüglich der Komorbiditäten des Patienten und nur 30 % der Angaben zum präklinischen Management wiedergeben konnten (Scott et al. 2003, S. 247ff). Die vollendete Übergabe lässt sich nicht auf einen Zeitpunkt festmachen, sondern findet sukzessive statt. Ist das präklinische Einsatzteam in die Behandlung nicht mehr involviert, kann es sich zurückziehen und die Einsatzbereitschaft wieder herstellen (Hellwagner 2014, S. 24). Hier endet dann die Verantwortung gegenüber dem Patienten. Das Notarztprotokoll soll dem klinischen Behandlungsteam in Kopie übergeben werden.

20.2.7 Einsatznachbereitung, Dokumentation, Einsatzbereitschaft wiederherstellen

Die **Einsatznachbereitung** dient der Wiederherstellung der Einsatzbereitschaft. Auf die Wichtigkeit der Dokumentation durch Sanitäter und Notärzte sei hier besonders hingewiesen, da diese nicht nur dazu beiträgt, die eigenen Handlungen zu reflektieren, sondern auch einen maßgeblichen Faktor bei der nachträglichen Rekonstruktion des Einsatzes darstellt (Haftungsfragen, fraglicher Verbleib von MP oder persönlichen Wertgegenständen des Patienten, involvierte Kräfte, Zuordnen von gesetzten Maßnahmen an konkrete Personen etc.).

Patienten haben ein **Recht auf Einsicht** in die Einsatzdokumentation; dies zehn Jahre lang und ohne Angaben von Gründen. Die Organisation hat dafür zu sorgen, dass über diese Zeitspanne die Einsatzdokumentation auffindbar bleibt.

20.3 Haftungsfragen

Haftungsfragen unterteilen sich einerseits in den zivilrechtlichen Schadenersatz und andererseits in die strafrechtliche Verantwortung. Das österreichische **Schadenersatzrecht** geht vom Grundsatz aus, dass jedermann das Risiko eigener Schäden selbst zu tragen hat und nur dann, wenn der Schaden rechtswidrig und schuldhaft durch einen Dritten verursacht wurde, entsprechend Ersatz von dieser Person (im Rahmen des Rettungsdienstes grundsätzlich von der Rettungsorganisation und nicht von den konkreten Mitarbeitern, da diese nicht Vertragspartner des Patienten sind) begehrt werden kann. Eine automatische Schadensüberwälzung bei Eintritt von Schäden ist daher ausgeschlossen.

Typische Risiken oder problematische Verhaltensweisen, die zum Schadenersatz führen können, sind bei Sanitätern etwa das rasante Fahren oder gefährliche Überholmanöver als Einsatzfahrer, eine Patientenversorgung entgegen der aktuellen Lehrmeinung (z. B. nicht korrekte Lagerung, Sauerstoffgabe trotz Bestehen einer Kontraindikation, Abbindung einer Extremität anstelle Blutstillung auf andere Art, Kompetenzüberschreitung, Nicht-Nachforderung bzw. Stornierung eines Notarztes trotz gegebener Indikation), eine unsorgfältige Verwahrung von Wertgegenständen während der Fahrt, ein Transport in eine falsche Krankenanstalt. Risikobehaftete Notarzt-Verhaltensweisen sind Patienten-Belassungen vor Ort trotz Behandlungsindikation, Medikamentenapplikation ohne ausreichender Abklärung von Kontraindikationen, Wahl einer Krankenanstalt, welche zur Behandlung des Krankheitsbildes nicht kompetent ist und dadurch bedingte Zeitverzögerung, Übergabe eines notarztpflichtigen Patienten an ein Sanitäterteam zum alleinigen Transport etc. Auch denkbar ist ein rechtswidriges Verhalten auf Organisationsebene, wie z. B. der Einsatz von nicht ausgebildetem bzw. nicht ausreichend qualifiziertem Personal, nicht behobene Fahrzeugmängel, nicht behobene Mängel im Bereich der Arzneimittel oder Medizinprodukte. Hat sich die Organisation, der Sanitäter bzw. der Notarzt jedoch sorgfaltsgemäß verhalten, so entfällt eine Haftung, auch wenn beim Patienten ein Schaden eingetreten ist (Halmich und Pilz 2015, S. 101f).

Parallel zur zivilrechtlichen Haftung, welche lediglich dem Schadensausgleich dient, besteht bei Zwischenfällen im Bereich der Patientenversorgung unter Umständen eine strafrechtliche Verant-

20

wortung. Im Bereich des Rettungs- und Notarztdienstes ist die Verwirklichung einiger Delikte, die sich im StGB finden, denkbar. So etwa die Delikte gegen Leib und Leben (Mitwirkung am Selbstmord, fahrlässige Tötung, fahrlässige Körperverletzung), Unterlassung der Hilfeleistung, eigenmächtige Heilbehandlung, Verletzung von Berufsgeheimnissen, Sachbeschädigung, Diebstahl oder Betrug. Wurde ein strafbares Verhalten gesetzt, hat der Staat den Verfolgungsanspruch. Ein entsprechendes Ermittlungsverfahren wird eingeleitet.

Aus der Praxis weiß man, dass Schadenersatzforderungen oder strafrechtliche Ermittlungsverfahren, welche die Notfallmedizin betreffen, kaum vorkommen. Dies liegt einerseits daran, dass wenige Patienten derartige Ansprüche erheben, und andererseits sich die gut etablierten Patientenanwaltschaften der Länder um eine außergerichtliche Einigung – ggf. unter Beteiligung der Versicherungen oder durch eine Abklärung durch den Patientenentschädigungsfonds – bemühen.

20.4   Fazit für die Praxis

Die Kenntnis von einschlägigen Rechtsvorschriften gehört zur Berufspflicht von Sanitätern und Notärzten, erleichtert die Einsatzbewältigung und führt dazu, dass Haftungsfälle vermieden werden können. Die Pflicht, sich dieses Wissen anzueignen, besteht nicht nur für die Professionisten selbst, sondern auch für die Entscheidungsträger sowie die Aus- und Fortbildungsverantwortlichen der Einsatzorganisationen. Die Beschäftigung mit Rechtsfragen im Einsatz stellt einen wesentlichen Beitrag zur Patienten- und Mitarbeitersicherheit dar und fungiert als Fundament des Risikomanagements.

Didaktische Anregungen
- Die Beschäftigung mit Rechtsfragen im Einsatz ist Bestandteil sowohl der Ausbildung als auch der laufenden Fortbildung, da sich das Wissen nach Abschluss der Basisausbildung besser verankern lässt. Dazu kommt, dass sich Rechtsvorschriften in der Zukunft auch ändern können.

- Das Wissen über eine rechtlich korrekte Vorgehensweise bei »heiklen Einsatzsituationen« sollte bevorzugt anhand eines praktischen Einsatzbeispiels trainiert werden.
- Wesentliche Voraussetzung für die gemeinsame Bewältigung von Einsätzen ist die Kenntnis der eigenen Kompetenzen. Sollte ein Fehler passieren, der einen Patientenschaden nach sich zieht, so ist Transparenz das oberste Gebot.

Leitgedanken
- Die rechtlich korrekte Vorgehensweise im Einsatz ist genauso Bestandteil der Lehrmeinung wie die fachliche Versorgung von Patienten. Ausreichende Kenntnisse über die Rechtsgrundlagen im Einsatz sind ein wesentliches Fundament für ein funktionierendes Qualitäts- und Risikomanagement.
- Das Berufsrecht gibt den Rahmen zur Tätigkeitsausübung vor und definiert die jeweiligen Kompetenzen. Jeder Sanitäter und Notarzt kann in der Teamarbeit darauf vertrauen, dass sich der jeweils andere korrekt verhält. Nur bei offensichtlichem Fehlverhalten gelten – aus Patientenschutzgründen – Warn- und Eingriffspflichten der Kollegen.
- Im Hinblick auf den Patienten steht das Selbstbestimmungsrecht im Vordergrund. Jede Behandlung/Versorgung setzt eine Einwilligung und Aufklärung voraus. Hiervon darf nur in begründeten Notsituationen abgegangen werden.

Literatur

Halmich M (2012) Kompetenzfragen der präklinischen Patientenversorgung. Tätigkeitsbereiche von Sanitätern und Notärzten. RdM 2012/88:124–128
Halmich M (2012) Recht für Sanitäter und Notärzte. Die Praxis der präklinischen Notfallversorgung. Manz, Wien

Halmich M (2014) Unterbringungsgesetz Praxiskommentar. proLIBRIS, Linz

Halmich M (2015) Rechtliche Überlegungen zur Systemoptimierung im österreichischen Rettungsdienst. In: ÖGERN (Hrsg) System- und Haftungsfragen in der Notfallmedizin. NWV, Wien/Graz, S. 31–44

Halmich M, Pilz S (2015) Haftungsfragen in der Notfallmedizin – gerichtliche vs. außergerichtliche Streitbeilegung bei Behandlungszwischenfällen. In: ÖGERN (Hrsg) System- und Haftungsfragen in der Notfallmedizin. NWV, Wien/Graz, S. 99–108

Hellwagner K (2014) Rechtsfragen im Schockraum – Nahtstellenmanagement in der prä- und innerklinischen Notfallmedizin. In: ÖGERN (Hrsg) Notfallmedizin: eine interdisziplinäre Herausforderung. NWV, Wien/Graz, S. 19–26

Koppensteiner S (2014) Die Aufklärungspflicht in der Notfallmedizin. In: ÖGERN (Hrsg) Notfallmedizin: eine interdisziplinäre Herausforderung. NWV, Wien/Graz, S. 49–56

Scott L, Brice J, Baker C, Shen P (2003) An analysis of paramedic verbal reports to physicans in the emergency department trauma room. Prehosp Emerg Care 7:247–251

CPR-Entscheidungen in der prähospitalen Notfallmedizin

Wolfgang Lederer

A. Neumayr et al. (Hrsg.), *Risikomanagement in der prähospitalen Notfallmedizin*,
DOI 10.1007/978-3-662-48071-7_21, © Springer-Verlag Berlin Heidelberg 2016

21

Beim nicht geschäftsfähigen Patienten und immer, wenn Gefahr-in-Verzug ist, entscheiden Notarzt und Notärztin durch ihre Garantenpflicht, welche Maßnahmen getroffen werden. Eine rechtsgültige Ablehnung von kardiopulmonalen Wiederbelebungs-(CPR)-Maßnahmen kann nur durch rechtswirksame Vorsorgevollmacht oder durch verbindliche Patientenverfügung gefordert werden. Vorausschauende Planung am Lebensende sollte über einen palliativen Behandlungsplan oder einen Palliativausweis auch festlegen, ob Reanimationsmaßnahmen und Einweisung in ein Krankenhaus vom Patienten erwünscht sind. Diese Hinweise sollten für den Notarzt als Entscheidungsbasis rasch einsehbar sein, sind aber nicht bindend. Ablehnung von CPR-Maßnahmen bedeutet nicht, dass auf medizinischen Beistand zur Linderung von Ängsten, Schmerzen oder Atemnot verzichtet werden darf. Ethische Entscheidungen am Notfallort sind immer situationsgebunden und können nicht allein nach dem erreichten Ergebnis beurteilt werden. Entscheidungen für oder gegen einen Reanimationsversuch müssen begründbar sein und dokumentiert werden.

Es gibt kein Rezept für das rechte Maß von Hilfsmaßnahmen vor Ort wohl aber allgemeine Empfehlungen in den Internationalen Leitlinien der Reanimation. Authentizität, Betroffenheit, Respekt und Verantwortungsbewusstsein der Notärztinnen und Notärzte helfen die Entscheidungen im Sinne des Patienten zu treffen.

Über das Ausmaß und die Invasivität von Hilfsmaßnahmen bei akut vitalbedrohten Personen einschließlich der kardiopulmonalen Wiederbelebung (CPR) gibt es oft unterschiedliche Erwartungen. Mögliche Konflikte in der Beurteilung der Indikationen für CPR im prähospitalen Bereich ergeben sich aus nicht kommunizierten Wünschen der Patienten, den unterschiedlichen Erwartungen der Angehörigen, den unterschiedlichen Beurteilungen aus Sicht der Helfer basierend auf Wissen und persönlichen Erfahrungen, den allgemein gehaltenen Vorgaben in den Internationalen Leitlinien der Reanimation und der retrospektiven Auslegungsvariabilität in der Rechtsprechung.

21.1 Werte und Prinzipien

Ethische Vorgaben über Gewohnheiten, Sitten und Gebräuche innerhalb einer Gemeinschaft entsprechen idealerweise den Erwartungen der Mehrheit in dieser Gemeinschaft. Oft sind ethische Normen auch rechtlich verankert, aber wir wissen leidvoll aus der europäischen Geschichte, dass rechtlich verbindlich nicht zwingend moralisch gut bedeuten muss. Nicht jeder ist vom Humanismus abendländischer Prägung durchdrungen und Toleranz gehört nicht gerade zu den Stärken der westlichen Kultur. Ethische Werte sind nicht in Stein gemeißelt. Sie unterscheiden sich zwischen den Gemeinschaften und ändern sich im Laufe der Zeit. Auch kann das moralische Empfinden des Einzelnen durchaus von dem der Gemeinschaft abweichen. Ohne Rücksicht auf die Gemeinschaft dürfen aber Moralvorstellungen basierend auf Meinungsfreiheit und Gewissensbildung des Einzelnen nicht Maxime des Handelns sein, wenn andere dadurch diskriminiert werden (Kant 1961).

Die Regeln des ärztlichen Handelns und Benehmens wurden bereits im Hippokratischen Eid aus dem 4. Jahrhundert vor Christus zusammengefasst. Sie wurden im Genfer Ärztegelöbnis von 1948 zeitgemäß überarbeitet (World Medical Association 1948) und 1964 um die Deklaration zu Ethischen Grundsätzen für die medizinische Forschung am Menschen erweitert (World Medical Association 1964). Einfacher und noch plakativer als die Grundsätze der Gesellschaften Internationales Rotes Kreuz (Wordle – Die 7 Grundsätze des Roten Kreuzes) und Internationaler Roter Halbmond sind die Prinzipien der »Georgetown mantra« von Beauchamp und Childress, die mit **Hilfsbereitschaft, Schadensvermeidung, Gerechtigkeit, Selbstbestimmung** und **Würde** definiert werden (Beauchamp und Childress 2008). Unabhängig vom ethischen Anspruch sind diese Prinzipien auch als rechtliche Forderungen im Strafgesetzbuch, im Krankenanstaltengesetz, im Ärztegesetz und ganz allgemein in den Menschenrechten verankert.

Der Nutzen von Hilfsmaßnahmen sollte primär auf das mögliche Wohl des Patienten gerichtet sein und nicht auf etwaige Vorteile für das Rettungssystem oder für seine Mitarbeiter. Grundsätzlich stehen jedem Staatsbürger, unabhängig von Geschlecht, Alter, Hautfarbe, Nationalität, gesellschaftlichem Rang, Versicherungsstatus, politischer und religiöser Zuordenbarkeit das gleiche Ausmaß an Hilfeleistungen zu, egal ob sie von ihm beansprucht werden oder nicht (Resolution der Generalversammlung 217 A(III)). Eine standardisierte Gleichbehandlung aller Patienten, wie es dem Prinzip der Gerechtigkeit entsprechen würde, ist ohne Berücksichtigung der individuellen Bedürfnisse des Patienten nicht einhaltbar. Prähospital liegt das Hauptziel der Reanimation auf der Wiederherstellung und auf dem Erhalt von Vitalfunktionen. Nach hospitaler Intensivversorgung und anschließender Rehabilitation sollte sich eine vollständige körperliche Erholung einstellen mit Wiedererlangung der geistigen, körperlichen und sozialen Integrität. Dieser optimale Langzeiterfolg ist aber nur in wenigen Prozent der Fälle nach Herzkreislaufwiederbelebung erreichbar (Vilke et al. 2005).

21.2 Vorabentscheidungen und Einschränkungen

Grundsätzlich ist die Patienteneinwilligung nach ausreichender Information (informed consent) zwingende Voraussetzung für jede medizinische Maßnahme und gilt auch angepasst im Notfall (Kunz und Huber, ▶ http://www.medizinrecht-stickler.at/02_Medizinrecht/02-03_Zivilrecht/Einwilligung.htm, Zugriff 25.10.2014). Patienten und Patientinnen können in eine Behandlung einwilligen oder diese ablehnen. Mittelbar kann der Patientenwille auch über verbindliche oder beachtliche Patientenverfügung ausgedrückt werden oder über rechtswirksame Sachwalterschaft oder Vorsorgevollmacht. Nahe Angehörige haben rechtlich betrachtet keine Entscheidungskompetenz, sie können aber den mutmaßlichen Patientenwillen mitteilen. Die Erwartungen der Angehörigen aber auch das Weltbild der Helfer sollten für notärztliche Entscheidungen vor Ort eine untergeordnete Rolle spielen. Es gibt keine Rechtspflicht das Leben sterbender Patienten und Patientinnen zu verlängern, wenn die Krankheit irreversibel verläuft und das Eintreten des Todes absehbar ist. In diesen Fällen ist das passive »Sterben lassen« in Österreich straffrei. Im Gegensatz zur Rechtsordnung in Belgien

und der Schweiz ist aktives, direktes Herbeiführen des Todes (§ 75 StGB), selbst wenn dies so vom Patienten, der Patientin verlangt wird (§ 77 StGB) in Österreich strafbar. Das gilt auch für die Mitwirkung am Selbstmord (§ 78 StGB) (Strafgesetzbuch (StGB), JUSLINE Österreich, ▶ http://www.jusline.at/Strafgesetzbuch_(StGB).html. Zugriff: 25.10.2014).

Beim nicht geschäftsfähigen Patienten und wann immer Gefahr-in-Verzug ist entscheiden nach dem allgemeinen bürgerlichen Gesetzbuch (ABGB) Notarzt und Notärztin durch ihre Garantenpflicht, welche Maßnahmen am besten für die Patienten sind (§ 283 Abs. 3 ABGB) (Kunz und Huber, ▶ http://www.medizinrecht-stickler.at/02_Medizinrecht/02-03_Zivilrecht/Einwilligung.htm, Zugriff 25.10.2014). Die Unterlassung dieser Pflicht kann verwaltungs-, straf- und zivilrechtliche Folgen haben. Man sollte den Lebenswillen kranker Patienten nicht unterschätzen und prinzipiell darf davon ausgegangen werden, dass sich ein Patient maximale Hilfe erwartet. Bei widersprüchlichen Vorgaben, muss eine Güterabwägung zu Gunsten des höheren Rechtsgutes durchgeführt werden. Vorgaben bezüglich der Patientenautonomie (voluntas aegroti) sind höher einzustufen als paternalistische Vorgaben eines Rettungssystems (salus aegroti). Beim nicht geschäftsfähigen Patienten und bei eingeschränkter Einsichts-und Urteilsfähigkeit kann eine Ablehnung von CPR-Maßnahmen nur durch rechtswirksame Vertretung oder über verbindliche Patientenverfügung gefordert werden. Eine verbindliche Ablehnung von CPR-Maßnahmen bedeutet aber nicht Verzicht auf medizinischen Beistand zur Linderung von Ängsten, Schmerzen oder Atemnot (Blanda 2008).

Seit 2006 gibt es in Österreich das Patientenverfügungs-Gesetz (PatVG) (Bundesgesetzblatt – RIS Dokument, ▶ https://www.ris.bka.gv.at/Dokumente/BgblAuth/BGBLA_2006_I_55/BGBLA_2006_I_55.html. Zugriff: 25.10.2014). Patientenverfügungen können beachtlich oder verbindlich sein. Eine beachtliche Patientenverfügung ist bei der Ermittlung des Patientenwillens umso mehr zu beachten, je mehr die Voraussetzungen einer verbindlichen Patientenverfügung erfüllt sind (§ 9 PatVG). Patienten und Patientinnen treffen ihre Vorabentscheidungen, nachdem sie ausführlich durch einen Arzt informiert wurden, sich möglicher Konsequenzen bewusst sind und auch die eigenen Ängste und Hoffnungen verbalisiert haben. Verbindliche Patientenverfügungen müssen rechtlich beglaubigt werden und sind dann fünf Jahre gültig. Das Bundesgesetz lässt aber die medizinische Notfallversorgung unberührt, wenn eine zeitaufwendige Suche nach der Patientenverfügung das Leben oder die Gesundheit des Patienten ernstlich gefährdet (§ 12 PatVG) (Bundesgesetzblatt – RIS Dokument, ▶ https://www.ris.bka.gv.at/Dokumente/BgblAuth/BGBLA_2006_I_55/BGBLA_2006_I_55.html. Zugriff: 25.10.2014). Wird hingegen eine verbindliche Ablehnung von CPR-Maßnahmen ohne triftige Gründe übergangen, entspricht dies einer eigenmächtigen Heilbehandlung (§ 110 StGB) (Strafgesetzbuch (StGB), JUSLINE Österreich, ▶ http://www.jusline.at/Strafgesetzbuch_(StGB).html. Zugriff: 25. Oktober 2014).

Um Konflikte zwischen palliativem und kurativem Behandlungsansatz bei Krisen am Lebensende zu vermeiden, sollte vorausschauende Planung bei Patienten im terminalen Stadium einer chronischen Erkrankung und bei palliativ betreuten Patienten auch eindeutig formulieren, ob Wiederbelebungsmaßnahmen vom Patienten erwünscht sind oder abgelehnt werden. Hinweise die Reanimation oder die Einweisung in ein Krankenhaus betreffend sollten für den Notarzt über einen palliativen Behandlungsplan (◘ Abb. 21.1, ◘ Abb. 21.2) als Entscheidungsbasis rasch einsehbar sein, sind aber nicht bindend (Lederer et al. 2011). Der palliative Behandlungsplan entspricht einer Checkliste und erlaubt Kontinuität in der medizinischen Behandlung, wenn die zuständigen Ärzte und Ärztinnen für Allgemeinmedizin nicht sofort erreichbar sind. Der Plan wird in zum Teil modifizierter Weise österreichweit verwendet und ist in seiner Intention mit dem Essener Palliativausweis (Dickel ▶ http://www.netzwerk-palliativmedizin-essen.de/main_arbeitsgruppe_EPA.html. Zugriff: 8.12.2014) in Deutschland vergleichbar. In der Notarztausbildung sollten auch psychosoziale, rechtliche und medizinische Aspekte der palliativen Versorgung vermittelt werden (Wiese et al. 2011). Speziell die emotional aufwendige Kommunikation mit Patienten, Angehörigen und Einsatzkräften vor Ort sollte Teil der ärztlichen Ausbildung sein und auch geübt werden. Im patientenorientierten Gespräch gilt es,

Hoffnung nicht zu nehmen aber auch keine falsche Hoffnung zu machen.

Patientenverfügungen sind zwar Ausdruck von Patientenautonomie, aber das paternalistisch bevormundende Rechtssystem gibt vor, unter welchen Voraussetzungen der persönliche Wunsch eines Patienten rechtlich gültig anerkannt werden kann und wann nicht. Die Patienten müssen ausführlich durch einen Arzt informiert werden, sich möglicher Konsequenzen bewusst sein und auch die eigenen Ängste und Hoffnungen verbalisiert haben. Das Empfinden einer Lebensbedrohung kann für den Patienten subjektiv sehr unterschiedlich sein und damit auch seine situationsabhängige individuelle Entscheidung. Da die Umstände von Notsituationen oft sehr komplex sind, kann auch die erreichbare Effektivität von Reanimationsmaßnahmen vorausschauend nur mit Einschränkungen eingeschätzt werden. Daran ändern auch verbindliche Patientenverfügungen nichts, die ohne situative Betroffenheit von Patienten und informierenden Ärzten und beglaubigenden Rechtspersonen gemeinsam vorab erstellt werden. Wenig hilfreich sind Formulierungen wie: »Ich lehne jede medizinische Maßnahme ab, die nur der Verlängerung des Sterbevorganges oder der Verlängerung des Leidens dient«, da eine vorsätzliche Leidensverlängerung einer Körperverletzung entspricht und sich schon allein deshalb verbietet. Maßnahmen, die nur der Verlängerung des Sterbevorganges oder der Verlängerung des Leidens dienen, können nicht Zweck einer medizinischen Versorgung sein.

21.3   Risikobereitschaft und Systemverantwortung

Der Grad der Tolerierbarkeit von Risiken ist abhängig von den Möglichkeiten und besonderen Umständen am Einsatzort. Je größer die Abhängigkeit von einem System ist, umso mehr Unsicherheit wird auch akzeptiert. Risikobereitschaft korreliert mit dem Vertrauen in die eigenen Fähigkeiten und dem Vertrauen in den Schutz durch übergeordnete Systeme. Dieses Vertrauen muss nicht immer gerechtfertigt sein.

Risiken, die finanzielle Forderungen nach sich ziehen, können auf Dritte in Form von Absiche-

Plan für Krisen und Notfälle - Palliativer Behandlungsplan
(durch Arzt/Ärztin und Betreuungsperson auszufüllen)

Name	Geburtsdatum

Medizinischer Hintergrund

Hauptdiagnose und relevante Nebendiagnosen:

Eine Verbesserung ist nicht mehr zu erwarten.
Die Situation erfordert ein überwiegend palliatives Betreuungskonzept.

Cardiopulmonale Reanimation ist der Situation nicht mehr angemessen.		Die Verlegung in ein Krankenhaus soll nach Möglichkeit vermieden werden.	
O Trifft zu	O Trifft nicht zu	O Trifft zu	O Trifft nicht zu

Entscheidungshintergrund

Entscheidungs- und Urteilsfähigkeit ist gegeben	O Ja	O Überwiegend ja	O Überwiegend nein	O Nein
Patientenverfügung liegt vor		O Ja		O Nein
Vorsorgevollmacht ist erteilt		O Ja		O Nein
Sachwalterschaft liegt vor		O Ja		O Nein
Hinweise für Ablehnung medizinischer Maßnahmen durch Patient/Patientin (mutmaßlicher Patientenwillen)		O Ja		O Nein

Anmerkungen:

Die Angehörigen sind über die Situation informiert	O Ja	O Nein

Anmerkungen:

☐ **Abb. 21.1** Palliativer Behandlungsplan

21

Behandlungsplan für mögliche Symptome
(ist individuell festzulegen)

Indikation	Medikament/Verabreichungsform	Dosis in mg/ Verabreichungsweg	max. Tagesdosis/zeitl. Abstand zwischen Einzelgaben
O Schmerzen			
O Atemnot			
O Unruhe/Angst			
O Übelkeit/Erbrechen			
O Rasselatmung			
O Andere: (Z.B. Fieber, Delir, epilept. Anfall)			

Hauptbezugsperson(en):
(Name/n, Telefonnummer/n, Funktion)

Hausarzt/Hausärztin:
(Name, Telefonnummer)

Hausarztvertretung:
(Name, Telefonnummer)

Unterschrift Arzt/Ärztin:

Datum:

Hospiz-Hotline: 0810 969 878

Dieses Formular wurde durch Vertreter folgender Institutionen in Kooperation entwickelt: Referat für Palliativmedizin der Ärztekammer für Tirol; Tiroler Hospiz-Gemeinschaft; Soziales Kompetenzzentrum Rum; Notfallmedizin, Univ.-Klinik für Anästhesie und Intensivmedizin, Innsbruck; Projekt Palliativ- und Hospizversorgung Tirol, Tiroler Gesundheitsfonds.
Stand: September 2010
Kontakt: Dr. Elisabeth Medicus, Email: Elisabeth.Medicus@hospiz-tirol.at

◻ **Abb. 21.2** Palliativer Behandlungsplan für mögliche Symptome

rungen übertragen werden. Werden Risiken am Notfallort niedrig gehalten, bedeutet das nicht nur höhere Sicherheit sondern auch niedrigere Wahrscheinlichkeit auf Schadenersatzforderungen und damit niedrigere Versicherungsprämien. Zu berücksichtigen ist, dass Versicherungsverträge für Mitarbeiter und Mitarbeiterinnen, die vom Arbeitgeber ausgehandelt werden, mehr die Interessen von Arbeitgeber und Versicherungsmakler als die der Arbeitnehmer berücksichtigen können. Mitarbeiter im Rettungsbetrieb sollten über das Ausmaß und die Bedingungen des möglichen Versicherungsschutzes einschließlich der Höhe eines möglichen Selbstbehaltes genau informiert sein. Aber auch bei optimalem Versicherungsschutz für Unfall, Haftpflicht, Arbeitsunfähigkeit und Rechtsvertretung bleibt immer eine gewisse Eigenverantwortung bestehen.

Im österreichischen Arbeitnehmerschutzgesetz (ASchG) wird zu den allgemeinen Pflichten der Arbeitgeber neben der Bereitstellung geeigneter Arbeitsmittel auch die Sorge für Sicherheit und Gesundheitsschutz der Arbeitnehmer in Bezug auf alle Aspekte der Arbeit gerechnet (§ 3. (1) ASchG) (ArbeitnehmerInnenschutzgesetz – JUSLINE Österreich. ► http://www.jusline.at/ArbeitnehmerInnenschutzgesetz_(ASchG).html. Zugriff: 25.10.2014). Kommt der Arbeitnehmer durch Organisationsverschulden zu Schaden, drohen straf- oder zivilrechtliche Konsequenzen und es können sogar Regressansprüche von der Sozialversicherung an den Arbeitgeber gestellt werden. Für die professionellen Helfer können sich Strafrechtsfolgen schon bei Herbeiführung einer Gefährdung ergeben und immer dann, wenn ein Schaden in kausalem Zusammenhang mit der Versorgungstätigkeit gesehen wird. Schuldhaftes Verhalten kann Strafrechtsfolgen und Schadenersatzforderungen bzw. Regressforderungen der Versicherung zur Folge haben (ArbeitnehmerInnenschutzgesetz – JUSLINE Österreich. ► http://www.jusline.at/ArbeitnehmerInnenschutzgesetz_(ASchG).html. Zugriff: 25.10.2014).

21.4 Risikoanalyse und Risikoverminderung

Risikomanagement in der prähospitalen Notfallmedizin soll an die Bedürfnisse und Anforderungen unter erschwerten Bedingungen am Notfallort angepasst sein und der Sicherheit von Patienten und professionellen Helfern dienen. Zu den ideellen Zielen zählen aber auch die Erhöhung der Zufriedenheit mit der Versorgung, die Steigerung der Leistung und die Verbesserung der Kosteneffizienz. Um diese Ziele zu erreichen, müssen individuelle Bedürfnisse das Wohl der Patienten und der Helfer im Einsatz betreffend mit medizinisch-fachlichen, rechtlichen, sozioökonomischen und einsatzspezifischen Vorgaben in Einklang gebracht werden. Ironischerweise kann durch primär auf Kosteneffizienz ausgerichtetes Qualitätsmanagement die Qualität der medizinischen Versorgung sogar gesenkt werden.

Erst nach Abwägung erkennbarer Chancen und Risiken vor Ort kann beurteilt werden, welche Ziele erreichbar sind. Während die Eintrittswahrscheinlichkeit von Risiken für Helfer und Helferinnen zum Beispiel durch Verletzung oder Infektion bei prähospitalen Notfällen mit Herzkreislaufstillstand als sehr niedrig einzustufen ist, kann das Schadenspotenzial für Patienten und Angehörige, einschließlich deren Rechte und Vermögen, von unbedeutend bis existenzbedrohend gehen. Überleben nach primär erfolgreicher Reanimation bei Herzkreislaufstillstand mit bleibenden, schweren neurologischen Ausfällen kann mit jahrelangem Leid und emotionalen und finanziellen Belastungen der Familie einhergehen.

In einem System, das Lebensrettung selbst in aussichtslos erscheinenden Situationen als oberstes Gebot hat, kann das Sterben eines Patienten leicht als Versagen interpretiert werden. Keinesfalls darf der Gedanke aufkommen, das Notfallteam hätte nicht alles Menschenmögliche unternommen um einen tragischen Ausgang zu verhindern.

Die eingeschränkten diagnostischen und therapeutischen Bedingungen der prähospitalen Notfallmedizin werden gerne als Rechtfertigung herangezogen, wenn Patienten mit nur minimalen Chancen auf Überleben ins Krankenhaus gebracht werden. Auch bei intensivmedizinisch betreuten Patienten mit ausreichend patientenbezogenen Informationen, mehr Rücksprachemöglichkeiten und auch mehr Zeit für Entscheidungen, fällt es schwer, das Sterben zu akzeptieren, selbst wenn der Tod bereits am Kopfende des Bettes steht (Grimm und Grimm 1999). Dabei könnte der Tod als Begleiter des Arztes gesehen werden und nicht unbedingt als Gegner oder Spielverderber. Dieser Aspekt findet aber wenig Beachtung in einer Gesellschaft, in der normale Erfahrungen mit Sterben und Tod verdrängt werden.

Unter Schadensvermeidung im eigentlichen Sinne versteht man die Beendigung des ursächlichen Schadensereignisses und das Vermeiden weiterer Schäden durch die Versorgung. Das Prinzip der Schadensvermeidung schließt aber auch mit ein, dass die Helfer und Helferinnen selbst nicht zu Schaden kommen dürfen. Dies bezieht sich nicht nur auf Gefahren am Notfallort, sondern auch auf belastende Einsätze. Quälende Selbstvorwürfe aus Handlungen (»Das hätte ich nicht mehr tun sollen«) oder Unterlassungen (»Das hätte ich doch noch machen sollen«) können zu nachhaltigen Belastungen der Helfer führen.

Schadensereignisse sind bei Notfällen immanent, der Verlauf der Schadensereignisse, wenn durch Maßnahmen keine Besserung erreichbar ist, wird aber nicht immer als schicksalhaft akzeptiert. Das erklärt die Prädominanz von Absicherungsmedizin und Vermeidungsstrategien und zum Teil den Hype um das Risikomanagement. Zurückhaltende Maßnahmen im Notfall sind scheinbar schwerer zu rechtfertigen als Aktionismus.

Wie auch immer vor Ort entschieden wird, es gibt ex ante keine Rechtssicherheit. Notärztliche Maßnahmen vor Ort müssen aus der Situation heraus nachvollziehbar, begründbar und verantwortbar sein und so auch dokumentiert werden. Schäden, vorbestehend oder während der Versorgung auftretend, müssen im Notfallprotokoll genau festgehalten werden.

21.4.1 Überprüfung und Einschätzung

Basierend auf der Denkweise von Absicherung und Risikovermeidung ergeben sich drei wichtige Fragen vor Beginn der erweiterten CPR-Maßnahmen.

- **Zuerst stellt sich die Frage nach dem Ereignis: Was ist geschehen?**

Das alleinige Feststellen eines Herzkreislaufstillstandes ist nicht ausreichend. Die erste Einschätzung des Gesamtereignisses orientiert sich an Notfall-Check und kurzer Fremdanamnese. Es wird beurteilt, ob der Herzkreislaufstillstand plötzlich und unerwartet war und ob potenziell reversible Ursachen vorliegen.

- **Als nächstes wird nach den Chancen gefragt: Was ist erreichbar?**

Nicht die Machbarkeit der CPR-Maßnahmen steht im Vordergrund, sondern die Aussicht auf Erfolg. Spezielle Prädiktoren sind ein beobachteter Herzkreislaufstillstand, unverzögerter Beginn und gute Qualität der Laienreanimation, ein defibrillierbarer Rhythmus im ersten Elektrokardiogramm (EKG), wenig Komorbiditäten und gute Lebensqualität des Patienten. Eine erste potenzielle Prognose wird erhoben und der voraussichtliche Verlauf eingeschätzt.

- **Schließlich stellt sich die Frage nach dem Risiko: Was ist obsolet?**

Bestehen keine wesentlichen Kontraindikationen gegen die erweiterten CPR-Maßnahmen (terminaler Zustand, irreversibles Krankheitsstadium, tödliche Verletzung), richtet man sich nach den Empfehlungen der Internationalen Leitlinien der Reanimation (Lippert et al. 2010; Skrifvars et al. 2010). Bei Kindern und Jugendlichen und bei nicht geschäftsfähigen erwachsenen Patienten entscheiden Notarzt und Notärztin durch ihre Garantenpflicht nach eigenem Ermessen. Hinweise zur Reanimation über einen palliativen Behandlungsplan oder einen Palliativausweis sollten in der Entscheidung berücksichtigt werden. Gibt es eine rechtswirksame Ablehnung von CPR-Maßnahmen über eine verbindliche Patientenverfügung, über Sachwalterschaft oder über Vorsorgevollmacht wird keine CPR durchgeführt.

21.4.2 Kontrolle und Rückmeldung

Es gibt zahlreiche medizinisch-fachliche, rechtliche, sozioökonomische und einsatzspezifische Kriterien, die für Beginn, Weiterführung oder Abbruch von bzw. Verzicht auf Reanimationsmaßnahmen zu berücksichtigen sind. Auch nach genauer Güterabwägung werden Entscheidungen vor Ort dadurch weder leichter noch sicherer.

■ **Beginn der CPR**

Idealerweise sollten CPR-Maßnahmen nur bei Aussicht auf nachhaltigen Erfolg bei plötzlich unerwartetem Herzkreislaufstillstand mit potenziell reversiblen Ursachen durchgeführt werden. Der Notarzt muss auf der Basis eingeschränkter Diagnostik und mangelhafter Patienteninformation in wenigen Sekunden die aktuell-richtige Entscheidung treffen. In unklaren Fällen ist es leichter, mit den Basismaßnahmen der CPR zu beginnen und aus dem Ansprechen auf die Maßnahmen sowie aus Informationen über den Krankheitsverlauf eine endgültige Entscheidung zum Fortsetzen mit erweiterten CPR-Maßnahmen oder Abbrechen der Reanimation zu treffen.

■ **Abbruch der CPR**

Wenn unter optimalen Voraussetzungen (beobachteter plötzlicher Herzkreislaufstillstand und unverzögerter Beginn qualitativ guter Ersthelfer-CPR) innerhalb einer adäquaten Anwendungszeit von erweiterten CPR-Maßnahmen durch ein professionelles Team kein Spontankreislauf erreichbar ist, keine reversiblen Ursachen und keine hirnprotektiven Einflüsse bestehen, ist der Abbruch der CPR-Maßnahmen gerechtfertigt (primärer Therapieabbruch).

CPR-Maßnahmen können auch nach Erhalt von Informationen betreffend terminalem Zustand einer nicht mehr heilbaren Krankheit oder nach Einsicht in eine verbindliche Patientenverfügung beendet werden, wenn bis zu diesem Zeitpunkt noch kein Wiedereintreten eines Spontankreislaufes (ROSC) erreicht werden konnte (sekundärer Therapieabbruch).

■ **Weiterführung der CPR**

Patienten dürfen zu Hause oder in Versorgungseinrichtungen versterben. Eine Weiterführung der CPR-Maßnahmen unter Transportbedingungen ins Krankenhaus kann bei andauerndem Kammerflimmern, bei immer wieder eintretendem ROSC, bei Überforderung der Angehörigen und bei schwierigen sozialen Verhältnissen am Einsatzort erwogen werden.

Obwohl das Alter für sich allein beurteilt kein starker Prädiktor und damit kein Entscheidungskriterium für oder gegen CPR sein kann, wird doch der Großteil der Notärzte und Notärztinnen bei Kindern und jungen Patienten Intensität und Dauer von CPR Maßnahmen erhöhen (Iserson und Stocking 1993).

Bestehen hirnprotektive Einflüsse, wie akute Hypothermie oder Intoxikation mit Hypnotika/Sedativa, ist ein Transport unter CPR in das nächste geeignete Krankenhaus angezeigt. Studien belegen, dass auch unter Transportbedingungen mit ausreichender Qualität reanimiert werden kann, wobei mechanische Reanimationshilfen die Reanimationsqualität unter Transport erleichtern können (Havel et al. 2010).

■ **Verzicht auf CPR**

Auf CPR Maßnahmen wird bei Aussichtslosigkeit und bei unmittelbarer Gefahr für die Helfer verzichtet. CPR ist aussichtslos nach primär tödlicher Verletzung und bei terminalem Zustand einer nicht mehr heilbaren Krankheit (Schneidermann et al. 1990). Bei einem Großschadensereignis mit einer Vielzahl an Verletzten muss die CPR-Indikation zumindest zu Beginn der Versorgungsphase zurückhaltend beurteilt werden, solange keine Individualmedizin durchführbar ist. Die schriftliche Ablehnung von CPR-Maßnahmen über eine verbindliche Patientenverfügung, über gerichtlich bestellte Sachwalterschaft oder umfassende Vorsorgevollmacht ist zu akzeptieren. Auf CPR-Maßnahmen verzichten bedeutet aber immer auch, Sterben ohne Ängste, Schmerzen oder Atemnot zu ermöglichen und viel Zeit für Zuhören und Kommunikation mit den Angehörigen einzuräumen. Es kommt vor, dass der Notarzt auch während der folgenden Verarbeitungs- und Trauerphase der Angehörigen als Ansprechpartner kontaktiert wird.

21.5 Wahrnehmung und Bewältigung

Es gibt keine Rezepte für das richtige Verhalten vor Ort wohl aber allgemeine Empfehlungen. Von den Helfern, insbesondere vom Notarzt, der Notärztin dürfen Authentizität, Betroffenheit, Respekt und Verantwortungsbewusstsein erwartet werden.

- **Authentizität** bedeutet, dass Helfer am Notfallort nicht als Schauspieler auftreten, sondern mit ehrlicher Empathie unter Einhaltung der

21

ethischen, kulturellen und sozialen Vorgaben. Was man nicht empfindet, soll man auch nicht versuchen auszudrücken.

- **Betroffenheit** ist immer dann möglich, wenn die Person des Notfallpatienten zur Persönlichkeit wird. Zuviel Einfühlungsvermögen aber auch mangelnde Empathie schadet. Es kommt vor, dass Helfer Maßnahmen während einer Krankenversorgung an Patienten durchführen, die sie für sich selbst in einer vergleichbaren Situation eindeutig ablehnen würden: »So etwas würde ich nie wollen!« Solche Aussagen sind leicht zu treffen, denn ohne direkte Betroffenheit finden Entscheidungen über das, was man will oder nicht will, auf einer abstrakten Ebene statt.
- **Respekt** verdient jeder Mensch, unabhängig davon, wie er sein Leben zu meistern versucht. Eine Wertung steht den Helfern nicht zu, wohl aber die Pflicht, sich selbst zu erkennen und um die Ambivalenz im eigenen Fühlen und Denken Bescheid zu wissen. Wer zu bewusster Zärtlichkeit und Feinfühligkeit fähig ist, ist auch zu bewusster Grobheit und Verletzung fähig.
- **Verantwortungsbewusstsein** und Verantwortungsbereitschaft des Notarztes, der Notärztin bei Entscheidungen für oder gegen Reanimationsmaßnahmen werden maximal gefordert.

Komplexe Notfälle werden von verschiedenen Notärzten kontrovers eingeschätzt und damit auch rückblickend unterschiedlich beurteilt. Weder das Vorliegen noch das Fehlen von klaren »Do not attempt resuscitation«(DNAR)-Vermerken entbinden davor, die Notfälle individuell zu beurteilen und an die aktuelle Situation angepasst zu entscheiden. Es ist besser, Systemvorgaben und Leitlinien angepasst an den individuellen Notfall umzusetzen, als zu versuchen, die Notfallversorgung an die Leitlinien anzupassen. Entscheidungen am Notfallort sollten immer Entscheidungen für den Patienten sein.

> **Didaktische Anregungen**
> Vor Beginn der erweiterten CPR-Maßnahmen stellen sich drei wichtige Fragen:
> - **Was ist geschehen?**
> - Nach Notfall-Check und kurzer Fremdanamnese wird beurteilt, ob der Herzkreislaufstillstand plötzlich und unerwartet war und ob potenziell reversible Ursachen vorliegen.
> - **Was ist erreichbar?**
> - Unter Berücksichtigung der Zeit zwischen Herzkreislaufstillstand und dem Beginn effektiver Reanimationsmaßnahmen, dem Rhythmus im ersten EKG, Komorbiditäten und Lebensqualität des Patienten, wird die Aussicht auf nachhaltigen Erfolg eingeschätzt.
> - **Was ist obsolet?**
> - Bestehen keine wesentlichen Kontraindikationen gegen die erweiterten CPR-Maßnahmen (terminaler Zustand, irreversibles Krankheitsstadium, tödliche Verletzung), keine Ablehnung von CPR-Maßnahmen über eine verbindliche Patientenverfügung, über rechtswirksame Sachwalterschaft oder Vorsorgevollmacht, oder handelt es sich um Kinder oder Jugendliche, entscheiden Notarzt und Notärztin durch ihre Garantenpflicht nach eigenem Ermessen.

> **Leitgedanken**
> - Entscheidungen für oder gegen CPR können nicht mit Entscheidungen für oder gegen das Leben gleichgesetzt werden, haben aber trotzdem weitreichende Konsequenzen für die Patienten und ihre Familie.
> - Vom Notarzt, der Notärztin dürfen Authentizität, Betroffenheit, Respekt und Verantwortungsbewusstsein erwartet werden.
> - Notärztliche Maßnahmen vor Ort müssen aus der Situation heraus nachvollziehbar, begründbar und verantwortbar sein und so auch dokumentiert werden.

Literatur

223 **21**

Literatur

ArbeitnehmerInnenschutzgesetz (ASchG) - JUSLINE Österreich. ▶ http://www.jusline.at/ArbeitnehmerInnen-
schutzgesetz_(ASchG).html. Zugriff: 25.10.2014

Beauchamp TL, Childress J (2008) Principles of biomedical
ethics. Oxford University Press, Oxford

Blanda M (2008) DNAR does not equate to "do not care".
Acad Emerg Med 15:287–288 doi: 10.1111/j.1553-
2712.2008.00067.x

Bundesgesetzblatt - RIS Dokument. ▶ https://www.ris.
bka.gv.at/Dokumente/BgblAuth/BGBLA_2006_I_55/
BGBLA_2006_I_55.html. Zugriff: 25.10.2014

Dickel T. AG Essener Palliativausweis. ▶ http://www.netz-
werk-palliativmedizin-essen.de/main_arbeitsgrup-
pe_EPA.html. Zugriff: 8.12.2014

Grimm J, Grimm W (1999) Der Gevatter Tod In: Holzinger M
(Hrsg) Kinder- und Hausmärchen. Ausgabe letzter Hand.
CreateSpace Independent Publishing Platform, North
Charleston, S. 148–150

Havel C, Schreiber W, Trimmel H et al. (2010) Quality of closed
chest compression on a manikin in ambulance vehicles
and flying helicopters with a real time automated feedback. Resuscitation 81:59–64

Iserson KV, Stocking C (1993) Standards and limits: emergency physicians' attitude toward prehospital resuscitation.
Am J Emerg Med 11:592–594

Kant I (1961) Grundlegung zur Metaphysik der Sitten. Reclam,
Stuttgart

Kunz H, Huber G Zivilrechtliche Fragen des Arzt-Patienten-
verhältnisses ▶ http://www.medizinrecht-stickler.
at/02_Medizinrecht/02-03_Zivilrecht/Einwilligung.htm.
Zugriff: 25.10.2014

Lederer W, Feichtner A, Medicus E (2011) [The palliative treat-
ment plan as basis for informed decisions in palliative
or emergency care]. Wien Med Wochenschr 161:543–547

Lippert FK, Raffay V, Georgiou M et al. (2010) European
Resuscitation Council Guidelines for Resuscitation 2010.
Section 10. The ethics of resuscitation and end-of-life
decisions. Resuscitation 81:1445–1451

Resolution der Generalversammlung 217 A (III). Allgemeine
Erklärung der Menschenrechte. ▶ http://www.un.org/
depts/german/menschenrechte/aemr.pdf. Zugriff:
25.10.2014

Schneiderman LJ, Jecker NS, Jonsen AR (1990) Medical
futility: its meaning and ethical implications. Ann Intern
Med. 112:949–954

Skrifvars MB, Vayrynen T, Kuisma M et al. (2010) Comparison
of Helsinki and European Resuscitation Council "do not
attempt to resuscitate" guidelines, and a termination of
resuscitation clinical prediction rule for out-of-hospital
cardiac arrest patients found in asystole or pulseless
electricalactivity.Resuscitation.81:679–684doi:10.1016/j

Strafgesetzbuch (StGB) – JUSLINE Österreich ▶ http://
www.jusline.at/Strafgesetzbuch_(StGB).html. Zugriff:
25.10.2014

Vilke GM, Chan TC, Dunford JV et al. (2005) The three-pha-
se model of cardiac arrest as applied to ventricular
fibrillation in a large, urban emergency medical services
system. Resuscitation 64:341–346

Wiese CH, Vagts DA, Kampa U et al. (2011) [Palliative care
and end-of-life patients in emergency situations.
Recommendations on optimization of out-patient care].
Anaesthesist60:161–171doi:10.1007/s00101-010-1831-6

Wordle - Die 7 Grundsaetze des Roten Kreuzes ▶ http://
www.roteskreuz.at/organisieren/organisation/wer-wir-
sind/allgemeine-grundlagen/die-rotkreuz-grundsaetze/
die-7-grundsaetze

World Medical Association (1948) WMA Declaration of Geneva. Geneva, Switzerland

World Medical Association (1964) Declaration of Helsinki
Ethical principles for medical research involving human
subjects. Helsinki, Finland

Theoretische Grundlagen im Risikomanagement

(Prä-)Klinisches Risikomanagement mit System

Bruno Brühwiler, Heike A. Kahla-Witzsch

A. Neumayr et al. (Hrsg.), *Risikomanagement in der prähospitalen Notfallmedizin*,
DOI 10.1007/978-3-662-48071-7_22, © Springer-Verlag Berlin Heidelberg 2016

In Deutschland wurden gesetzliche Mindestanforderungen an das klinische Risikomanagement erlassen. Diese gelten auch für die Rettung und das Notarztwesen. Die Mindestanforderungen erstrecken sich auf die Festlegung von Verantwortlichkeiten, die Schulung und die Einführung von Instrumenten wie Risikoanalysen, CIRS- und Beschwerdemeldesysteme. Dabei sind Doppelspurigkeiten von Risiko- und Qualitätsmanagement möglichst zu vermeiden. In Österreich und in der Schweiz bestehen solche Mindestanforderungen · (noch) nicht. Der Internationale Standard ISO 31000 Risk management - Principles and guidelines sowie die Spezifikationen dazu in der ONR 49000-Serie Risikomanagement für Organisationen und Systeme liefern dazu eine wertvolle Unterstützung.

Kliniken sind Hochrisikobetriebe und der präklinische Bereich der Rettung bzw. des Notarztwesens gehört dazu. Risikomanagement kümmert sich um die Sicherheit der Patienten, aber auch jener Mitarbeiter, welche sich um den Patienten im präklinischen Bereich kümmern. Obwohl Risikomanagement an sich nicht neu ist, erfordert es einen systematischen Ansatz. Dieser umfasst die Schritte der Planung, Umsetzung, Bewertung und Verbesserung des Risikomanagements (P-D-C-A-Zyklus) ebenso wie den Prozess Risikomanagement mit der Identifikation, der Analyse, der Bewertung und Bewältigung auch der präklinischen Risiken.

22.1 Präklinisches Risikomanagement und Patientensicherheit

In den letzten Jahren hat das Thema Patientensicherheit an Bedeutung gewonnen. Zunehmende Klagebereitschaft im Falle eines vermuteten oder tatsächlichen Behandlungsfehlers, steigende Versicherungsprämien und nicht zuletzt das im Jahr 2013 in Kraft getretene Patientenrechtegesetz haben zu einer Sensibilisierung beigetragen. Die 2014 veröffentlichten Vereinbarungen des Gemeinsamen Bundesausschusses (G-BA) zum § 137 SGBV 2014 verpflichten Krankenhäuser, aber auch Arzt- und Zahnarztpraxen, ein klinisches Risikomanagement zur Erhöhung der Patientensicherheit einzuführen.

Mit der Veröffentlichung der ISO 31000 im Jahr 2009 und der auf sie abgestimmten ONR 49000-Serie steht ein in sich geschlossenes, international anerkanntes Risikomanagement-Konzept bereit. Es schafft einen Rahmen, in welchem das Risikomanagement einer Organisation im Allgemeinen und das klinische Risikomanagement für eine Einrichtung des Gesundheitswesens im Speziellen eingebettet sind. Dabei gibt es die Möglichkeiten, das Risikomanagement eigenständig oder in Kombination mit dem oftmals bereits bestehenden Qualitätsmanagement zu gestalten. Letzteres führt zum klinischen Risiko- und Qualitätsmanagement, das auch in der Präklinik, also beispielsweise im Rettungsdienst eingesetzt werden kann.

In der »gelebten« Praxis des präklinischen und klinischen Risikomanagements werden allerdings diese international anerkannten Standards des Risiko- und Qualitätsmanagements nicht immer eingesetzt. Nicht selten stößt man auf begrenzte konzeptionelle Vorstellungen wie die Gleichsetzung des präklinischen oder klinischen Risikomanagements mit Critical Incidents Reporting. Dazu hat Charles Vincent treffend vermerkt: »Incident reporting is crucial, but is only one component of the whole safety process« (Vincent 2010, S. 93–94). Oftmals wird Risikomanagement mit einem Audit für die Versicherung gleichgestellt. Solche Risikoaudits enden dann oft mit unrealistischen Ergebnissen, wie z. B. 1000 klinische Risiken für ein Krankenhaus, womit sowohl die Führungskräfte als auch die operativen Verantwortlichen völlig überfordert sind.

Nachfolgend soll aufgezeigt werden, wie ein integriertes klinisches Risiko- und Qualitätsmanagement, welches sich auch auf die präklinischen Tätigkeiten erstreckt, eingesetzt werden kann und welcher Nutzen sich aus einem übergreifenden konzeptionellen Rahmen für die nachhaltige Förderung der Patientensicherheit in einer Organisation des Gesundheitswesens ergibt.

22.2 Klinisches Risikomanagement als System und als Prozess

Risikomanagement ist Führungsaufgabe. Sie entspringt der Politik der Organisation und führt zu einem Auftrag und zu einer Verpflichtung der

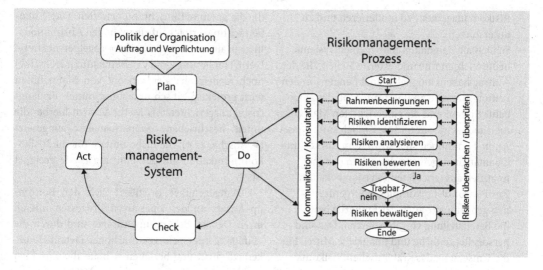

Abb. 22.1 Risikomanagement-System nach ISO 31000 und ONR 49001 (Quelle: ISO 31000 und ONR 49001:2014, S. 6)

obersten Leitung. Dieses Führungssystem geht wesentlich weiter als eine Risikoanalyse oder eine Risikobeurteilung. Führung erstreckt sich auf Menschenführung, auf die Förderung von Kommunikation unter Individuen und Teams und auf die Gestaltung von Organisationen, auch unter Berücksichtigung des Zeitablaufs und der zur Verfügung stehenden Ressourcen. Risikomanagement im Allgemeinen und klinisches Risikomanagement im Besonderen umfassen den Führungsprozess einschließlich des Risikomanagement-Prozesses:

— Der P-D-C-A Führungszyklus: Er beschreibt die elementare Aufgabe der Führungstätigkeit, welche darin besteht, dass die Lenkung und Leitung einer Organisation zuerst geplant (P für Plan), dann umgesetzt (D für Do), dann bewertet (C für Check) und schließlich verbessert (A für Act) werden muss. Dieser Regelkreis liegt allen bekannten Management-Systemen zugrunde und genießt weltweite Anerkennung und Beachtung, besonders auch im Risikomanagement (■ Abb. 22.1).

— Risikomanagement muss einer weiteren Systematik folgen. Diese ist der Prozess Risikomanagement mit den folgenden Schritten: Festlegen der Rahmenbedingungen, Risikoidentifikation, Risikoanalyse, Risikobewertung und Risikobehandlung. Dieser Prozess führt nicht nur zur Kenntnis und zum Verständnis

von Risiken. Er ermöglicht insbesondere auch die Bewertung der Tragweite für die Organisation und eines möglichen Handlungsbedarfs. Hauptanliegen von Risikomanagement sind die Feststellung von Risikotoleranzen, die Festlegung, welche Risiken die Organisation zu tragen bereit sind und bei welchen Maßnahmen erforderlich sind, und damit verbunden, die ressourcengerechte Priorisierung für die Risikobehandlung (■ Abb. 22.1).

— Der Auftrag und die Verpflichtung der Leitung machen aber nicht beim Top-Management halt. Innerhalb einer Organisation gibt es weitere Aufgaben, Verantwortlichkeiten und Rollen im Risikomanagement. Zusätzlich zur Management-Aufgabe (Plan-Do-Check-Act) nehmen ausgebildete und geeignete Fachleute als Risikomanager eine besondere Stellung in der praktischen Gestaltung und Umsetzung des Risikomanagements ein. Dabei sticht die Funktion des (klinischen bzw. präklinischen) Risikomanagers hervor. Er verfügt über die Fähigkeiten, die erforderlich sind, das Risikomanagement methodisch zu begleiten (Rahmenbedingungen, Risikoidentifikation, Risikoanalyse, Risikobewertung und Risikobewältigung). Dazu gehören vertiefte Methodenkenntnisse und ein hohes Maß an sozialen Kompetenzen, um den Prozess

Risikomanagement zu moderieren und zu unterstützen.

- Schließlich beinhalten Managementsysteme heute auch interne und externe Stellen, die den Auftrag haben, möglichst unabhängig von den Leitungsorganen zu überprüfen, ob das aufgebaute System und die eingerichteten Maßnahmen auch wirksam und verlässlich sind. Diese Audit-Funktionen sind sowohl im Risiko- und Qualitätsmanagement als auch in der eher finanziell ausgerichteten Revision bekannt.
- Zur Führung von komplexen Organisationen gehört heute auch der Einbezug bzw. die Bereitstellung von Ressourcen. Das sind personelle, zeitliche und finanzielle Mittel. Für die Umsetzung des präklinischen Risikomanagements spielen die Ressourcen eine ganz besondere Rolle, da das Gesundheitswesen unter permanentem Kostendruck und Budgetzwängen steht und bislang keine weiteren Mittel für das präklinische Risikomanagement seitens der Kostenträger zur Verfügung gestellt werden. Auch wenn die Absicht der obersten Leitung für die Einführung und Umsetzung des Risikomanagements aufgrund freiwilliger Motivation oder durch gewisse gesetzliche Erfordernisse gegeben ist, scheitert die Nachhaltigkeit oft an den verfügbaren Ressourcen. Risikomanagement ist kein Hürdenlauf, sondern ein Marathon. Viele gute Initiativen werden durch die Budgetzwänge abgewürgt. Dies kann dann allerdings zu rechtlichen Problemen und Verantwortlichkeiten ernsthafter Art führen.

22.3 Präklinisches Risikomanagement im Top-down- oder Bottom-up-Ansatz?

Im präklinischen Risikomanagement erweist es sich als äußerst hilfreich, zwischen Top-down- und Bottom-up-Ansätzen zu unterscheiden: Top-down-Ansätze betrachten dabei eine organisatorische Einheit im Ganzen, z. B. eine Rettungs-Abteilung. Top-down-Ansätze richten sich in erster Linie an die Führung der Organisation und beinhalten strategische Risiken, sowie Querschnittsrisiken,

die die gesamte Einrichtung betreffen. Die Risikobetrachtung erfolgt auf einem hohen Abstraktionsniveau, auf einer Flughöhe der »Vogelperspektive«. Der Detaillierungsgrad der Betrachtung ist hierbei noch niedrig, der Zeithorizont von Maßnahmen wird projektspezifisch und somit mittel- bis langfristig ausgerichtet. Als Methode wird hierbei die unten beschriebene Szenarioanalyse eingesetzt (▶ Abschn. 22.4), die insbesondere für die Risikokommunikation auf der Führungsebene geeignet ist.

Demgegenüber orientiert sich der Bottom-up-Ansatz an den operativen Prozessen mit all ihren Details. Bottom-up-Ansätze sind durch die »Fußgängerperspektive« mit hoher Detailtiefe gekennzeichnet und beziehen sich auf die einzelnen präklinischen Prozesse und die Mitarbeiter, die diese täglich durchführen. Prozessrisikoanalysen entspringen dem prozessorientierten Qualitätsmanagement. Als Prozessmessgrößen wird hierbei die Patientensicherheit in den Vordergrund gestellt und die Risiken für die Patienten mit ihren erwarteten Häufigkeiten und Auswirkungen dargestellt. Allerdings sind diese Prozessanalysen und die damit verbundene risikobasierte Prozessgestaltung äußerst aufwendig. Deshalb sollten sie auf die wirklichen Hochrisikoprozesse der präklinischen Tätigkeiten konzentriert bleiben (◻ Abb. 22.2).

Top-down- und Bottom-up-Ansätze ergänzen sich. Wenn man aber im präklinischen Risikomanagement die Aufmerksamkeit der Führung gewinnen und diese ins Risikomanagement einbinden will, muss man den Top-down-Ansatz und die für die Führung passende Sprache und den adäquaten Detaillierungsgrad wählen. Informationen im Top-down-Ansatz müssen auch methodisch in der Organisation stufengerecht konkretisiert werden, während dem gleichzeitig Informationen im Bottom-up-Ansatz für die Führungsstufe verdichtet werden müssen. Dies kann mit verschiedenen Methoden im Risikomanagement erfolgen.

22.4 Methoden im klinischen Risikomanagement

Der Prozess Risikomanagement kann auf verschiedene Weise umgesetzt werden: Dabei gibt es

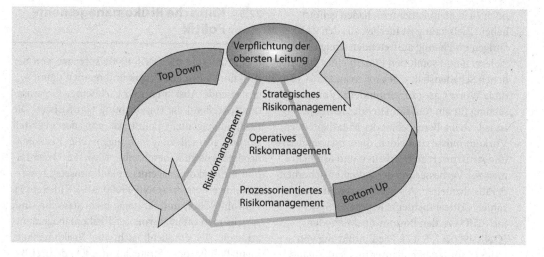

Abb. 22.2 Risikomanagement verbindet Top-down- und Bottom-up-Ansätze (Quelle: ONR 49000:2014 Risikomanagement für Organisationen und Systeme, S. 18)

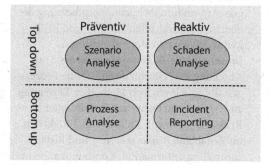

Abb. 22.3 Die wichtigsten Risikomanagement-Methoden

verschiedene Methoden, die einerseits nach Top-down-, bzw. nach Bottom-up-Ansätzen und andererseits nach präventivem bzw. reaktivem Einsatz gegliedert werden können (ONR 49002-2:2014). Zu diesen Methoden gehören (Abb. 22.3):

- **Szenarioanalysen:** Sie stellen eine konkrete Darstellung eines Risikos dar, in der Ausgangslage, Ursachen und Auswirkungen eines Risikos verständlich beschrieben werden. Zu den Risikoursachen werden bestehende Maßnahmen dargestellt und neue Maßnahmen und Aktionspläne ermittelt, um die Risikolage zu verbessern. Dies ist allerdings nur dann erforderlich und prioritär, wenn das Risiko eine gewisse Schwere und eine Häufigkeit auf-

weist. Der Leiter eines Rettungsdienstes kann nur wenige Risikoszenarien in seiner Agenda aufnehmen, sonst verzettelt er sich. Wenn jeder Chefarzt und jede Führungskraft seine bzw. ihre drei bis fünf wichtigsten Risiken kennt, diese ernst nimmt und über die Zeitschiene mit den Mitarbeitenden mit diesen Prioritäten an der Patientensicherheit arbeitet, wird das Risikomanagement erfolgreich sein (ONR 49002-2:2014, S. 11).

- **Prozessrisikoanalysen:** Sie befassen sich mit der Gestaltung der präklinischen Prozesse und haben ihren Ursprung eigentlich im prozessbasierten Qualitätsmanagement. Die Prozessrisikoanalyse betrachtet dabei die im Prozess bestehenden Risiken für die Patientensicherheit. Diese ins Bewusstsein der Mitarbeitenden zu bringen und zu halten, ist die Herausforderung des Risikomanagements. Zielsetzung ist es, Prozesse sicher zu gestalten, bei Mitarbeitenden ein Sicherheitsbewusstsein und in der Organisation eine Sicherheitskultur zu entwickeln, um die Patientensicherheit zu erhöhen (ONR 49002-2:2014, S. 17).

- **Critical Incidents Reporting:** Basierend auf einer offenen Fehler- und Vertrauenskultur bietet dieses Instrument die Möglichkeit, aus Fehlern zu lernen. Fehlermeldesysteme dienen der Erfassung von kritischen Ereignissen, die noch zu keinem Patientenschaden geführt haben. Zielsetzung ist hierbei, aus den vielfältigen und häufig auftretenden Ereignissen zu lernen und somit den Eintritt eines tatsächlichen Schadensfalles, des sogenannten »Credible Worst Case« zu vermindern. Voraussetzung für ein funktionierendes Meldewesen ist jedoch die Bereitschaft der Mitarbeitenden, Vorkommnisse zu melden, diese systematisiert und strukturiert zu bearbeiten und Maßnahmen zur Verbesserung der Patientensicherheit daraus abzuleiten. Als Beteiligungsinstrument zählen Critical Incidents Reporting Systeme (CIRS) zu den Bottom-up-Methoden (ONR 49002-2, S. 17). Die Einführung von CIRS ist für Krankenhäuser im Deutschland seit 2014 verpflichtend. Dieses kann auch von den ihnen zugeteilten präklinischen Rettungsdiensten genutzt werden.

- **Schadensfallanalysen:** Insbesondere schwere Schadenfälle haben ein sehr großes Lernpotential, denn hier manifestieren und addieren sich die Fehler des ganzen klinischen Systems. Eine bekannte Methode ist das London Protokoll, das die Elemente Organisation und Management, klinische und betriebliche Einflussfaktoren, menschliche Fehler und nicht wirksame Barrieren betrachtet. (ONR 49002-1:2014, S. 9).

Wirksames klinisches und präklinisches Risikomanagement kommt dadurch zustande, dass die hier vorgestellten verschiedenen Methoden situativ eingesetzt werden und zwar derart maßgeschneidert, dass die klinische Organisation ihre Anwendung verkraften kann. Voraussetzung dazu ist allerdings, dass die Organisation ein klares Konzept des Risikomanagements verfolgt und über die Funktion eines präklinische Risiko- und Qualitätsmanagers verfügt, die den Einsatz dieser Methoden beherrschen und die ihre Nachhaltigkeit im Risikomanagement-System entfalten, dies unter Berücksichtigung von Prioritäten und unter Berücksichtigung der knappen Ressourcen auch der Rettungsdienste.

Die Umsetzung des klinischen und präklinischen Risikomanagements ist in Deutschland nicht nur Wunsch, sondern mittlerweile auch Gesetz geworden. In Österreich und in der Schweiz fehlen dazu direkt anwendbare rechtliche Bestimmungen.

22.5   Klinische Risikomanagement-Politik

ISO 31000 und die ONR 49001 sprechen von der Risikomanagement-Politik und meinen damit »… umfassende Absichten und Ziele einer Organisation betreffend die Handhabung von Risiken. Die Risikomanagement-Politik ist von der obersten Leitung formell zu genehmigen. Die Risikomanagement-Politik beschreibt, wie eine Organisation ihr Risikomanagement plant, umsetzt, bewertet und verbessert« (ONR 49000:2014, Ziff. 2.3.17). Obwohl Politik und Strategie nicht dasselbe sind, spricht man oft auch von der Risikomanagement-Strategie. Es empfiehlt sich, die Risikomanagement-Politik (oder Strategie) in folgende drei Bereiche zu gliedern:

- **Grundsätze für die Gestaltung des Risikomanagements:** Motivation, Rechtsgrundlagen, Anwendungsbereiche, Verpflichtung der obersten Leitung, offene Fehler- und Risikokultur, Rollen und Verantwortungen.
- **Umsetzung des Risikomanagements:** Stufe Abteilung und Führungskräfte, Stufe Prozessgestaltung, Einsatz von Methoden, Beziehung zu Hygiene und Sicherheitsbeauftragten, Risikomanagement-Anlässe und Tätigkeiten im Zeitablauf, Risikosteuerung und Risikocontrolling, Information, Kommunikation und Berichtswesen.
- **Integration des Risikomanagements in weitere Funktionsbereiche:** Zusammenarbeit bzw. Zusammenlegung von Risiko- und Qualitätsmanagement, Rolle der Ausbildung und Befähigung von Mitarbeitern, Fachkräften und Führungskräften, Erfolgskontrolle und Leistungsbewertung sowie Kontinuierliche Verbesserung im klinischen Risikomanagement.

Eine solche Risikomanagement-Politik kann für eine ganze Krankenhaus-Organisation verfasst, sollte schriftlich festgehalten und vom Top Management auf der Ebene Geschäftsführung und medizinische Leitung unterschrieben und allen Führungskräften und Mitarbeitern bekannt gegeben werden. In analoger Weise kann eine solche Risikomanagement-Politik auch für präklinische Organisationen erarbeitet werden. Viele Unternehmen, auch im Gesundheitswesen, entschließen sich heute, ihre Risikomanagement-Politik auch nach außen hin zu kommunizieren.

22.6 Gesetzliche Mindestanforderungen in Deutschland

Beeinflusst von den neuen Regelwerken ISO 31000 und ONR 49001 und deren Anwendung im klinischen Risikomanagement hat Deutschland mit Datum des 23. Januar 2014 gesetzliche Mindestanforderungen für das klinische Risikomanagement in Krankenhäusern erlassen (G-BA Beschluss 2014). Der G-BA-Beschluss sieht in § 5 wörtlich Folgendes vor:

»§ 5 Klinisches Risikomanagement und Fehlermeldesysteme

- Das Krankenhaus hat wesentliche Maßnahmen zur Weiterentwicklung der Patientensicherheit ein- und durchzuführen. Dazu werden unter Einbeziehung auch der Patientenperspektive Risiken identifiziert und analysiert, wobei es Führungsaufgabe ist, die entsprechende Risikostrategie festzulegen. Identifizierte Risiken werden bewertet und durch die Ableitung und Umsetzung von Präventionsmaßnahmen reduziert.

- Die Krankenhausleitung bietet aktiv Unterstützung und gewährleistet den strukturierten Austausch aller Beteiligten. Für die Etablierung, Koordination und Steuerung des klinischen Risikomanagements im Krankenhaus sind Verantwortliche zu benennen. Die Mitarbeiter sind regelmäßig und zeitnah über den Sachstand zu informieren und in die geplanten Maßnahmen einzubinden. Hierzu gehören insbesondere Schulungen der Mitarbeiter sowie Fallanalysen und -besprechungen. Voraussetzungen für ein funktionsfähiges klinisches Risikomanagement sind entsprechende aufbau- und ablauforganisatorische Rahmenbedingungen, wobei Doppelstrukturen von Qualitäts- und Risikomanagement möglichst zu vermeiden sind.

- Ein Fehlermeldesystem muss für alle Mitarbeiter abteilungs- und berufsgruppenübergreifend niederschwellig zugänglich und ein-

fach zu bewerkstelligen sein. Die Meldungen müssen freiwillig, anonym und sanktionsfrei durch die Mitarbeiter erfolgen können. Die Etablierung eines Fehlermeldesystems in der Einrichtung erfolgt auf Grundlage einer Zielplanung und eines strukturierten Projektmanagements, wobei die Führungskräfte aller Hierarchieebenen aktiv unterstützen und entsprechende Verantwortlichkeiten festlegen. Es sind sowohl Einführungen in den Umgang mit Fehlermeldesystemen als auch bei Bedarf regelmäßige Schulungen für die Mitarbeiter durchzuführen.

- Auf der Grundlage eingegangener Meldungen erfolgt die Analyse der Prozesse, nach zeitnaher Bearbeitung werden entsprechende Präventionsmaßnahmen abgeleitet und umgesetzt. Die Ergebnisse und Erkenntnisse aus dem Fehlermeldesystem, insbesondere die konkreten Maßnahmen, sollen zeitnah an alle Betroffenen zurückgespiegelt werden. Einrichtungsübergreifend relevante Meldungen können einrichtungsübergreifend in entsprechend bearbeiteter und anonymisierter Form veröffentlicht werden. Die Einzelheiten der Umsetzung und Organisation des Fehlermeldesystems fallen in die Verantwortung des Krankenhauses und sind an dessen speziellen Verhältnissen auszurichten.

- Sowohl für das klinische Risikomanagement im Allgemeinen als auch für das Fehlermeldesystem im Besonderen ist eine entsprechende Dokumentation und Nachvollziehbarkeit des Systems erforderlich. Nach Implementierung von Maßnahmen sollen eine Evaluation und gemäß dem PDCA-Zyklus ggf. erforderliche Anpassungen erfolgen.

- Um Risiken und Fehlerquellen in der Versorgung zu erkennen und alle Einrichtungen von den Erfahrungen anderer hinsichtlich deren Analyse und Präventionsmaßnahmen profitieren zu lassen, werden einrichtungsübergreifende Fehlermeldesysteme eingerichtet. Mindestanforderungen für die Teilnahme (…) sind z. B. die Einhaltung von Anonymität und Sanktionsfreiheit für die Mitarbeiter, Freiwilligkeit der Teilnahme, entsprechende Schulungen der Mitarbeiter, die aktive Unterstützung durch Führungskräfte und die Ableitung von Präventionsmaßnamen (…). Für die Beteiligung der Krankenhäuser an einrichtungsübergreifenden Fehlermeldesystemen (…) sind Zuschläge zu vereinbaren. Über die Umsetzung von Risikomanagement- und Fehlermeldesystemen in Krankenhäusern ist in den Qualitätsberichten (…) zu informieren.

– Das Krankenhaus betreibt ein patientenorientiertes Beschwerdemanagement mit zügiger und transparenter Bearbeitung der Beschwerden. Dazu gehören z. B. die Information der Patientinnen und Patienten über die Beschwerdemöglichkeit vor Ort, die zeitnahe Unterrichtung über das Ergebnis und ggf. gezogene Konsequenzen. Die Ergebnisse aus dem Beschwerdemanagement sollen auch in die Gestaltung des klinischen Risikomanagements einfließen. Die Einzelheiten der Umsetzung und Organisation des Beschwerdemanagements fallen in die Verantwortung des Krankenhauses und sind an dessen speziellen Verhältnissen auszurichten.«

Um diese Mindestanforderung umzusetzen, ist es auch erforderlich, dass Führungs- und Fachkräfte im Risiko- und Qualitätsmanagement vorhanden sind, die über das konzeptionelle und methodische Rüstzeug verfügen, diese Mindestanforderung in der Praxis zu implementieren.

22.7 Ausbildung von klinischen Risikomanagern

Schon vor der deutschen Gesetzesnovelle wurden in den letzten Jahren im deutschsprachigen Europa große Anstrengungen unternommen, um klinische Risikomanager auszubilden und praktisch einzusetzen: Die Initiative ging bereits vor 10 Jahren von Österreich aus, wo das Regelwerk der Serie ONR 49000 (ONR 49000ff:2014) Risikomanagement für Organisationen und Systeme in mehreren großen Krankenhausgruppen auf derartiges Interesse gestoßen ist, dass in den vergangenen Jahren etwa 1000 klinische Risikomanager nach den Anforderungen der ONR 49003 ONR 49003:2014) unter

spezifischer Berücksichtigung des klinischen Umfeldes ausgebildet worden sind.

Die Zielsetzung der Ausbildung besteht darin, die klinischen Risikomanager zu befähigen, für ihr Unternehmen die klinischen Risiken, einschließlich schwerer Schadenfälle, zu identifizieren, deren Ursachen und Auswirkungen zu analysieren, die Risiken zu bewerten (tragbar, nicht tragbar) und schließlich Aktionsprogramme und Maßnahmen zu entwickeln, die dazu geeignet sind, die Risiken der Patientensicherheit zu verbessern. Ein erfolgreicher Risikomanager benötigt dafür ein hohes Maß an fachlicher und sozialer Kompetenz, um Projekt- und Teamarbeiten zu Ergebnissen zu führen, welche mit Prioritäten gewichtet in mittelfristigem Horizont umgesetzt und überwacht werden können.

Der Risikomanager muss neben seiner Methodenkompetenz aber auch die Fähigkeit des systemischen Denkens entwickeln, um ein auf die Ressourcen abgestimmtes klinisches Risiko- und Qualitätsmanagement zu entwickeln und zu betreiben. Patientensicherheit ist natürlich Aufgabe und Verantwortung der medizinischen Führungskräfte, aber der klinische Risikomanager muss diese dabei fachlich unterstützen.

Die sechstägige Ausbildung wird mit einer dreistündigen schriftlichen Prüfung abgeschlossen. Um den Transfer in die Praxis der Gesundheitsunternehmen noch weiter zu unterstützen, müssen die Teilnehmenden eine Projektarbeit erstellen, die in einer oben aufgeführten Risikoanalyse oder einer gleichwertigen Darstellung der Risikomanagement-Strategie der klinischen Organisation besteht. Ziel ist die Befähigung des Risikomanagers zur selbstständigen Arbeitsweise und der Transfer des erlernten Wissens in das eigene Krankenhaus. Die klinischen Risikomanagerinnen und Risikomanager können ein Personalzertifikat nach ONR 49003 erwerben, das international anerkannt ist.

In Deutschland wird diese Ausbildung seit 2010 angeboten. Sie hat nicht nur direkt dazu beigetragen, dass sich die maßgebliche Gesetzesänderung ganz nahe an den Konzepten der ISO 31000 und der ONR 49000-Serie angelehnt hat. Inzwischen wurden mehr als 200 Risikomanagerinnen und Risikomanager ausgebildet und zertifiziert.

In der Schweiz wurde durch die Stiftung Patientensicherheit in den vergangenen Jahren vor allem das London Protokoll in einer gewissen Breite geschult. Allerdings sind weitere Anstrengungen für eine konzeptionelle Gestaltung des klinischen Risikomanagements nach den neuen Normen von ISO 31000 und ONR 49000 bisher nicht auf die gleiche Art wie in den Nachbarländern erfolgt.

22.8   Fazit für die Praxis

Das klinische Risikomanagement hat sich in den vergangenen Jahren in den Unternehmen des Gesundheitswesens etabliert, allen voran die Bestrebungen, das Risiko- und Qualitätsmanagement zu verbinden und die vorhandenen Ressourcen gemeinsam und im Dienste der Patientensicherheit zu nutzen. Dabei dominieren die systemischen Ansätze und ein Risikomanagement, das Prioritäten setzen kann und sich bewusst ist, dass Veränderungen nur über kontinuierliche Anstrengungen über mehrere Jahre zur Entfaltung gelangen. Entscheidend für den Erfolg des Risikomanagements ist das andauernde Bewusstsein von klinischen Führungskräften und Fachleuten, dass es sich dabei um eine langfristige Aufgabe der Unternehmens- und Kulturentwicklung handelt. Diese Entwicklung muss so instrumentiert werden, dass die vielen Aktivitäten stufen- und ressourcengerecht gestaltet werden.

> **Didaktische Anregungen**
> - Das Rettungs- und Notarztwesen dient dazu, die Risiken von Patienten aus schweren Unfällen und lebensbedrohlichen Erkrankungen zu vermindern.
> - Dabei entstehen durch die Tätigkeiten der Retter für sie selbst und für die Patienten neue Risiken, die es zu beachten und zu reduzieren gilt.
> - Risikomanagement muss aber mit System erfolgen, damit es angemessen und wirksam ist.

> **Leitgedanken**
> - Risikomanagement ist eine Führungsaufgabe und läuft nach den Schritten der Planung, Umsetzung, Bewertung und Verbesserung (Deming-Kreis) ab.
> - Risiken werden mit bestimmten Methoden identifiziert, analysiert, bewertet und bewältigt.
> - Um die gesetzlichen Mindestanforderungen an das Risikomanagement im klinischen und präklinischen Bereich umzusetzen, braucht es ausgebildete klinische Risikomanager, welche die Methoden und Verfahren auch im präklinischen Bereich anwenden können.

Literatur

Austrian Standards Institute (Hrsg.), Normensammlung Risikomanagement, 2. aktualisierte Auflage 2014

Beschluss des Gemeinsamen Bundesausschusses über eine Änderung der Vereinbarung des Gemeinsamen Bundesausschusses gemäß § 137 Abs. 1 Satz 3 Nr. 1 SGB V über die grundsätzlichen Anforderungen an ein einrichtungsinternes Qualitätsmanagement für nach § 108 SGB V zugelassene Krankenhäuser: Umsetzung des § 137 Absatz 1d Satz 1 SGB V

ISO 31000:2009 Risk management – Principles and Guidelines

ONR 49000:2014, Risikomanagement für Organisationen und Syseme – Begriffe und Grundlagen – Umsetzung der ISO 31000 in die Praxis

ONR 49001:2014, Risikomanagement für Organisationen und Systeme – Risikomanagement – Umsetzung der ISO 31000 in die Praxis

ONR 49002-1:2014, Risikomanagement für Organisationen und Systeme – Teil 1: Leitfaden für die Einbettung des Risikomanagements ins Managementsystem – Umsetzung von ISO 31000 in die Praxis

ONR 49002-2:2014, Risikomanagement für Organisationen und Systeme – Teil 2: Leitfaden für die Methoden der Risikobeurteilung – Umsetzung der ISO 31000 in die Praxis

ONR 49002-3:2014, Risikomanagement für Organisationen und Systeme – Teil 3: Leitfaden für das Notfall-, Krisen- und Kontinuitätsmanagement – Umsetzung der ISO 31000 in die Praxis

ONR 49003:2014, Risikomanagement für Organisationen und Systeme, Anforderungen an die Qualifikation des Risikomanagers – Umsetzung der ISO 31000 in die Praxis

Vincent, C (2010) Patient Safety. Wiley-Blackwell, 2nd edition

Risikomanagementkonzepte in Aus- und Weiterbildung

Peter Gausmann, Agnes Neumayr

A. Neumayr et al. (Hrsg.), *Risikomanagement in der prähospitalen Notfallmedizin*,
DOI 10.1007/978-3-662-48071-7_23, © Springer-Verlag Berlin Heidelberg 2016

23

Obgleich die Forderung nach Integration von Risikomanagement in die Aus- und Fortbildung der Gesundheitsberufe z.B. durch internationale Empfehlungen, Leitfäden oder Lernzielkataloge an Bedeutung gewinnt, fehlen vereinheitlichte und verbindliche Curricula für alle Gesundheitsprofessionen, so auch für die präklinische Notfallmedizin. Zahlreiche lokale Initiativen, Schulungsformate und Aktivitäten zur Umsetzung einzelner Werkzeuge und Methoden (Simulationstraining, CIRS, London Protokoll, IT-gestützte Lern- und Lehrvideosequenzen etc.) zeugen zwar von der Wichtigkeit des Themas, sind jedoch dem Engagement Einzelner verpflichtet. Der vorliegende Artikel beschreibt die historisch gewachsenen Dimensionen im Risikomanagement, von der Organisationsentwicklung über das Sicherheitsmarketing bis zum Wissenstransfer und stellt nationale und internationale Bestrebungen zur »Education for Safe Care« vor. Das Resümee: Patienten- und Mitarbeitersicherheit sollte nicht vom Engagement einzelner lokaler Akteure abhängig sein. Sie muss im Rahmen einer entsprechend geschulten Sicherheitskultur verbindlichen Charakter für alle Gesundheitsberufe erhalten.

23.1   Einleitung

Bildungskonzepte und -formate zur Vermeidung von Fehlern und zur Minimierung von Risiken in der Medizin sind so alt wie die Heilkunst selbst. Jeder Arzt, dem typische Komplikationen einer medizinischen Intervention im Rahmen der Lern- und Ausbildungsphase von erfahrenen Kollegen nähergebracht werden, der typische »Fallstricke« kennenlernt, der Präventionsmaßnahmen zunächst trainiert und später verinnerlicht, bewegt sich im edukativen Radius des klinischen Risikomanagements (kRM). Wie in kaum einer anderen wissenschaftlichen Disziplin ist das Beherrschen von Komplikationen durch den Therapeuten für den Patienten von existenzieller Bedeutung. Der rasante und dynamische Fortschritt einer stark evidenzbasierten aber auch risikobehafteten Wissenschaft erfordert darüber hinaus ein lebenslanges Lernen.

Klinisches Risikomanagement ist in diesem Sinne sicher keine neuartige Managementmethode, gleichwohl ist im Bereich der Prävention in den letzten Jahren eine starke Systematisierung und Vernetzung vieler Einzelaktivitäten im Gesundheitswesen zu beobachten. Der vorliegende Artikel beschreibt die historisch gewachsenen Dimensionen im Risikomanagement, von der Organisationsentwicklung über das Sicherheitsmarketing bis zum Wissenstransfer und stellt nationale und internationale Bestrebungen zur »Education for Safe Care« vor.

23.2   Drei Dimensionen im Risikomanagement: Organisationsentwicklung, Sicherheitsmarketing, Wissenstransfer

Die vielfältigen Instrumente und Methoden im Risikomanagement dienen in erster Linie der **Organisationsentwicklung** in Gesundheitseinrichtungen, sowohl klinisch als auch präklinisch. Dazu zählen z. B. disziplinübergreifende Auditverfahren, Peer-Reviewing, retrospektive Fallanalysen und standardisierte Fehlerberichtssysteme (CIRS). Diese Methoden sind hierarchieübergreifend, interprofessionell und interdisziplinär zu institutionalisieren. Sie fördern das Sicherheitsbewusstsein unter den Mitarbeitern (◯ Abb. 23.1).

Sicherheitsmarketing kristallisierte sich in den vergangenen Jahren als zweite, wichtige Dimension der Implementierung von Risikomanagement heraus. Wenn Voraussetzungen der Organisationsentwicklungsmaßnahmen und deren Durchdringung innerhalb der Organisation geschaffen sind und Prozesse sicherheitsrelevant optimiert wurden, ist es von besonderer Bedeutung, dem Patienten als Kunden das Niveau des Präventionssystems erlebbar zu machen. Viele Gesundheitseinrichtungen investieren folglich in einen entsprechenden Informationstransfer zum Patienten.

Eine dritte Dimension des kRM stellt der **Wissenstransfer** dar. In dem von immer neuen wissenschaftlichen Erkenntnissen geprägten Umfeld ist es wichtig, kontinuierlich einen Theorie-Praxis-Transfer in der Grund-, Fort- und Weiterbildung zu garantieren. Hierzu könnten nahezu alle Bildungsformate der unterschiedlichen Gesundheitsberufe

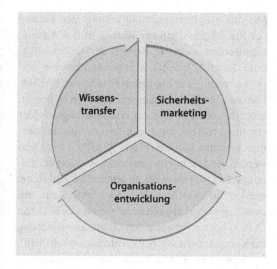

Wissens-
transfer

Sicherheits-
marketing

Organisations-
entwicklung

◨ **Abb. 23.1**   Dimensionen des Risikomanagements

zum Einsatz kommen (Debathin 2013). Allerdings ist zu beobachten, dass es zwar viele lokale, nationale und internationale Bestrebungen zur Integration von Risikomanagement in diverse Aus- und Fortbildungsformate in Gesundheitsberufen gibt, es jedoch an vereinheitlichten Curricula fehlt, die verbindlich in den unterschiedlichen Ausbildungen im Gesundheitswesen umgesetzt werden müssen.

23.3   Nationale und internationale Bestrebungen zur »Eduation for Safe Care«

Im Jahre 2004 formulierte die Weltgesundheitsorganisation (WHO) im Rahmen ihrer Initiative »World Alliance for Patient Safety« zunächst 12, später 13 Aktionsfelder zur Förderung der Patientensicherheit in Gesundheitseinrichtungen. Die WHO-Initiative war eine Reaktion auf die Veröffentlichung der vielfach als Meilenstein bezeichneten Publikation von Kohn et al. (2000) »To Err is Human«, in welcher die Autoren aufzeigen, dass menschliche Fehler in der medizinischen Versorgung nicht Seltenheit aufweisen, sondern zur Realität gehören. Action Area 11 in diesem Katalog formuliert die Notwendigkeit und die Bedeutung der Bildung im Bereich der Patientensicherheit: »Eduation for Safe Care«. Hier wird die Forderung auf-

gestellt, dass sicherheitsfördernde Themen künftig in die Curricula für Mediziner und paramedizinische Berufe einfließen sollen (WHO Patient Safety - programme areas 2004).

Im Jahre 2009 empfahl der Rat der Europäischen Union Maßnahmen zur Förderung der Sicherheit der Patienten unter Einschluss der Prävention und Eindämmung von therapieassoziierten Infektionen (Amtsblatt der Europäischen Union, Empfehlung des Rates 2009/C 151/01). Die Empfehlungen basieren auf den Ausarbeitungen der WHO sowie der Weltallianz für die Patientensicherheit, auf Initiativen des Europarates und der Organisation für wirtschaftliche Zusammenarbeit und Entwicklung (OECD). Die Mitgliedsstaaten »sollen umfassende Berichterstattungs- und Lernsysteme einrichten, aufrechterhalten oder verbessern, sodass Umfang und Ursachen von Zwischenfällen im Hinblick auf die Entwicklung effizienter Lösungen und Maßnahmen erfasst werden können. Die Patientensicherheit sollte einen festen Platz in der Aus- und Weiterbildung derjenigen haben, die im Gesundheitswesen arbeiten und entsprechende Leistungen erbringen.« Zwar äußert man sich in diesen Empfehlungen nicht explizit zur Etablierung von Systemen des klinischen Risikomanagements, gleichwohl sind es ja gerade die Maßnahmen dieses Managementsystems, die zu einer Förderung der Patientensicherheit beitragen.

In der Operationalisierung der Forderungen aus der oben zitierten Action Area 11 stellte die WHO 2011 ein multiprofessionell ausgerichtetes Curriculum als Leitfaden für die Etablierung von Patientensicherheit in Bildungseinrichtungen vor (WHO patient safety curriculum guide: multi-professional edition 2011). Dieses in 11 Kapiteln gegliederte Curriculum nähert sich der Förderung der Patientensicherheit aus ganz unterschiedlichen Perspektiven an. Nach einem Definitionskapitel greift der Leitfaden die Bedeutung des »Faktors Mensch« für die Entwicklung der Patientensicherheit auf. Weitere Kapitel beschäftigen sich mit einem systemtheoretischen Ansatz, mit Teamfaktoren sowie mit dem Lernpotenzial resultierend aus der Fehlerforschung. Kapitel 6 widmet sich dem klinischen Risikomanagement auf instrumenteller Ebene, die Unterstützung von Qualitätsmanagementprogrammen wird thematisiert und auch die Rolle des Pa-

23

tienten selbst als Förderer der Patientensicherheit wird hervorgehoben. Weitere Kapitel beschäftigen sich mit der Infektionsprävention und dem Monitoring, mit invasiven Methoden und entsprechenden Präventionspotenzialen sowie mit dem Thema »Arzneimitteltherapiesicherheit«.

Im Jahresverlauf 2014 veröffentlichte das Aktionsbündnis Patientensicherheit (APS) in Deutschland die Empfehlung »Wege zur Patientensicherheit/Lernzielkatalog für Kompetenzen in der Patientensicherheit«. Dieses Papier richtet sich gezielt an Institutionen und Lehrende im Bereich der Aus-, Fort- und Weiterbildung für Gesundheitsberufe und wurde von der APS-Arbeitsgruppe »Bildung und Training« entwickelt. Im Rahmen eines Forschungsprojektes soll das Curriculum im Hinblick auf die Praxistauglichkeit evaluiert werden. Die Empfehlungen des Lernzielkatalogs richten sich an all diejenigen, die für Gesundheitsberufe Studiengänge, Aus-, Fort- und Weiterbildungen planen und durchführen. Zielgruppe der Bildungsformate sind Heilberufe (Ärzte, Pharmazeuten, Psychotherapeuten), pflegerische Berufe (Gesundheits- und Krankenpfleger, Altenpfleger, Hebammen), medizinische Assistenzberufe (Rettungsassistenten, medizinische Fachangestellte etc.), Berufe im Gesundheitshandwerk (Augenoptiker, Zahntechniker, OrthopädietechnikerInnen), therapeutische und psychosoziale Berufe (Psychotherapeuten, Ergotherapeuten, Sozialpädagogen) sowie Managementberufe im Gesundheitswesen.

Der detaillierte Lernzielkatalog folgt in weiten Zügen der Vorgabe des WHO-Curriculums und stellt jeweils die Relevanz des Themas, das Lernziel sowie die Anforderungen an Wissen und Können dar und gliedert sich dabei wie folgt:

1. Was ist Patientensicherheit und warum ist das wichtig?
2. Ursachen von kritischen Ereignissen und Patientenschäden
3. Systemdenken
4. Beteiligung von Patientinnen und Patienten
5. Sicherheitskultur
6. Teamarbeit
7. Kommunikation
8. Lernen aus kritischen Ereignissen
9. Patientensicherheitsmaßnahmen

Mit dieser Systematisierung verfolgt der Katalog das Ziel, Bewusstsein für Risiken in der Arbeitsorganisation sowie im Bereich der Kommunikation, Technik, bei der Arzneimitteltherapie und dem Umgang mit Medizinprodukten zu fördern. Die an diesen Maßnahmen beteiligten Berufsgruppen sollen kompetent systembedingte Fehler erkennen und entsprechende Präventionsmaßnahmen gestalten können. Wenn Ursachen analysiert werden, sind sie interprofessionell zu kommunizieren. Wenn Verbesserungsmaßnahmen eingeleitet werden, bildet sich ein lernendes System aus, mit dem eine Sicherheitskultur aufgebaut werden kann (APS Wege zur Patientensicherheit/Lernzielkatalog für Kompetenzen in der Patientensicherheit 2014).

Sowohl die Empfehlungen auf internationaler (WHO), als auch auf europäischer und auf nationaler Ebene (APS) führten in der Folge dazu, dass nach und nach Bildungseinrichtungen für Gesundheitsberufe die Themen »Patientensicherheit und klinisches Risikomanagement« in ihre Bildungsmaßnahmen als Element integrierten oder neue Bildungsformate zu eben diesen Themen entwickelten.

23.4 Risikomanagement Fort- und Weiterbildungsformate, nationale Bestrebungen

Bereits im Jahre 2002 bot die Bayerische Landesärztekammer einen Weiterbildungskurs für Ärzte unter der Überschrift »Patientensicherheit/Risikomanagement: Umgang mit Fehlern in Klinik und Praxis« an. Damit widmete man sich schon sehr früh dem Thema mit einem sektorübergreifenden Fokus. Den Teilnehmern wurden tatsächliche Schadenereignisse im Rahmen einer Kasuistik-Diskussion vorgestellt. Zudem wurden Verfahren und Methoden des klinischen Risikomanagements präsentiert und erprobt (CIRS, Root Cause Analysis (RCA)/London Protokoll, Risikoauditierung) und die Teilnehmer im Umgang mit dem Krisenfall geschult und trainiert.

Diesen ersten Fort- und Weiterbildungsformaten folgten zahlreiche Diversifizierungen für spezielle Anwendungsbereiche. Viele Träger von Gesundheitseinrichtungen nahmen die Themen

»Patientensicherheit und Risikomanagement« sukzessive in ihre Fort- und Weiterbildungskataloge auf. So veranstalten beispielsweise das Asklepios-Institut für Notfallmedizin regelmäßig Kurse zur Patientensicherheit und zum Simulationstraining in der Anästhesie (Folder Fortbildungsformat Asklepios, Institut für Notfallmedizin, 2015). Gerade das Thema »Simulation« bekommt seit dem Beginn der 2010er-Jahre eine große Dynamik, da die Nachfrage nach Qualifikation in Simulationszentren deutlich gestiegen ist.

Aber auch die Bildungsangebote der Hochschulen orientieren sich am zunehmenden Bedarf an Qualifikation zu den genannten Themen. Als erste Universität in Europa entwickelte die Donau-Universität in Krems einen Studiengang »Patientensicherheit durch Risiko- und Hygienemanagement«, der mit einem Master of Science abgeschlossen werden kann. Die ersten Absolventen verließen 2010 die Hochschule (▶ http://www.donau-uni.ac.at/de/studium/patientensicherheitrisikomanagement/ Zugriff 24.05.2015).

Die Auflistung von Bildungsformaten, die die Themen »Patientensicherheit und Risikomanagement« systematisch aufgenommen haben, ließe sich deutlich verlängern, gleichwohl soll hier nur ein Überblick der Vielfalt gegeben werden. Durch die oben beschriebenen Initiativen der WHO sowie der Arbeit des Aktionsbündnisses Patientensicherheit konnte insbesondere in den vergangenen fünf Jahren eine gewisse Synchronisierung und Systematisierung der Inhalte eingeleitet werden. Jede Fachdisziplin, jede Berufsgruppe und auch jede Einrichtung im Gesundheitswesen zeichnet sich durch Besonderheiten und durch einen selektiven Aktionsradius aus. Die Förderung der Patientensicherheit durch Maßnahmen des klinischen Risikomanagements nimmt in diesem Zusammenhang eine Nahtstellenfunktion ein.

Zwischenzeitlich haben auch Unternehmen der Versicherungswirtschaft einen Bildungsauftrag übernommen und üben damit einen leichten Druck auf die Gesundheitseinrichtungen aus. Gerade aus Schadenereignissen lassen sich Lerneffekte ableiten. Dies gilt ganz besonders dann, wenn es sich nicht um ein Schadenereignis der eigenen Einrichtung handelt. So stellen beispielsweise die Gutachter- und Schlichtungsstellen regelmäßig Kasuistiken zur Verfügung (Kasuistik der Schlichtungsstelle für Arzthaftpflichtfragen der Norddeutschen Ärztekammern 2015).

Die weitere Entwicklung von Aus-, Fort- und Weiterbildung im Bereich der Patientensicherheit und des klinischen Risikomanagements wird zunehmend geprägt sein von IT-unterstützten Bildungsformaten. Es gibt bereits erste Lern- und Lehrvideosequenzen, die zum obligatorischen Schulungsprogramm für neue Mitarbeiter in Gesundheitseinrichtungen gehören. In diesem Bereich ist der Bedarf sicher noch nicht gedeckt.

23.5 Fazit für die Praxis

Obgleich die Forderung nach Integration von Risikomanagement in alle Schulungsformate von Gesundheitsberufen durch internationale Empfehlungen, Leitfäden, Lernzielkataloge sowie lokale Schulungsformate und die Umsetzung einzelner Methoden (Simulationstraining, CIRS, London Protokoll, IT-gestützte Lern- und Lehrvideosequenzen etc.) an Bedeutung gewinnt, fehlt die verpflichtende Einbindung von Risikomanagement durch vereinheitlichte Curricula in allen Gesundheitsprofessionen. Patienten- und Mitarbeitersicherheit sollte nicht vom Engagement einzelner lokaler Akteure abhängig sein. Sie muss im Rahmen einer geschulten Sicherheitskultur durch entsprechend vereinheitlichte Curricula verbindlichen Charakter für alle Gesundheitsberufe erhalten.

Didaktische Anregungen
- Die Forderung, dass sicherheitsfördernde Themen künftig in die Curricula für Mediziner und paramedizinische Berufe einfließen sollen, ist unabdingbar und ehestmöglich in die Praxis umzusetzen.
- Auf Dauer haben Empfehlungen, Leitfäden und Lernzielkataloge, sowie lokale Initiativen trotz ihrer Wichtigkeit und ihres positiven Einflusses auf das Sicherheitsdenken der Mitarbeiter zu geringen verbindlichen Charakter.

— Masterstudiengänge zur Patientensicherheit und zum klinischen Risikomanagement an einzelnen Hochschulen sind zentrale Motoren zur Weiterentwicklung des Themas im Gesundheitssektor sowie zur Ausbildung von Multiplikatoren. Im Sinne der Vergleichbarkeit und des wissenschaftlich fundierten Zugangs benötigt es jedoch vereinheitlichte Vorgaben für alle Medizinuniversitäten und Fachhochschulen auf einem internationalen Niveau.

Leitgedanken

— Mittlerweile gibt es viele Bestrebungen zur Integration von Risikomanagement in die Aus- und Fortbildung von Personen im Gesundheitswesen. Es fehlt jedoch an systematisierten, international gültigen Vorgaben z. B. durch verbindliche Curricula im Medizinstudium, um Sicherheitsbewusstsein bereits in der Grundausbildung zu entwickeln und damit Patienten- und Mitarbeitersicherheit langfristig und auf hohem Niveau zu gewährleisten.

— Menschliche Faktoren sind zu 70% die Verursacher von Fehlern (to err is human). Dieses Faktum untermauert die Notwendigkeit, verpflichtende Schulungsmaßnahmen gerade im Bereich der Human Faktors (Crew Ressource Management, Simulationstraining, Teambildungsmaßnahmen usw.) in allen Gesundheitsberufen einzuführen.

— In Hochzuverlässigkeitsorganisationen, wie der prähospitalen Rettungs- und Notfallmedizin, ist Sicherheitsbewusstsein, der geschulte Umgang mit Fehlern, Teamgeist und damit die Schulung von Risikomanagement-Methoden unabdingbar notwendig. Das derzeitige Mosaik lokaler Einzelaktivitäten muss ersetzt werden durch einen systematisierten, vereinheitlichten und verpflichtenden Zugang zum Risikomanagement in entsprechenden Aus- und Fortbildungsformaten.

Literatur

Aktionsbündnis Patientensicherheit (2014) Wege zur Patientensicherheit / Lernzielkatalog für Kompetenzen in der Patientensicherheit. Link: ▶ http://www.aps-ev.de/fileadmin/fuerRedakteur/PDFs/AGs/EmpfehlungAGBuT_Lernzielkatalog_Wege_2014_05_14_neu.pdf (Zugriff: 24.05.2015)

Amtsblatt der Europäischen Union, Empfehlung des Rates vom 9. Juni 2009, zur Sicherheit der Patienten unter Einschluss der Prävention und Eindämmung von therapieassoziierten Infektionen, (2009/C 151/01), Link: ▶ http://ec.europa.eu/health/patient_safety/docs/council_2009_de.pdf (Zugriff: 24.05.2015)

Debathin JF, Ekkernkamp A, Schulte B (2010) Krankenhausmanagement, Strategien, Konzepte, Methoden, 2. aktualisierte Auflage, Medizinisch Wissenschaftliche Verlagsgesellschaft Berlin

Fortbildungsformat Asklepios, Institut für Notfallmedizin (2015), Link: ▶ http://www.asklepios.com/upload/IfN_Flyer_SimCenter_II_34025.pdf (Zugriff: 24.05.-2015)

Kohn LT, Corrigan JM, Donaldson MS (2000) Committee on Quality of Health Care, in America, Institute of Medicine. To Err Is Human: Building a Safer Health System. National Academy Press, Washington, DC

Schlichtungsstelle für Arzthaftpflichtfragen der Norddeutschen Ärztekammern, Link: ▶ http://www.norddeutsche-schlichtungsstelle.de/gefahr-erkannt-aber-nicht-gebannt/ (Zugriff 24.05.2015)

Universitätslehrgang "Risiko- und Qualitätsmanagement im Gesundheitswesen" mit dem Abschluss "Master of Science" oder Akademische/r Qualitäts- und RisikomangerIn (2010) Donau Universität Krems, Link: ▶ http://www.donau-uni.ac.at/de/studium/patientensicherheitrisikomanagement/ (Zugriff: 24.05.2015)

WHO Patient Safety - programme areas. Link: ▶ http://www.who.int/patientsafety/about/programmes/en/ (Zugriff: 24.05.2015)

WHO patient safety curriculum guide: multi-professional edition (2011), ISBN 978 92 4 150195 8, Link: ▶ http://whqlibdoc.who.int/publications/2011/9789241501958_eng.pdf?ua=1 (Zugriff: 24.05.2014)

Einführung eines Risikomanagementsystems im Rettungsdienst Tirol

Agnes Neumayr, Thomas Fluckinger, Andreas Karl

A. Neumayr et al. (Hrsg.), *Risikomanagement in der prähospitalen Notfallmedizin*,
DOI 10.1007/978-3-662-48071-7_24, © Springer-Verlag Berlin Heidelberg 2016

Das Kapitel beschreibt die Einführung eines Risikomanagement-(RM)-Systems im Rettungsdienst Tirol nach dem internationalen Standard der ISO 31000:2009 und der Österreichischen Norm ONR 49000:2014. Vorgestellt werden Grundsätze, Ziele und Umsetzung der RM-Politik und Strategie 2015-2018 in den Bereichen (I) präklinisches Risikomanagement, (II) Aus- und Fortbildung und (III) wirtschaftliches Risikomanagement. Eine Steuerungsgruppe regelt u. a. RM-Zuständigkeiten, Rollen und Aufgabenbereiche auf Leitungs- (Stabsstelle RM) und Bezirksebene (RM-Beauftragte). Ein Inhouse-Kurs zur Ausbildung zum (prä-)klinischen Risikomanager für Führungskräfte und RM-Beauftragte wird organisiert. Für Aus- und Fortbildung werden eigene Schulungsunterlagen entwickelt und Multiplikatoren ausgebildet. Methodenkompetenz wird in Bezirks-Arbeitsgruppen geschult sowie ein Beinahefehler-Meldesystem-(CIRS)Tirol eingerichtet. Anhand interner Audits wird die Effektivität konkreter Maßnahmen überprüft. Ein wirtschaftliches »Internes und Externes Controlling« dient der ein- und ausgabenseitigen Risikominimierung.

24.1 Einleitung

2009 wurde im Bundesland Tirol, nach Ausschreibung und Vergabeverfahren, der bodengebundene Rettungsdienst an die »Rotes Kreuz Tirol gem. Rettungsdienst GmbH (RD GmbH)« übertragen. In dieser sind Roten Kreuz Tirol, Samariterbund Tirol, Johanniter Unfallhilfe, Malteser Hospitaldienst und Österreichischer Rettungsdienst zum »Rettungsdienst Tirol« vereint. Von über 50 Rettungs- und 13 Notarztstützpunkten aus werden jährlich rund 320.000 Patienten von insgesamt etwa 4240 Freiwilligen, 555 Hauptberuflichen sowie 575 Zivildienstleistenden betreut.

Mit Herbst 2014 hat sich die RD GmbH die Aufgabe gestellt, für den Rettungsdienst Tirol ein Risikomanagement-(RM)-System zu implementieren. Dazu wurde eine dreijährige RM-Strategie 2015–2018 mit sechs Arbeitspaketen entwickelt sowie die Risikopolitik der Organisation definiert. Im Anschluss werden die Schwerpunkte dieses RM-Projekts vorgestellt.

24.2 Grundsätze der Risikopolitik im Rettungsdienst Tirol

Die RD GmbH betrachtet Risikomanagement (RM) als Führungsaufgabe und wichtigen Teil ihrer Organisationspolitik. Der Auftrag und die Verpflichtung der Obersten Leitung beinhaltet, unter Berücksichtigung der notwendigen Ressourcen und in Zusammenarbeit mit der Rotkreuz-Akademie:

- die Implementierung eines RM-Systems in alle Teilbereiche der Organisation,
- die Festlegung von Zuständigkeiten, Rollen und Aufgabenbereichen,
- die Erlangung von Methodenkompetenz bei den Mitarbeitern (Beinahefehler-Meldesystem (CIRS), Szenario-, Schadens- und Prozessanalyse),
- die Sicherstellung der (Risiko-)Kommunikation innerhalb des Rettungsdienst Tirols und den Prozesspartnern an allen Schnittstellen,
- die Überprüfung der gesetzten Maßnahmen durch interne Audits,
- die Integration von Risikomanagement in die Aus- und Fortbildung,
- die Kontrolle der Finanzen gemäß dem Vertrag »Rettungsdienst Tirol« gem. § 3 Abs. 3 Tiroler Rettungsdienstgesetz 2009,
- die Evaluierung und Weiterentwicklung der RM-Strategie.

Für den Rettungsdienst Tirol steht die Patienten- und Mitarbeitersicherheit in allen Bereichen der Patientenversorgung (Notfallrettung, qualifizierter Krankentransport, soziale Dienste, Katastrophenmanagement etc.) im Mittelpunkt. In Zusammenarbeit mit der Rotkreuz Akademie und den RD-Partnern wird im Rahmen von Aus- und Fortbildung das Risiko- und Sicherheitsbewusstsein der Mitarbeiter gefördert und eine »offene« Fehler- und Sicherheitskultur geschult. Ökonomische Kriterien werden im Fokus der kontinuierlichen Qualitätsverbesserung der Patientenversorgung und der betrieblichen Gesundheitsförderung betrachtet, überprüft und kontrolliert.

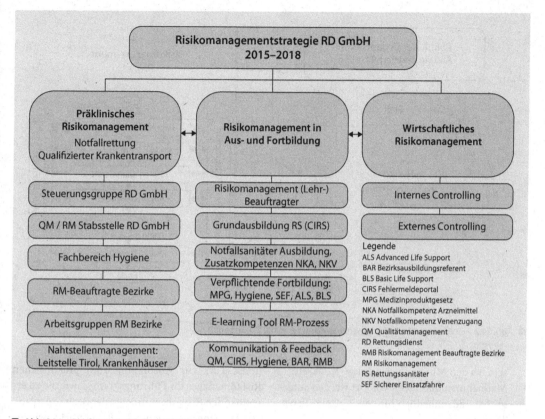

Abb. 24.1 RM-Strategie RD GmbH 2015–2018

24.3 Risikostrategie 2015–2018

Ziel der Risikostrategie ist es, bis 2018 in folgenden drei Bereichen der RD GmbH und der Rotkreuz Akademie Risikomanagement zu etablieren (■ Abb. 24.1):

- I Präklinisches Risikomanagement (Notfallrettung und qualifizierter Krankentransport)
- II Risikomanagement in Aus- und Fortbildung
- III Wirtschaftliches Risikomanagement

Die Einführung des RM-Systems orientiert sich am internationalen Standard der ISO 31000:2009 und der Österreichischen Norm ONR 49000:2014 (1–3). Der RM-Prozess (Risikoidentifikation, -bewertung, -bewältigung, Kommunikation und Controlling) wird im Rahmen des Plan-Do-Check-Act-Zyklus (P-D-C-A) in allen drei genannten Einheiten (I–III) etabliert. Weitere Rechtsgrundlagen, wie z. B. der Vertrag »Rettungsdienst Tirol« gem. § 3

Abs. 3 Tiroler Rettungsdienstgesetz 2009 oder das Sanitätergesetz (BGBl. I Nr. 30/2002, zuletzt geändert durch BGBl. I Nr. 57/2008), werden in der Risikostrategie der RD GmbH angeführt (■ Abb. 24.2).

Zur Einführung des RM-Systems werden zwei Zugänge gewählt:

- **Top-Down:** Von Seiten der Geschäftsführung der RD GmbH werden webbasierte Grundlagen zum Risikomanagement – Dokumentenmanagementsystem, vereinheitlichte Meldewege, standardisiertes Beschwerdemanagement, Beinahefehler-Meldesystem CIRS-Tirol etc. – zur Verfügung gestellt sowie Ressourcen zur Aus- und Fortbildung von RM-Beauftragten in den Bezirken freigegeben.
- **Bottom-Up:** Zugleich werden in den Bezirken und bei den RD-Partnern Arbeitsgruppen mit Rettungsdienst-Mitarbeitern eingerichtet und unterschiedliche Methoden geschult. Auf diese Weise wird Risiko- und Sicherheitsbewusst-

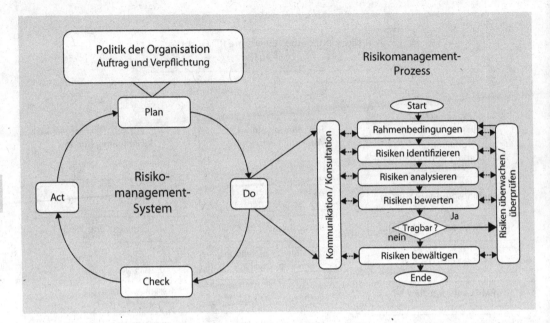

Abb. 24.2   Einbettung des Risikomanagementprozess in die Organisation

sein bei den Mitarbeitern erzeugt. Konkrete Maßnahmen und Ideen vor Ort werden aufgegriffen und einheitlich für den Rettungsdienst Tirol umgesetzt.

24.4   Die Festlegung von RM-Zuständigkeiten, Rollen und Aufgabenbereichen

Eine Steuerungsgruppe zur Implementierung des Gesamtprojekts wird eingerichtet. Die Funktionen Risikoeigner, Risikomanager und Risikobeauftragte in der RD GmbH und in allen Bezirken Tirols sowie bei den RD-Partnern werden im Rahmen der RM-Strategie definiert. Die beiden Geschäftsführer der RD GmbH (operativ, wirtschaftlich) sind Risikoeigner für ihr jeweiliges Tätigkeitsfeld. Der Medizinische Leiter der RD GmbH, der auch für das medizinische Qualitätsmanagement zuständig ist, übernimmt als Risikoeigner alle Agenden zu medizinischen Risiken. Die Stabsstelle Risikomanagement wird auf RD GmbH-Ebene geschaffen, sie ist der Obersten Leitung unterstellt und mit einem Risikomanager besetzt. Für 2016 ist ein In-

house-Kurs zur Ausbildung zum präklinischen Risikomanager für Führungskräfte sowie die zu ernennenden Risikobeauftragten der Bezirke geplant. Der Hygiene-Beauftragte der RD GmbH sowie die Hygiene-Beauftragten (HyB) der Bezirke sind Ansprechpersonen für Risiken im Bereich Hygiene, sie arbeiten eng mit den Risikobeauftragten der Bezirke zusammen. Der Leiter der Rotkreuz Akademie trägt Verantwortung für die Umsetzung der RM-Strategie. Eine Ansprechperson (Lehrsanitäter) wird als Risikobeauftragter ausgebildet. Er ist, neben den Bezirksausbildungsreferenten (BAR) die Ansprechperson für alle Risikoagenden, die laufend in Aus-und Fortbildung einfließen sollen. Im Schulungsjahr 2016/2017 wird Risikomanagement als Schulungsschwerpunkt geführt. Risikobeauftragte im Bereich Einkauf, Rechnungswesen, Controlling und Fuhrpark sind zuständig für das wirtschaftliche Risikomanagement. Der Pressesprecher der RD GmbH ist verantwortlich für alle Agenden der Risikokommunikation im Bereich Öffentlichkeitsarbeit (Abb. 24.3).

Die Aufgaben der Steuerungsgruppe:

- Umsetzung der RM-Strategie 2015–2018; deren Fortsetzung im Dreijahres-Zyklus

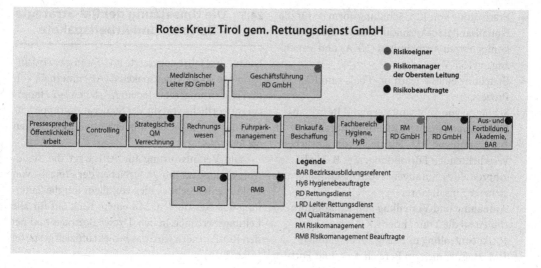

Abb. 24.3 Organigramm RM Zuständigkeiten, Rollen und Aufgabenbereiche

— Implementierung des RM-Systems (P-D-C-A-Zyklus und RM-Prozess) in die Organisationsstruktur der RD GmbH (Abb. 24.2)
— Jährliche Überprüfung der Wirksamkeit der gesetzten Maßnahmen anhand interner Audit- und Leistungsberichte aus den Fachbereichen.

Die Aufgaben des Risikomanagers der Stabsstelle RM der RD GmbH:

— Betreuung des zu entwickelnden CIRS Tirol, Beinahefehler-Management
— Zusammenarbeit mit der Obersten Leitung (Zielvorgaben, Controlling, Projekte etc.)
— Zusammenarbeit mit und Ansprechperson für die Risikobeauftragten der Bezirke
— Schulung der Methodenkompetenz bei den RM-Beauftragten und Multiplikatoren der Bezirke
— Aufnahme und Verteilung von Risikoinformationen an die entsprechenden Stellen
— Risiko-Dokumentenmanagement im Intranet der RD GmbH
— Risiko- und Nahtstellenkommunikation innerhalb des Tiroler Rettungsdienstes sowie zwischen Rettungsdienst und Leitstelle, Krankenhäuser und Pflegeeinrichtungen
— Risikocontrolling in Bezug auf eingeführte RM-Maßnahmen im Rahmen von internen Audits

— Erstellung eines jährlichen Leistungsberichts an die Geschäftsführung RD GmbH, den Medizinischen Leiter Rettungsdienst und den Ärztlichen Leiter Rettungsdienst des Landes Tirol (ÄLRD)

Die Aufgaben der RM-Beauftragten der Bezirke:

— Schulung und Umsetzung der RM-Methoden bei den Mitarbeitern (CIRS, Szenario-, Schadens-, Prozessanalyse etc.)
— Jour Fixe mit Risikobeauftragten RD GmbH, gemeinsame Erstellung eines Jahresplans zu Risikoagenden, Umsetzung laufender RM-Maßnahmen
— Aufnahme und Verteilung von Risikoinformationen; Kommunikation an die entsprechenden Stellen
— Risikocontrolling in Bezug auf eingeführte RM-Maßnahmen im Rahmen von internen Audits, Berichterstattung an die Risikobeauftragten der RD GmbH

Die Aufgaben des RM-Beauftragten der Rotkreuz-(RK)-Akademie, Bereich Aus- und Fortbildung (Arbeitspaket 4, Tab. 24.3):

— Integration von theoretischen Grundlagen und praktischen Übungen zum CIRS Tirol in die Grundausbildung

- Erarbeitung von RM-Schulungsformate für die Notfallsanitäter-Ausbildung sowie die Notfallkompetenzen Arzneimittel (NKA) und Venenzugang (NKV)
- Erstellung eines e-learning-Tools zum RM-Prozess
- Schulung von Lehrsanitätern und Bezirksausbildungsreferenten als Multiplikatoren
- Integration von RM-Themen in die jährlichen, verpflichtenden Fortbildungen, z. B. Medizinprodukteschulungen, Hygieneschulungen, sicherer Einsatzfahrer
- Aufnahme und Verteilung von Risikoinformationen an die Trainer der RK Akademie
- Risikocontrolling in Bezug auf eingeführte RM-Maßnahmen im Bereich Aus- und Fortbildung im Rahmen von internen Audits
- Erstellung eines jährlichen Leistungsberichts an die Geschäftsführung RD GmbH und RK Akademie, den Medizinischen Leiter Rettungsdienst und den Ärztlichen Leiter Rettungsdienst des Landes Tirol

Aufgaben der RM-Beauftragten im Fachbereich Verrechnung:

- Feststellung von Verbesserungspotenzial in der Datenerfassung und Weitergabe in Bezug auf den Verrechnungsteil der Patientendokumentation
- Erstellen von Statistiken über häufige Problemfelder und Zuordnung zu einzelnen Bezirken bzw. Personen
- Wertung und Kategorisierung der festgestellten Problemfelder
- Daraus abgeleitet: Erstellen von Prozessverbesserungsvorschlägen bzw. Rückmeldung von Fehlern an die Verursacher
- Aus- und Fortbildung der involvierten Mitarbeiter
- Mitarbeiterinformation und Vorbereitung von verpflichtenden Rundschreiben an die entsprechenden Personen und Stellen
- Erstellen von Quartals-Benchmarkreports an alle Bezirksgeschäftsführer und RD-Partner in Bezug auf unterschiedliche Erfüllungsgrade, z. B. bei der Verrechnung
- Erstellung eines jährlichen Leistungsberichts an die Geschäftsführung RD GmbH (Statistiken mit Fehlerquellen)

24.5 Die Umsetzung der RM-Strategie – Zeitplan und Arbeitspakete

Die für drei Jahre angesetzte RM-Strategie wird anhand von sechs Arbeitspaketen (AP) innerhalb von drei Jahren umgesetzt. Jedem AP stehen 1–2 Hauptverantwortliche vor, die der Steuerungsgruppe laufend den IST-Stand der Implementierung berichten (Abb. 24.4).

Die Verantwortung für AP1 trägt die Steuerungsgruppe (Tab. 24.1). Neben der Freigabe von Dokumenten geht es hier vor allem um die Zuteilung von Ressourcen. Mit einem Kick Off für alle Leitungspersonen in den Tiroler Bezirken und bei den RD-Partnern wird das Projekt offiziell gestartet (Okt. 2015).

▪ AP2 IT-RM-Dokumentenmanagementsystem Aufbau einer RM-Webseite im Intranet der RD GmbH

Im Intranet der RD GmbH wird in Zusammenarbeit mit dem IT-Sachverständigen eine Webseite für RM eingerichtet. Hier finden sich, für alle Mitarbeiter zugänglich, folgende Informationen:

- RM-Grundsätze: RM-Strategie, Politik, Normen, Begriffserklärungen, Methoden etc.
- Aufgelistete Ansprechpartner und Kontakte
- RM-Dokumentenablage: Checklisten, Algorithmen, SOPs etc.
- Link zum CIRS Tirol, inklusive entsprechende Erklärungen und der Darstellung des Falls des Monats
- Alle standardisierten Informationsschreiben der RD GmbH
- Darstellungen implementierter RM-Maßnahmen aus den Methoden-Arbeitsgruppen

Tirol-weite Vereinheitlichung der Risikoinformation und -kommunikation:

- Aufbau eines einheitlichen, elektronischen Meldesystems für Medizinproduktemängel
- Standardisierung der Informationswerkzeuge: verpflichtende Rundschreiben, Mitarbeiterinformationen-Newsletter, statistische Auswertungen und Benchmarkberichte etc.
- Entwicklung eines Vorschlagswesens für alle Mitarbeiter, z. B. zur Verbesserung von Arbeitsabläufen oder Medizinprodukten

Zeitplan Umsetzung RM-Strategie 2015-2018

AP	Prozess - Arbeitspakete 2015	Start	Ende	Jan	Feb	Mrz	Apr	Mai	Jun	Jul	Aug	Sep	Okt	Non	Dez
1	RM-Politik/RM-Strategie: Freigabe	7.1.	30.4.				◇								
	Projektierung: Zeitplan, Arbeitspakete	24.3.	30.6.						◇						
	Textvorlagen RM-HP: Allg. Texte, Checklist	7.1.	31.12.												◇
	Umsetzung konkrete Maßnahmen	1.5.	30.09.												◇
2	IT-Risikomanagement-HP-Struktur/Doku	1.5.	31.12.												◇
	Projektierung: IT - Meldewege, Vorschlags	1.5.	→												◇
	Projektierung: CIRS Tirol	1.5.	31.12.												◇
3	AG Bezirke Methodenkompetenz	alle 2M / 4 Std.													
4	Projektierung: RM-Schulung 2016/17	1. 7.	31.12.												◇
5	Informationsvermittlung: Kick off - LRD/BAR		Okt.										◇		
6	Projektierung: Audits, Berichte, Benchman	1.11.	28.2.												

AP	Prozess - Arbeitspakete 2016	Start	Ende	Jan	Feb	Mrz	Apr	Mai	Jun	Jul	Aug	Sep	Okt	Non	Dez
1	Textvorlagen RM-HP; Stellenbeschreibung	1.1.	31.12.												
	Projektierung: Funktion/Aufgabe: RMB Be	1.1.	30.6.						◇						
	In-house-Kurs RM-Manager, Prüfung	1.4.	31.6.												
	Umsetzung/Freigabe: konkrete Maßnahme	1.1.	31.12.												
2	IT- Meldewege, Vorschlagswesen, Zustände	1.1.	31.12.												◇
	IT-CIRS Tirol, Zustandigkeiten - Freigabe	30.6.			◇				◇						
3	AG Bezirke Methodenkompetenz	alle 2M / 4 Std		◇		◇		◇		◇		◇		◇	
4	Erstellung e-learning Modul	1.1.	30.06.						◇						
	Projekt: Schulungen RM-Prozess,CIRS	1.7.	→												
5	Infoveranstaltg. LRD, 1q RMB, Öffentlichkeit	RMB 1q						◇			◇		◇		
6	Durchführung Audits, Berichte, Benchmark	1.1.	31.12.												

AP	Prozess - Arbeitspakete 2017	Start	Ende	Jan	Feb	Mrz	Apr	Mai	Jun	Jul	Aug	Sep	Okt	Non	Dez
1	Review & Erstellung RM-Strategie 2018-20	7.1.	31.12.												◇
	Umsetzung/Freigabe: konkrete Maßnahme	1.1.	31.12.												
2	CIRS Auswertung, Bearbeitung, Evaluieren	1.1.	31.12.												
3	AG Bezirke Methoden, CIRS Eingabe	alle 2M / 4 std.		◇		◇		◇		◇		◇		◇	
	Arbeitsgruppe RMB	1q					◇			◇		◇			◇
4	→ Schulungen RM-Prozess, CIRS, e-learning	→	30.6.						◇						
5	Infoveranstaltg. LRD, 1q RMB, Öffentlichkeit	1q	Sept.				◇			◇		◇			◇
6	Durchführung Audits, Berichte, Benchmark	1.1.	31.12.												

◘ Abb. 24.4 Zeitplan zur Umsetzung der RM-Strategie

— Themenspezifische Darstellung häufig gestellter Fragen (FAQs) aus den einzelnen Fachabteilungen im Intranet

Entwicklung eines CIRS-Tirol und standardisierten Beschwerdemanagements:

Im Rahmen der Risikostrategie wird ein eigenes CIRS Tirol entwickelt. Die Schulung der Mitarbeiter zur Eingabe der Beinahefehler wird Teil von Fortbildungen im Schwerpunktjahr 2016/2017 sein. Die RM-Beauftragten der Bezirke dienen als Multiplikatoren, sie sind verantwortlich für die Umsetzung der genannten Maßnahmen und die Überprüfung ihrer Wirksamkeit. Der RM-Manager auf GmbH Ebene ist mit einem kleinen Expertenteam zuständig für die laufende Bearbeitung der eingetragenen Fälle, inklusive der Freigabe des Falls des Monats.

Fehler und Beschwerden von Mitarbeitern, Patienten, Angehörigen, Schnittstellenpartnern wie Leitstelle, Krankenhaus, Patientenvertretung, Pflegeheime etc. werden an die RD GmbH bereits über

Tab. 24.1   Arbeitspakt (AP)1, Aufgaben der Steuerungsgruppe

AP1	RM-Politik/RM-Strategie
>	Projektierung: Zeitplan, Arbeitspakete, allgemeine Textvorlagen
>	Regelung Zuständigkeiten Intranetprogrammierung/-wartung RM
>	Benennung RM-Beauftragte Bezirke, Stellen- bzw. Aufgabenbeschreibung
>	Klärung Zuständigkeiten zur Informationsweitergabe auf allen Ebenen
>	Organisation Inhouse-Kurs RM-Manager, Prüfung
>	Umsetzung/Freigabe konkrete Maßnahmen aus den Arbeitsgruppen der Bezirke
>	Öffentlichkeitsarbeit Tirol: RM
>	Freigabe konkrete Textvorlagen RM-HP: Checklisten, Algorithmen, SOPs etc.
>	Evaluation der RM-Strategie (Auditberichte), Erstellung der RM-Strategie 2018–2020

Tab. 24.2   Arbeitspaket (AP) 2 RM-Dokumentenmanagementsystem

AP2	IT-RM Dokumentenmanagement/Meldewege/Voschlagswesen/CIRS
>	Programmierung einheitliche Dokumentenablage
>	Vorgaben für Freigabe, Aktualisierung, Entfernung Dokumente
>	Zuständigkeiten zur Wartung der Dokumentenablage/Intranetplattform RM
>	Laufende Textvorlagen RM-HP: Checklisten, Algorithmen, SOPs etc.
>	Einheitliche Informationswege, Zuständigkeiten klären, Rückmeldeschleifen zu Ansprechpersonen
>	Einheitlicher Meldeweg z. B. für Mängel bei Medizinprodukten
>	Einheitliches Vorschlagswesen
>	Einheitliches Beschwerdemanagement
>	Programmierung CIRS Tirol, Regelung Zuständigkeiten, Bearbeitung, Weiterleitung
>	Darstellung häufig gestellter Fragen (FAQs) aus Fachbereichen

folgende Wege gemeldet und vom QM-Beauftragten bearbeitet:

- Helpdesk des Rettungsdienstes, helpdesk.rettungsdienst@rettungsdienst-tirol.at, QM-Stabsstelle
- Callcenter West: Feedback Hotline RD Tirol für Patienten und Angehörige (im öffentlichen Auftrag der Tiroler Landesregierung): 0800 190 144
- Helpdesk des QM-Verrechnung (von Patienten oder deren Vertreter)

Beinahefehler, welche über den Beschwerde-Meldeweg gemeldet werden, werden vom QM-Beauftragten an den RM-Beauftragten der RD GmbH mit Bitte um weitere Bearbeitung weitergeleitet (**Tab. 24.2**).

Von 2015–2018 werden in RM-Arbeitsgruppen in allen Tiroler Bezirken nachstehende Methoden geschult und durchgeführt (Arbeitspaket 3):

- **Prozessanalyse**: In den Arbeitsgruppen (AG) wird der RM-Prozess (von der Risikoidentifikation bis zur Risikoüberwachung) auf den gesamten notfallmedizinischen Versorgungsprozess angewandt.
- **Szenarioanalyse**: Anhand von gemeldeten Fallbeispielen aus Beinahe-Fehlermeldeportalen (CIRS) sowie einer entwickelten

◘ Tab. 24.3 Arbeitspakete 3–6 der Risikostrategie

AP3	**Arbeitsgruppe (AG) Bezirke und RD-Partner: Methodenkompetenz**
>	Risikoanalyse mit Fokus auf Notfallrettung und Qualifizierter Krankentransport
>	AG-RM-Methodenkompetenz in allen Bezirken mit entsprechenden Multiplikatoren (CIRS, Schadens-, Prozess-, Szenarioanalyse)
>	AG-RM-Methodenkompetenz bei allen RD-Partnern mit entsprechenden Multiplikatoren (CIRS, Schadens-, Prozess-, Szenarioanalyse)
>	Darstellung der Arbeitsergebnisse aus den AG im Intranet
>	Ausarbeitung, Standardisierung, Implementierung konkreter Maßnahmen aus den AG an RD GmbH
>	Kontrolle der Wirksamkeit der Maßnahmen durch Multiplikatoren (RM-Beauftragte, Bezirksausbildungsreferenten etc.)
AP4	**RM-Schulung 2016/17**
>	Projektierung: RM-Schulung 2016/17
>	Erstellung e-learning-Tool, Ausrollung, Schulung
>	Erstellung Schulungsunterlagen für Schwerpunkt-Schulungsjahr 2016/2017 (Rettungssanitäter, Notfallsanitäter und Zusatzkompetenzen)
>	Erstellung Fortbildungsunterlagen: Schulung der Risikomanagement-Beauftragte (RMB), Lehrsanitäter, Bezirksausbildungsreferenten für entsprechende Fortbildungen
>	Regelmäßige Teilnahme Quartalstreffen RMB, Infoveranstaltungen
>	Nutzung der gemeldeten CIRS-Fälle für Unterricht, Rückmeldeschleife in Ausbildung
AP5	**Risikokommunikation, Risikoinformation, Öffentlichkeitsarbeit**
>	Kick off-Leiter RD/BAR, jährliche Infoveranstaltung
>	Quartalstreffen RMB, Themenvorgabe, Zuständigkeiten klären, Ziele erarbeiten
>	Info-Rückmeldeschleife der Agenden aus RMB-Treffen an zuständige Stellen
>	Öffentlichkeitsarbeit
AP6	**Controlling, Audits, Berichtswesen**
>	Projektierung: Audits, Berichte, Benchmarks
>	Erstellung der internen Auditvorgaben: Häufigkeit, Zuständigkeit, Schwerpunkte, Berichte
>	Durchführung Audits, Berichte, Benchmarks
>	Evaluierung der Auditberichte, Übermittlung an zuständige Stellen
>	Jährliches Management-Review anhand der Auditberichte

Gefahrenliste werden die 10 wichtigsten Risiken (Schadensausmaß und Häufigkeit) der Notfallrettung und des qualifizierten Krankentransports erarbeitet.

- **Schadensanalyse**: Für Schadensfälle wird eine standardisierte Vorgehensweise (SOP) entwickelt sowie entsprechende Vorlagen für Dokumente, Protokolle, Handhabung von Wertgegenständen etc. zur Verfügung gestellt.

- **Critical Incident Reporting System** (CIRS): Grundlegende Informationen zum Beinahefehler-Meldesystem werden in der Ausbildung zum Rettungssanitäter vermittelt. Zur Erlangung von Methodenkompetenz werden in den Arbeitsgruppen die gemeldeten Beinahefehler aus dem dazu etablierten CIRS Tirol herangezogen und entsprechend bearbeitet (◘ Tab. 24.3).

■ **AP 6 Die Überprüfung der gesetzten Maßnahmen durch interne Audits**

Der Risikomanager der RD GmbH, der Hygiene-Beauftragte und die Risikobeauftragten der Bezirke und RD-Partner erhalten von der Obersten Leitung und dem Medizinischen Leiter der RD GmbH den Auftrag, eingeführte Arbeitsanweisungen, RM-Maßnahmen und Hygienemaßnahmen im Rahmen von Risikocontrolling (interne Audits) zu überprüfen. Festgestellte Abweichungen von den verpflichtenden Vorgaben werden an die Oberste Leitung und den Medizinischen Leiter der RD GmbH gemeldet. Für diese internen Audits werden vom Steuerungsteam klare Vorgaben erstellt.

Das wirtschaftliche Controlling erfolgt gemäß dem Vertrag gem. § 3 Abs. 3 Tiroler Rettungsdienstgesetz 2009 sowie durch externe Prüfungen (gesetzlich vorgeschriebene Wirtschaftsprüfung, Wirtschaftsprüfung des Landes, Unternehmensreorganisation etc.).

Internes Controlling: Dieses befasst sich mit dem Budgetkreislauf der Einhaltung der Rechnungswesenstandards und dem Internen Kontrollsystem (IKS) und wird hauptsächlich vom Bereich Controlling, partiell auch vom Rechnungswesen und dem Bereich QM-Verrechnung betreut.

Externes Controlling: Neben der verpflichtenden Prüfung der Bilanz durch beeidete Wirtschaftstreuhänder sieht der Vertrag zum Tiroler Rettungsdienstgesetz eine zusätzliche Gebarungsprüfung im Auftrag des Landes vor.

24.6 Fazit für die Praxis

Mit der Einführung eines RM-Systems werden im Rettungsdienst Tirol neue Maßstäbe in Bezug auf die Patientensicherheit gesetzt. Durch die Vergabe des Rettungsdienstes an eine RD GmbH ist es erstmals möglich, standardisierte, d. h. vereinheitlichte Vorgaben im Bereich RM für alle Rettungsdienste im gesamten Bundesland Tirol einzuführen sowie professionelles Personal als Risikobeauftragte in allen Bezirken auszubilden. In Arbeitsgruppen werden die Mitarbeiter in ihrer Methodenkompetenz geschult und Sicherheitsbewusstsein erzeugt. Das Schulungsjahr 2016/2017 wird schwerpunktmäßig dem Thema Risikomanagement gewidmet.

Entsprechende Unterlagen werden für alle Ausbildungsstufen und für entsprechende Fortbildungen entwickelt. Ein eigenes CIRS Tirol ermöglicht die Eingabe von Beinahefehlern sowie die Definition von Maßnahmen und deren rasche Umsetzung. Controlling geschieht im Rahmen der Einführung von internen Audits, die von den Risikobeauftragten, den Hygiene-Beauftragten und den Bezirksausbildungsreferenten in ihrem jeweiligen Bereich durchgeführt werden sollen. Statistische Analysen und Benchmark-Projekte stützen das wirtschaftliche Risikomanagement.

Didaktische Anregungen

— Die Etablierung eines »lebendigen« Sicherheitsbewusstseins in einer Organisation beginnt bei der Aus- und Fortbildung der Mitarbeiter. Wird in der Grundausbildung zum Rettungsdienst bereits ein offener Zugang zur Fehler- bzw. Sicherheitskultur gelehrt, kann das gewonnene Wissen tagtäglich in die Praxis umgesetzt werden.

— Die Methodenkompetenz der Mitarbeiter wird in Arbeitsgruppen praxisnahe geschult, indem z. B. im CIRS gemeldete Beinahefehler themenspezifisch gesammelt und anhand einer Risikobeurteilung (von der Risikoidentifikation bis zum Risikocontrolling) bearbeitet werden. Entsprechende Maßnahmen sind von den Mitarbeitern umzusetzen, womit das systematische Umgehen mit Risiken gelebte Praxis wird.

— Interne Audits gewährleisten die Überprüfung der Wirksamkeit gesetzter Maßnahmen. Sie untermauern die Notwendigkeit der Mitwirkung aller Mitarbeiter im Rahmen der RM-Strategie.

Leitgedanken

— Mit der Einführung des RM-Systems nach ISO 31000:2009 wird Risikomanagement ein Teil des Geschäftsmodells der RD GmbH Tirol. Risikoaspekte werden bei strategischen, operativen und wirtschaftlichen Entscheidungen mit berücksichtigt.

- Die Einführung eines RM-Systems benötigt die Freigabe von Ressourcen. Führungskräfte und Mitarbeiter müssen eine entsprechende Ausbildung erhalten. Neue Rollen, Zuständigkeiten und Aufgabengebiete sind im Bereich Risikomanagement zu definieren.
- Ist der RM-Prozess anhand des Plan-Do-Check-Act-Zyklus in der gesamten Organisation implementiert, ist kontinuierliche Qualitätsverbesserung im Sinne der Patientensicherheit auch im Bereich potenzieller Risiken gesichert. Risikomanagement wird auf diese Weise zur Selbstverständlichkeit.

Literatur

ISO 31000:2009 Risk management – Principles and Guidelines

ONR 49000:2014, Risikomanagement für Organisationen und Systeme – Begriffe und Grundlagen – Umsetzung der ISO 31000 in die Praxis

ONR 49001:2014, Risikomanagement für Organisationen und Systeme – Risikomanagement – Umsetzung der ISO 31000 in die Praxis

ONR 49002-1:2014, Risikomanagement für Organisationen und Systeme – Teil 1: Leitfaden für die Einbettung des Risikomanagements ins Managementsystem – Umsetzung von ISO 31000 in die Praxis

ONR 49002-2:2014, Risikomanagement für Organisationen und Systeme – Teil 2: Leitfaden für die Methoden der Risikobeurteilung – Umsetzung der ISO 31000 in die Praxis

ONR 49002-3:2014, Risikomanagement für Organisationen und Systeme – Teil 3: Leitfaden für das Notfall-, Krisen- und Kontinuitätsmanagement – Umsetzung der ISO 31000 in die Praxis

ONR 49003:2014, Risikomanagement für Organisationen und Systeme, Anforderungen an die Qualifikation des Risikomanagers – Umsetzung der ISO 31000 in die Praxis

Serviceteil

A. Neumayr et al. (Hrsg.), *Risikomanagement in der prähospitalen Notfallmedizin*,
DOI 10.1007/978-3-662-48071-7, © Springer-Verlag Berlin Heidelberg 2016

Stichwortverzeichnis

T

U

V

Z

Printed in the United States
By Bookmasters